Narain Moorjani
Bushra S. Rana
Francis C. Wells

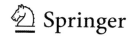 Springer

二尖瓣和三尖瓣手术学

Operative Mitral and Tricuspid Valve Surgery

那瑞恩·莫拉尼

编　著　〔英〕布什拉·S.拉娜

弗兰西斯·C.威尔斯

主　译　张晓慎　陈保富

副主译　李小辉　陆　华　王春国

天 津 出 版 传 媒 集 团

天津科技翻译出版有限公司

著作权合同登记号：图字：02-2019-354

图书在版编目(CIP)数据

二尖瓣和三尖瓣手术学 /(英)那瑞恩·莫拉尼
(Narain Moorjani)，(英)布什拉·S.拉娜
(Bushra S. Rana)，(英)弗兰西斯·C.威尔斯
(Francis C. Wells)编著；张晓慎，陈保富主译. —
天津：天津科技翻译出版有限公司, 2023.4
书名原文：Operative Mitral and Tricuspid Valve Surgery
ISBN 978-7-5433-4253-8

Ⅰ. ①二… Ⅱ. ①那… ②布… ③弗… ④张… ⑤陈
… Ⅲ. ①二尖瓣–心脏瓣膜疾病–心脏外科手术 ②三尖瓣
–心脏瓣膜疾病–心脏外科手术 Ⅳ.①R654.2

中国版本图书馆 CIP 数据核字(2022)第 155680 号

First published in English under the title
Operative Mitral and Tricuspid Valve Surgery
by Narain Moorjani, Bushra S. Rana and Francis C. Wells
Copyright © Springer-Verlag London Ltd., part of Springer Nature, 2018
This edition has been translated and published under licence from
Springer-Verlag London Ltd., part of Springer Nature.

授权单位:Springer-Verlag London
出　　　版:天津科技翻译出版有限公司
出 版 人:刘子媛
地　　　址:天津市南开区白堤路 244 号
邮政编码:300192
电　　　话:(022)87894896
传　　　真:(022)87893237
网　　　址:www.tsttpc.com
印　　　刷:天津新华印务有限公司
发　　　行:全国新华书店
版本记录:787mm×1092mm　16 开本　16 印张　280 千字
　　　　　2023 年 4 月第 1 版　2023 年 4 月第 1 次印刷
　　　　　定价:150.00 元

(如发现印装问题,可与出版社调换)

主译简介

张晓慎 暨南大学附属第一医院(广州华侨医院)副院长,主任医师,博士后合作导师,医学博士,心脏血管外科学科带头人。广东省医院协会心脏血管微创外科管理专业委员会主任委员,国家微创心血管外科专家委员会学术常务委员,国际微创心胸外科学会学术委员,广州医学会胸心外科分会副主任委员,广东省医学会心血管外科学分会常委,广东省医师协会心外科分会常委。擅长微创外科技术在心外科手术的应用。对心脏瓣膜疾病、冠心病、先天性心脏病以及心律失常消融等心血管疾病的外科治疗有丰富的临床经验。完成微创胸腔镜下心脏手术3000余例,帮助国内30余家三甲医院开展了心脏微创手术。完成胸腔镜及开放心外科消融300余例。获得发明专利2项,实用新型专利6项。先后主持省部级科研项目4例,主编及主译专著各一部,国内外发表学术论文20余篇。

陈保富 医学博士,主任医师,台州医院副院长,心脑血管疾病手术部负责人。浙江省"151人才计划"三级学者,台州"211人才计划"一级学者,台州市杰出科技工作者。在最近5年已发表7篇SCI学术论文(第一作者)和6篇学术期刊文章。主持国家卫生部科技项目2项、浙江省医药卫生项目1项和台州市医药科研项目1项。具有20多年临床心脏病学临床与教研经验,主要研究方向为微创介入肺部手术、微创介入心脏主动脉瓣置换手术、结合腹腔镜食管癌切除手术等。

译者名单

主　译

张晓慎　暨南大学附属第一医院

陈保富　浙江省台州医院

副主译

李小辉　暨南大学附属第一医院

陆　华　暨南大学附属第一医院

王春国　浙江省台州医院

译　者（按姓氏汉语拼音排序）

陈天博　汕头市中心医院

陈子煊　宁波大学附属医院

胡　旭　贵州省人民医院

黄成锋　暨南大学附属第一医院

黄迦雯　暨南大学附属第一医院

黄克立　四川省人民医院

李军朋　中国科学院大学宁波华美医院

廖胜杰　暨南大学附属第一医院

林钊明　暨南大学附属第一医院

刘　菁　暨南大学附属第一医院

刘英超　荷泽市中医医院

马瑞彦　陆军军医大学第二附属医院

莫　然　南京大学医学院附属鼓楼医院

向道康　贵州省人民医院

徐宏贵　暨南大学附属第一医院

于　涛　四川省人民医院

张　波　浙江省台州医院

中文版前言

  房室瓣膜疾病是高发的心脏疾病之一，因此二尖瓣和三尖瓣的心脏外科手术治疗，从心脏外科手术伊始，都是心脏外科医生关注的焦点。随着对于房室瓣解剖的进一步了解，影像学发展对于房室瓣的结构和血流动力学日益精确的个体化的评估，二尖瓣疾病的外科手术方法从相对简单的瓣膜狭窄扩张、瓣膜置换手术进步到个体化、复杂的瓣膜修复成形手术，而且修复成功率日趋提高，同时三尖瓣关闭不全的多种治疗方法也越来越受到重视，这就要求心脏外科医生对于房室瓣膜及相关结构、手术及围术期治疗必须有着更为深入的认识。

  那瑞恩·莫拉尼、布什拉·S.拉娜、弗兰西斯·C.威尔斯三位专家所著《二尖瓣和三尖瓣手术学》(*Operative Mitral and Tricuspid Valve Surgery*)一书，详尽阐述了房室瓣膜疾病的病理生理机制、影像学评估方法、手术方法和技巧，以及围术期管理，同时结合典型病例进行讲解，有助于临床心外科医生尤其是年轻医生理解、学习相关知识。因此，我们组织了 11 家医院共 20 位相关专业的专家对本书进行了翻译及精心审校，以飨读者，期望能够对心外科医生临床工作有所帮助，同时也恳请各位读者予以批评指正。借此对三位著者、促成本书中文版出版的沈建飞副主任医师，以及在本书出版过程中给予帮助的工作人员表示衷心的感谢！

心血管外科学科带头人

广东省医院协会心脏血管微创外科管理专业委员会主任委员

国家微创心血管外科专家委员会学术常务委员

序 言

我非常喜欢阅读来自英国剑桥皇家帕普沃思医院的那瑞恩·莫拉尼、布什拉·S. 拉娜和弗兰西斯·C. 威尔斯编著的《二尖瓣和三尖瓣手术学》。全书共分18章，各章风格一致，内容全面，涵盖了二尖瓣和三尖瓣手术学的各个方面，从基础科学和影像学到丰富的外科手术技术，介绍治疗两个瓣膜各种病理状态下的情况。

本书首先为读者提供了一个关于房室瓣解剖结构的精彩历史视角。关于超声心动图的章节包含许多宝贵的图像，供研习两个瓣膜的读者们使用。二尖瓣和三尖瓣疾病的手术适应证不断扩展，手术医生需要及时了解有关手术时间的最新信息。书中提及很多相关的指南，这些指南经常更新以纳入更新的知识。紧随其后的章节讲述了二尖瓣和三尖瓣的手术方法，详细介绍了可以显著增强外科医生对瓣膜手术"技巧和窍门"的理解，瓣膜手术中最重要的方面就是"视角"（术野）。

之后的13章以创新和独特的风格撰写，其中在患者诊断图像和术前检查方面，作者以非常全面、完整的方式讨论所使用的手术方案和替代方法，使外科医生能够更好地了解这些复杂患者的术前评估和围术期管理所涉及的多种因素。所有的技术都得到了很好的诠释，可以说读者不会在其他地方找到这样的内容了。书中的内容均已在文献库中得到了重要参考文献的支持。

一张图片胜过千言万语，对于操作技术章节来说也是如此，出色的插图和精美的操作图像，使讲解内容易于理解。本书的关键信息之一是，外科医生需要对二尖瓣和三尖瓣手术的瓣膜疾病过程中的病理生理学有很好的了解，并精通各种可达到持久修复效果的方法。

总而言之，本书简明扼要地概述了针对各种二尖瓣和三尖瓣病变患者的手术治疗方法。《二尖瓣和三尖瓣手术学》是一本为所有在二尖瓣和三尖瓣上进行手术的新手和有经验的外科医生准备的书。

蒂罗内·大卫

梅兰妮·蒙克心血管外科主席

多伦多大学外科教授

加拿大安大略省多伦多

多伦多综合医院彼得·蒙克心脏中心

前　言

　　二尖瓣和三尖瓣手术领域不断发展,并被公认为心脏手术的一个亚专业。外科医生、医学影像和临床诊断的心脏病专家、放射科医生和电生理学家组成的专业团队带来了他们的专业知识,使二尖瓣和三尖瓣疾病患者受益。专科心脏瓣膜团队现在是治疗这些高度复杂的瓣膜疾病患者的"金标准"。

　　二尖瓣和三尖瓣疾病的手术方法已经发生了重大变化,外科医生所面临的挑战是在成熟的临床路径和严格的预后评估标准的背景下,最大限度地提高修复率。新技术和手术的不断发展、既定外科手术的完善,与此同时,对如何执行这些新方法的知识需求也在增加。"简单地更换阀门"不再是可以接受的。

　　在实际临床应用中,目前《二尖瓣和三尖瓣手术学》可作为在现实世界中,需要发展其经验和技能的外科医生的指南和辅助工具书。本书提供了当代的、系统的手术技术方法,涵盖了几乎所有的二尖瓣和三尖瓣手术领域。每一章都包含详细的超声心动图成像、潜在疾病过程的病理生理学描述,以及常见的治疗二尖瓣和三尖瓣病变的手术策略。每个外科手术都附有摄影图像和手绘图像,以生动阐明手术技术,并附有重要的参考资料,以便阅读和更深入地掌握。此外,还有专门开辟的章节介绍关于二尖瓣和三尖瓣的解剖学和生理学、超声心动图成像以及手术适应证。

　　我们希望《二尖瓣手术和三尖瓣手术学》为下一代外科医生的成长提供宝贵的经验,并成为执业心脏外科医生进一步提升处理复杂二尖瓣和三尖瓣瓣膜疾病的临床技术水平的辅助工具之一。

那瑞恩·莫拉尼

弗兰西斯·C.威尔斯

英国剑桥

目　录

第 1 章

二尖瓣的生理和解剖

关键词

解剖学,生理学,胚胎学,瓣叶,腱索,乳头肌,瓣叶交界,瓣叶环带,瓣叶裂隙,纤维三角

引言

心脏是一个不断跳动的"压力泵",它已经进化为一个智能综合体,能够满足人体不断变化的血流量和血压需求。心脏实现有效做功,其内部必须具有单向活动的瓣膜。在高压力下心腔内瓣膜可以自如开关,同时它维持了心腔的结构完整性。在所有的心脏瓣膜中,二尖瓣的作用最大,它承受了最大的压力,并支持左心室的功能。

我们可以把二尖瓣结构看作一套精密的"装置"。该装置是由各个部件组成的,每个部件都有一定的作用,组合在一起使得该装置具有了特定的复杂功能。二瓣膜是维持正常心室功能的关键,左心室和二尖瓣及其附属结构组成统一的有机整体。其中的任何结构出现问题,都有可能导致二尖瓣功能紊乱,心外科医生在二尖瓣手术中要考虑到这一点。

二尖瓣瓣口开放幅度是动态的,当身体对氧需求增加时,心排血量也相应增加,为了达到这个目的,在舒张期左心室心脏基底部括约肌广泛开放,二尖瓣瓣口可比静息期时增大 40%(图 1.1),以允许更大流量通过瓣口。

这种动态变化是由于后叶存在裂隙,其深度大约延伸至后叶高度的 30%。在二尖瓣反流中裂隙可延伸至瓣环,这将在后面深入讨论。

心室肌同步舒张使得二尖瓣打开,心室充盈开始,心室充盈分为主动充盈和被动充盈。在心室舒张期,锥形的心室腔在心肌解螺旋时产生吸力,形成主动充盈。在舒张末期心房收缩流入心室的血液进一步增加,即被动充盈。这些复杂而协调的运动是机电的,电成分是心肌细胞的同步极化和去极化,机械成分是心脏收缩和舒张。二尖瓣与其腱索将心室壁和心脏基底部连接,防止了心室腔的过度扩张和心室壁异常扭曲变形。

在舒张期早期,进入心室腔的血液到达心尖后沿着心室壁回流,在二尖瓣下形成涡流,从而启动二尖瓣关闭(图 1.2)。

乳头肌是心室腔内部肌性突起,其表面有腱索附着,防止二尖瓣开放时瓣叶过度贴附于心室壁上,保证二尖瓣功能位置不变,

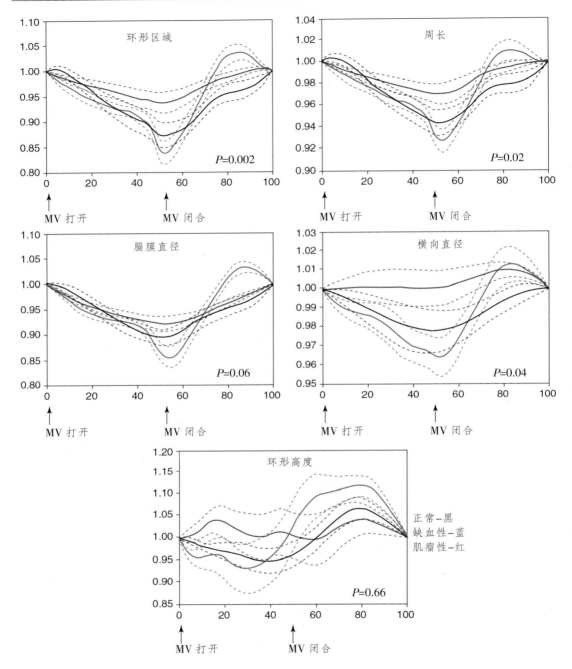

图1.1 心搏周期中二尖瓣的动态变化。MV，二尖瓣。(Reproduced with permission from Levack et al. Three-dimensional echocardiographic analysis of the mitral annular dynamics. Implications for annuloplasty selection. Circulation. 2012;126(suppl 1):S183-8)

为二尖瓣的关闭做准备，增加其关闭的灵活性。心室收缩时，随着心室内压力的增加，二尖瓣会相互靠拢，缩小瓣膜口面积，减少乳头肌之间的距离。同时乳头肌及腱索，将二尖瓣向心室方向牵拉，使得二尖瓣部分瓣叶重叠，保证了足够的瓣叶对合面积。

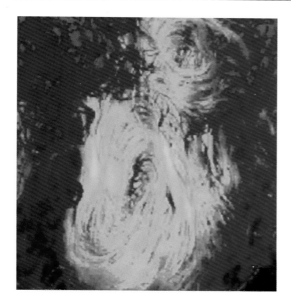

图 1.2　磁共振成像(MRI)血流扫描显示左心室内涡流。

二尖瓣研究历史

据文字记载,最早进行心脏解剖学研究的是埃拉西斯特拉图斯（Erasistratus）(公元前304—公元前250年),他认为瓣膜是心脏的重要解剖结构。他是叙利亚国王 Selenicus Nicator 的御用医生,他的另一个伟大成就是与赫罗菲拉斯(Herophilus)(公元前335—公元前280年）在亚历山大建立了解剖学院。他不仅描述了心脏的瓣膜解剖结构,而且正确地将心脏描述为一个泵,并指出感觉的中心是大脑,而不是心脏。

亚里士多德（公元前384—公元前322年)认为心脏是情感中心,而对心脏的解剖结构没有阐述。希波克拉底(公元前460—公元前370年)对心脏瓣膜解剖进行了详细的描述,他对房室瓣膜功能的描述与我们现代的观点是一致的。1964年,Lillhei在文章中强调了二尖瓣是维持左心室功能的重要组成部分。切除二尖瓣置换人工二尖瓣,尽管人工二尖瓣功能正常,但心脏会很快衰竭,5年死亡率为50%。比 Lillhei 早两千年前,希波克拉底就已经表达了类似的观点。他推测房室之间应该存在"膜纤维结构"。"膜纤维结构"就像蜘蛛网遍布心腔,有的深入心室壁内部,尤其是在房室口周围最多。作者认为这些结构是"固定心脏和动脉的基础"。

真理在任何年代都存在,在回顾二尖瓣研究历史时我们要充分尊重先人的观点。

盖伦(Galen)(公元1世纪)对人体内的血液流动描述比较详细,但也有不实之处。他阐述了血液在体内的运动方式,血液在动脉内波动性地流向身体各处,然后以相反的方式回流至心脏。此外,他还假设血液在心脏瓣膜上可以来回流动,身体周围组织形成的"乌黑的静脉血"可以反方向回流至心脏,然后再流向具有气体交换功能的肺部。他认为肺部和心房有直接的联系,而且在右心室和左心室之间有连接,即"心室孔"。尽管其事实上是不存在的,但在之后的1600年解剖学和医学领域几乎都认可该理论。

盖伦认为血液在房室瓣能够双向流动,这与"瓣膜只能单向流动"的常识相悖。因此,功能性的单向、无折返的瓣膜观点,对他的心血管功能理论是一种干扰。他的声音如此强烈,以至于抑制了其他人正确的思想,直到16世纪和17世纪维萨里和哈维理论的出现。

1543年安德烈·维萨里(Andreas Vesalius)在他的文章"De humani corporis fabrica"中首次记录了心脏瓣膜的肉眼解剖。因受到心脏血液"往复"的盖伦理论的制约,维萨里对心脏的认识较为局限,但这篇大作(简称"de Fabrica")彻底改变了当时的解剖学观念。盖伦认为心肺功能依赖于左右心室之间的连接孔。维萨里在他的解剖观察中并未找到盖伦理论中的左右心室之间的虚拟连接

孔,他详细地将自己的观察记录如下:

"在解释心脏的结构和各部分的功能时,我需要在很大程度上与盖伦的观点一致。这并不是因为我相信他的理论完全正确……而是因为在很长一段时间里,我缺乏勇气去反驳其理论。在室间隔的研究中发现,它和心脏的其他部分一样致密。因此,我不知道血液怎样透过室间隔从右心室到达左心室。"

文艺复兴时期解剖学家贝内德蒂(Benedetti)进行解剖观察离体心脏后,发表了一篇关于瓣膜功能单向性的论文。他首先使用了"valvulae"一词,来源于拉丁语"valvar",意思是一扇门,使人有了瓣叶功能与阀门开合类似这一观念。

在这些报道之前,里奥纳多·达芬奇一直在研究心脏的详细解剖与功能。可惜的是他没有发表任何作品,人们也不知道他的作品。直到200多年后的18世纪,他的作品才由伟大的解剖学家威廉·亨特(William Hunter)所公开。达芬奇把心脏描述成一个4腔结构,心脏由其自己的血液和神经支配,气管和心房没有直接连接,右心室存在调节束维持正常的心脏功能。达芬奇去世后,乔尔乔·瓦萨里(Giorgio Vasari)(1511—1574)为了纪念他,在1550年出版了《世界上最著名画家、雕塑家和建筑家的生活》一书。

在阅读达芬奇的笔记时,你会发现他和维萨里一样,与盖伦的瓣膜功能理念进行了斗争,尤其是在他对主动脉瓣和肺动脉瓣的研究中。作为一名工程师,达芬奇深知瓣膜功能对于血液流动的意义。他以一种完全现代的方式认识到二尖瓣-三尖瓣-心室相互之间的关系,他对主动脉瓣和肺动脉瓣正常关闭机制的描述也是非常正确的。他把二尖瓣及其通过腱索与心室的连接,比作船上的帆(瓣叶)与甲板上的绞盘(乳头肌)通过绳索(腱索)相连。

尽管人们普遍认为,心血管生理学的鼻祖是威廉·哈维(William Harvey)的血液循环理论,其实这一理论是由他的帕多瓦教授,西罗尼姆斯·法布里休斯(Hieronymus Fabricius)(1537—1569)首次提出的,他首先描述了静脉瓣的解剖。Harvey在其原图基础上衍生出了 *de Motu Cordis* 一书中这幅著名的画作(图1.3)。

达芬奇在其未发表的著作中提出了假设——血液循环的动力依赖于心脏单向性瓣膜的存在。在 Windsor 的 RL 19081 记录中描述:"心脏房室瓣膜的关闭是由于心室下部回流血液的撞击而关闭。在 RL 19045

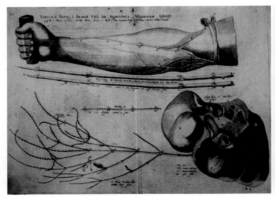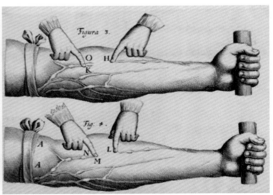

图1.3 引导血液流向心脏的静脉瓣膜。(Illustrations from *Valves of the veins* by Fabricius,1603 and *de Motu Cordis* by William Harvey,1628)

描述："只要心脏推动血液流动的原动力保持不变,血液就会持续向一个方向单向流动。"

哈维血液循环理论的第二个条件是心脏需要排出足够的血量(心室容积×心率),这与达芬奇的观点相同。哈维强调,皮下静脉瓣膜的单向性保证了血液持续向前单向流动。达芬奇阐明了瓣膜关闭的机制,并计算了心排血量,同时也计算了每分钟心脏的巨大搏出量,但遗憾的是没有考虑到血液的连续循环。

400 年后沃尔特·李拉海(Walt Lillehei)博士阐明了二尖瓣手术重建的重要驱动力之一——房室瓣及心室之间相互作用在生理学上的重要意义。该理论首先由达芬奇提出,400 年后由李拉海博士阐明。该理论的演变是缓慢的,因为它需要对复杂的心脏功能进行抽象的想象并深刻地理解。在现代心脏外科手术中,从活体的心脏中观察瓣膜解剖,医生才能体会到心脏循环功能的深刻本质。这也提醒我们,在一个充满假说的社会,许多伟大的真理容易被忽视。不受传统思维的束缚,强调观察的重要性,这正是哈维在科学史上的伟大之处。

二尖瓣的解剖

在描述二尖瓣的解剖结构之前,让我们先了解一下"valve"这个词,它起源于拉丁语"valvar"一词,如前所述,直译意为"门的门扇"。心脏瓣叶就像门扇一样,可以打开和关闭,每个动作都很重要。瓣叶开放受限会导致瓣口狭窄,关闭不全会导致瓣膜反流。心脏瓣膜的关闭方式与生活中的门不完全相同,门关闭时门扇边缘是贴靠在一起的(没有重叠)。心脏瓣膜关闭时,瓣叶会对合在一起,并部分重叠,称为对合区(图 1.4)。正是有对合区(通常为 0.3~0.5cm)的存在才能保证瓣膜关闭的密封性。假如没有瓣膜对合区,就会完全破坏瓣膜和心脏功能。

在医疗保险制度完善的国家,瓣膜相关疾病,如风湿热导致二尖瓣狭窄的发病率逐年下降。但随着人口老龄化,二尖瓣反流发病率逐渐提高,瓣膜修复手术也越来越常见。术后能力的重要性压倒一切,导致人们对术后瓣膜功能的看法有些盲目。但修复手术中瓣环过度缩小,会减少瓣口面积,影响心脏舒张功能,尤其是在衰竭的心脏中影响尤为明显。这在老年人中可能不太重要,但在年轻人手术中这是需要认真考虑的问题。外科医生和心脏病专家在分析任何瓣膜病变和解决方案时,要综合考虑瓣口面积和心脏舒张功能。

二尖瓣复合体由两个瓣叶、腱索和乳头肌、心室壁与瓣环共同组成(图 1.5)。

这些相关结构组成一个功能解剖环路,每个组成结构有其自身功能。

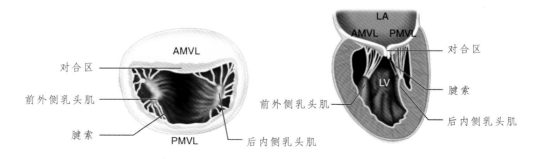

图 1.4　二尖瓣对合区。AMVL,二尖瓣前叶;PMVL,二尖瓣后叶;LA,左心房;LV,左心室。

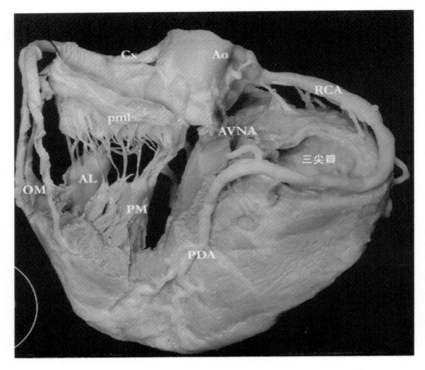

图 1.5　房室环的解剖标本,包括左心室肌、乳头肌、腱索、二尖瓣瓣叶和二尖瓣瓣环。OM,钝缘动脉;AL,前外侧乳头肌;PM,后内侧乳头肌;pml, 二尖瓣后叶;Cx,旋冠状动脉;AVNA,房室结动脉;RCA, 右冠状动脉;PDA,后降支;Ao,主动脉。(Reproduced with permission from Dr. Horia Muresian, University Hospital of Bucharest, Romania)

腱索和乳头肌

　　房室瓣叶与乳头肌发出腱索,腱索连接并牵拉瓣膜(图 1.6)。

　　二尖瓣腱索分为三级:一级腱索、二级腱索、三级腱索(图 1.7)。虽然在描述上我们分为三级,但在功能上的区分并不清晰。近距离检查发现, 二级腱索是一级腱索的分支,反之亦然。正是它们附着点的不同,因而其发挥不同的功能。

　　一级腱索连接瓣膜前缘,它不是主要受力腱索,起到牵拉"绳索"的作用,在瓣膜关

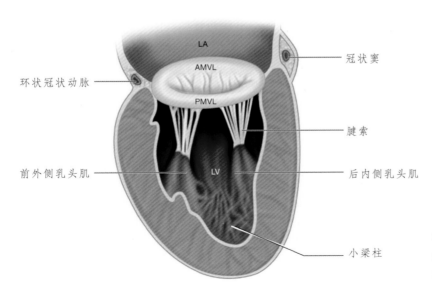

图 1.6　腱索延伸至瓣叶组织内部和乳头肌。AMVL,二尖瓣前叶;PMVL,二尖瓣后叶;LA,左心房;LV,左心室。

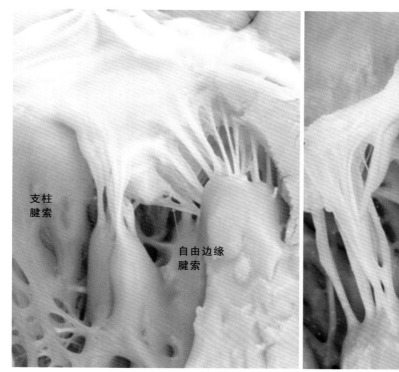
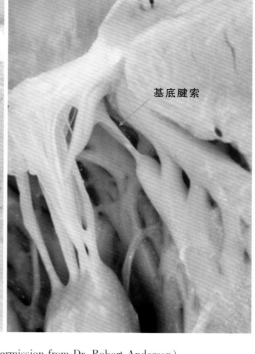

图 1.7　二尖瓣腱索。(Reproduced with permission from Dr. Robert Anderson)

闭的早期,确保边缘在中间对合。

　　二级腱索是主要的受力腱索(图 1.8)。它们均匀受力,并列排列与二尖瓣连接形成拱廊样连接。就像剑桥国王学院(King's College)和巴塞罗那拉萨格拉达家族(La Sagrada Familia)天花板上放射状的承重梁一样,在收缩期这些二级腱索将受力均匀地分布于二尖瓣膜上。

　　心脏瓣膜由两层组成,二级腱索与二尖瓣的心室面层融为一体(图 1.9)。

　　三级腱索连接二尖瓣基底部和二尖瓣下方的心室壁。这些腱索在整个心动周期内都是紧张的,使二尖瓣处于“功能位”,便于二尖瓣的迅速关闭。

　　当心肌小梁部从致密部衍生出来时,乳头肌和腱索同时形成,乳头肌的形状和排列与腱索相同。左心室通常有两个主要的乳头肌,这两个乳头肌形成近似马蹄形

(图 1.10)。

　　从解剖矢状面和冠状面上看,两个乳头肌分布于心室内部的前外侧和后内侧。由它们产生的腱索连接到两个瓣膜对合区的相应末端(图 1.11)。

　　这两个乳头肌的排列方式很科学,使其具有最大的受力范围。乳头肌发出的腱索连接在瓣膜对合区的边缘,远离瓣膜对合区的腱索发源于更远处的乳头肌并且其长度也更长。后内侧乳头肌发出的腱索比前外侧乳头肌要多。

　　在二尖瓣后叶存在小裂隙,腱索分布于瓣膜的各个地方,甚至延伸至裂隙的最深处,这些腱索可称为裂隙腱索,一些裂隙腱索连接裂隙处瓣膜和瓣环。

　　如上所述,二级腱索往往离心室壁较远,它是一级腱索的分支或与其平行排列。心室的肌纤维起源于心室肌基底部向心尖

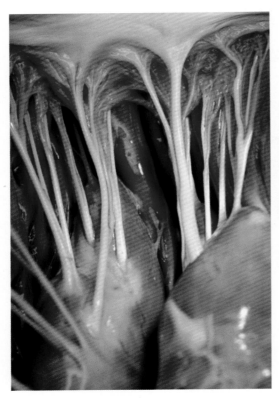

图 1.8　二尖瓣二级腱索。(Reproduced with permission of ben@erproductions.co.uk)

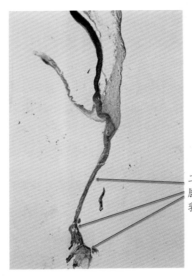

图 1.9　二尖瓣瓣叶横切面组织学表现。

二尖瓣瓣叶
腱索
乳头肌

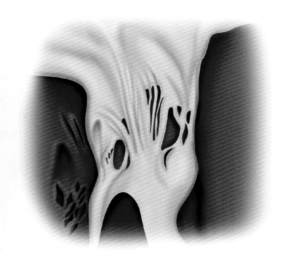

图 1.10　左心室马蹄形乳头肌。

部延伸，并延伸进入乳头肌中参与其构成。了解这种解剖关系对理解左心室功能和二尖瓣功能都非常重要。

乳头肌的形状变异度比较大(图 1.12)。

后内侧乳头肌复合体的变异性最大。二尖瓣反流的患者似乎有更大的变异度，有时有多个乳头状突起，有些突起源于紧贴瓣膜下的心室壁(图 1.13)。

这一变异似乎导致了后期的瓣膜关闭不全，这将在下一节中更深入讨论。乳头肌的末端有一个纤维端，进而与腱索衔接，但不完全是这样，有的没有连接腱索。

我们经常发现，在各个乳头肌之间或某个乳头肌的各个部分之间有肌桥连接，也许这并不奇怪，因为乳头肌是心室肌小梁部位的衍生物，所以它们形态近似而变异度不同。

在早期达芬奇和洛厄(Lower)对乳头肌及其功能的研究中，他们只是简单地观察描述，乳头肌的作用是使瓣膜小叶远离心室壁(处于功能位)，从而有利于在收缩期回到关闭位置。如果在舒张末期将瓣膜固定于心室壁上，那么在舒张期瓣膜很可能

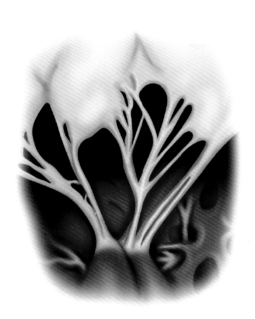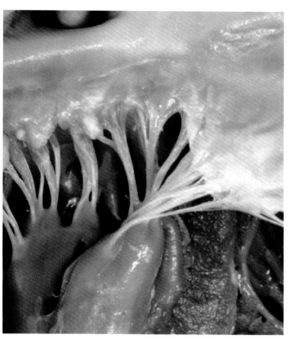

图 1.11 瓣膜交界区腱索。(Photographical image reproduced with permission from Dr. Robert Anderson)

无法发挥快速闭合的能力。就像主动脉瓣瓣叶，我们在顺行灌注心脏停搏液时，有时可看到瓣膜贴附在主动脉壁而久久不能关闭，这是因为主动脉是通过简单的血液回流来启动关闭的。

自理查德·洛厄（Richard Lower）（1669年）和巴克博格（Buckberg）以来的研究表明，心室肌肉的大体解剖结构是一个螺旋，从心脏底部开始，到乳头肌末端结束。将心肌仔细分层剥离，可以看到明显的螺旋结构，每一层是一个富有弹性的肌肉带（图 1.14）。

二尖瓣的基部形成肌肉带的一端，肌肉带另一端延伸至乳头肌，而腱索位于乳头肌的顶端，这样二尖瓣、腱索、肌肉带就构成一个连续的机械环。

Anderson、Yen Ho 和其他一些人不同意这种解剖观点。他们指出，在肌原纤维水平上，心肌细胞之间存在着一种非常复杂的切向联系，这不能用这种简单的方法来解释。

但不管这种关系的真实性如何，很明显的一点是，乳头肌是左心室力通过腱索传递到瓣膜的着力点，反之亦然。

二尖瓣位于左心室的流入道，其前叶构成左心室流入道和流出道之间部分的分界（图 1.15）。

二尖瓣以漏斗状开口于心室，二尖瓣瓣口的顶端是房室口，它是二尖瓣根部面积的2/3 到 3/4。两个纤维三角之间有一个明显的铰链，二尖瓣前叶一小部分和其连接并沿着这个铰链开合（图 1.16）。

在收缩期，由于心室腔受压，流出道变为圆柱形。这使得位于两个纤维三角间的二尖瓣前叶变成"马鞍状"。这种结构是动态的，是整个心室-瓣膜功能单元的一部分，众多二尖瓣成形环的形状都源于这种人体固有的马鞍形状。实际上在二尖瓣开合运动中，两个纤维三角间二尖瓣前叶附着的瓣环是不变形的，变形的是其余部分二尖瓣瓣

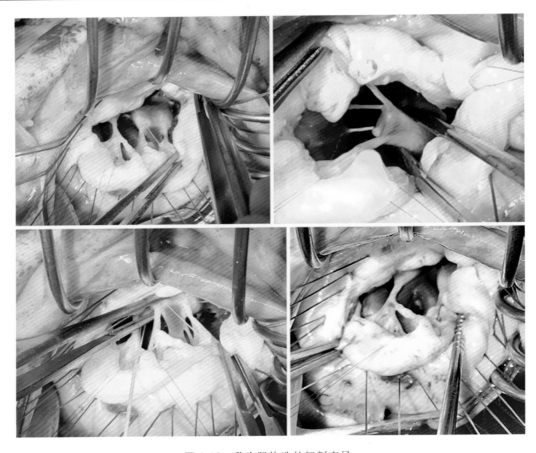

图 1.12 乳头肌构造的解剖变异。

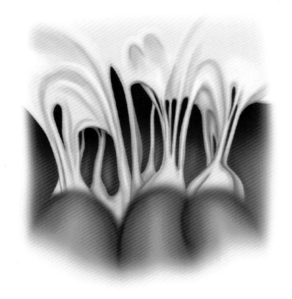

图 1.13 后内侧乳头肌的多个乳头状突起。

环。这种复杂的三维解剖结构对于前叶的充分展开非常重要,就像船上的风帆一样。二尖瓣前叶受损会导致前叶运动异常,进而阻止两叶的正常合拢,从而导致二尖瓣反流。

二尖瓣瓣环

二尖瓣周围的环状结构称为二尖瓣瓣环,其位于房室交界处,与二尖瓣瓣叶构成统一体。纤维组织在局部聚集形成纤维三角,构成心脏纤维骨架的一部分,在某些物种中,如狗,通常钙化形成 *Os Cordis*(心骨——编者注)。房室瓣环其实是一个潜在的纤维瓣环结构,房室瓣中比较确定的纤维结构包括两个纤维三角及前外侧三角向后叶有部分纤维延伸,其余部分的纤维结构是间断分

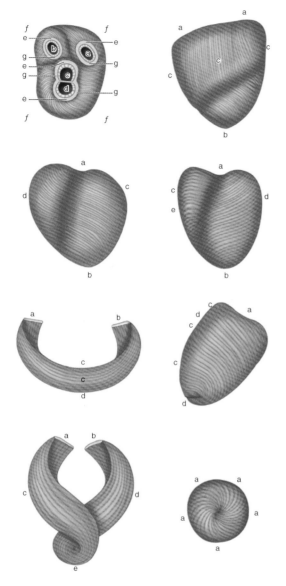

图 1.14　心肌的组成。(Illustrations from Tractatus de Corde by Richard Lower,1640)

布的,总体约占周长的 1/3,纤维分布随机而没有固定的形式。通常瓣环周围除了冠状动脉、冠状窦之外,在心外膜和房室交界处的间隙中只有脂肪垫组织(图 1.17)。

对于空间走行情况,二尖瓣瓣环有一部分位于冠状动脉回旋支之上,一部分位于冠状静脉窦之下(图 1.18)。

二尖瓣瓣环前面是与膜部室间隔毗邻,房室传导束靠近右纤维三角。对于外科医生来说,要清楚这些关系,以尽量减少二尖瓣置换术或成形术操作中损伤传导系统。

二尖瓣小叶由四个不同的组织层组成(图 1.19),这些组织层被一层内皮细胞覆盖,这层内皮细胞由心房和心室的内皮细胞延续而来。

(1)心房层——最上面的一层,靠近左心房,由弹性纤维和胶原纤维组成。

(2)海绵层——由胶原、弹性纤维、蛋白多糖和糖胺聚糖的细胞外基质组成。

(3)纤维层——由致密的胶原组成,是主要受力层。

(4)心室层——是靠近左心室的最下层,含有胶原和弹性纤维。

二尖瓣瓣口最重要的一点是,在整个心动周期内它通常是动态变化的,其大小和形状都会发生很大的变化。在收缩期和舒张期之间,瓣口面积可以改变 40%。此外,平面形状也有很大的变化。瓣环的前叶和间隔部分存在一个固有的马鞍状结构,这是由前方的流出道的血流压力形成的。二尖瓣前叶的前面与心房的生理弯曲度相适应。如果瓣环的马鞍状结构被一个僵硬的全环压平,则会出现瓣膜交界处关闭不全,从而产生二尖瓣反流。

在众多类型的成形环中,有许多人工环会强行改变二尖瓣瓣环的生理形状,第 6 章将对这个问题进行更详细的讨论。

异常解剖

在研究二尖瓣的正常解剖结构时,我们可以清楚地发现二尖瓣存在相当大的结构变异的可能。虽然二尖瓣结构是一个动态变化的复合体,各个组成部分会适当调整和改变,但是不能过度偏离其最佳功能位置。这

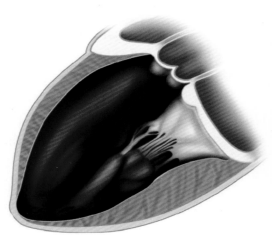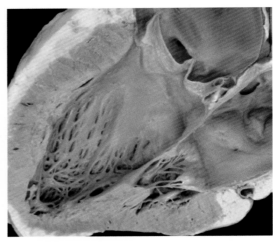

图 1.15　左心室长轴横断面,显示二尖瓣前叶分隔左心室流入道和流出道。(Photographical image reproduced with permission from Dr. Robert Anderson)

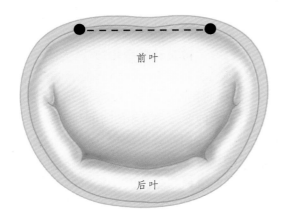

图 1.16　二尖瓣前叶沿纤维三角之间的铰链开合。

里就存在一个很现实的问题,我们需要认真区别正常解剖结构和异常解剖结构之间的不同。

在手术中修复一个功能异常瓣膜时,我们绝不能改变正常瓣膜组织!此外,我们还应了解,某些疾病可以破坏瓣膜结构的完整性。将正常工作的瓣膜与我们经常看到的瓣膜进行比较,我们会发现一些常见的结构差异。进一步研究发现,某些瓣膜损伤可能起源于胚胎发育。

可以将二尖瓣理解为一种心室收缩力的承载结构。我们可以将二尖瓣的瓣叶及腱索比作一个"均衡力场"。均衡力场是指当力

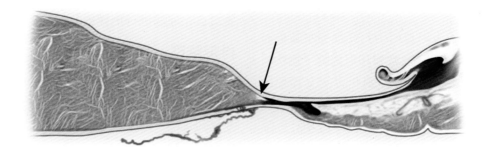

图 1.17　显示心外膜和房室交界处间隙的脂肪垫组织(箭头所示)。

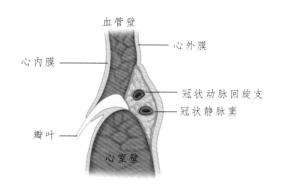

图 1.18　位于房室交界处的冠状动脉回旋支和冠状静脉窦。

作用于一个表面时,它将力分布到该面上各个点,以便在每个点上获得的受力最小。在没有均衡力场结构存在时,其局部的结缔组织会增厚增强(纤维三角),从而实现力的扩散。心脏瓣膜有两个功能,第一是使心室充盈期的血液流过瓣口阻力最小,第二是心室收缩期防止血液回流。心脏瓣膜这两种截然相反的行为达到完美的平衡,是自然生物进化的真正奇迹。

在生理条件下,最佳的心室充盈要求足够的瓣口流量,以及与心室和心房的协调运动,这些内容本书不详谈。心室排空需要一个稳定的、有弹性的平台期,在心动周期的这个阶段,瓣膜防止血液反流,其受力最大。

结构决定功能,二尖瓣结构的异常会导致功能异常。首先,二尖瓣瓣口面积可灵活改变,二尖瓣开放期允许最大血液流量通过其瓣口,这是由其特有的结构特点决定的。二尖瓣瓣环具有伸缩性,二尖瓣瓣环在心脏舒张期比心脏收缩期直径要大,二尖瓣后叶存在小裂缝,还有前后交界的存在,这个结构使得二尖瓣瓣口在开放期可以获得足够大的开口面积。正常二尖瓣后叶裂的深度达后叶宽度的 30%~40%,但在后叶脱垂时,可以发现部分裂隙加大甚至一直延伸到瓣环。这种异常也可以是先天性的,因为在裂缝的底部具有腱索连接。在典型的后叶中部(P2)脱垂中,通常在脱垂部分的两侧各有一个较深的裂隙。如果我们现在回到力场这一概念,力场产生的压力分布于二尖瓣各个部分并启动二尖瓣关闭,力场的压力通过二尖瓣前叶、前后交界传递至后叶,当后叶裂隙过大导致后叶的连续性破坏,前叶受力不能有效传递后叶。瓣叶交界处的腱索直径最粗且数量最多,这些腱索起到牵拉交界处瓣叶的作用。由于后叶较深裂隙导致其连续性破坏,在力场的作用下,将不可避免地导致瓣叶过度伸展。长期过度伸展导致瓣叶增厚,影响胶原和黏液正常沉积,表现为黏液样变性。进而引起相关区域的腱索拉长,并最终可能断裂。

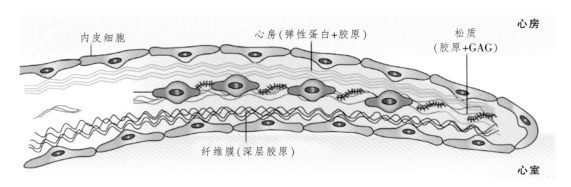

图 1.19　二尖瓣瓣叶的组织结构分层。GAG,糖胺聚糖。(Reproduced with permission from Levine et al. Mitral valve disease—morphology and mechanisms. Nat Rev Cardiol. 2015;12(12);689–710)

二尖瓣脱垂最常见的区域是 P2-P3 节段，导致二尖瓣反流，伴随慢性瓣膜反流左心室容量负荷增加，导致左心室壁扩张，使二尖瓣瓣环扩大，进一步使二尖瓣反流加剧。

同样比较常见的脱垂原因是腱索和相应乳头肌的异常。这种情况通常是由于乳头肌之间的距离增大，瓣膜与腱索之间的夹角增大，从而增加腱索的张力，使得腱索被拉长，导致二尖瓣反流。随着左室增大，乳头肌头端会进一步分散，导致情况更加恶化。

所有这些因素都会造成二尖瓣后叶受力能力下降，多年以后，在患者晚年会出现明显的二尖瓣反流。

二尖瓣后叶脱垂通常发生在 P2-P3 区，但也可发生在前外侧交界旁的 P1 区。如果是 P1 区脱垂，那么 P1 和 P2 之间通常有一个很深的裂隙，合并前外侧交界处的交界叶异常短小。如果有多处脱垂，则瓣膜存在多处深度不等的裂隙。

在一些瓣膜后叶脱垂的患者中，也可以只有一个较大的裂缝，通常在脱垂区的左侧（外科医生视野）。在这种情况下，通常有一个极不正常的后内侧乳头肌，常见的变异是乳头肌呈多头，并且这些乳头肌常位于心室腔内很高的位置，同时可见二尖瓣后叶 P3 区明显短小，导致二尖瓣后叶一部分被孤立并失去支撑，因而形成二尖瓣反流。

二尖瓣脱垂综合征（Barlow's valve）患者的二尖瓣有非常夸张的解剖变异，后叶和前叶均存在多处大裂隙，将瓣膜分割成多个孤立的节段，多个节段彼此孤立而又没有支撑，因而形成这种复杂病变。

二尖瓣瓣叶

二尖瓣主要有两个瓣叶，前叶（实际上位于严格解剖平面的前下方）和后叶（位于解剖平面的后上方）。后叶的边缘有一系列裂隙。通常分成彼此连接的三部分，Carpen-tier 将后叶三部分命名为 P1、P2 和 P3（图 1.20）。

这种分区有利于心脏病专家和外科医生在瓣膜研究中的交流。它非常实用，但并不完全正确，因为瓣叶上的裂隙在位置和深度上差异度较大（图 1.21）。这些裂隙的出现是为了最大限度地方便瓣叶的打开，就像长裙的褶皱，可以允许裙摆打开，以便走路时腿能自由活动。二尖瓣在胚胎期从心内膜垫发育而来，裂隙是生长停止的表现，它们的深度和数量的变异揭示了个体差异性。在二尖瓣反流的情况下，与正常瓣膜不同，其裂

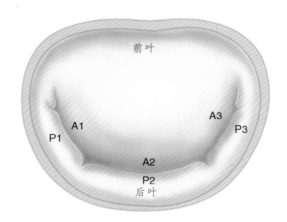

图 1.20 二尖瓣瓣叶。

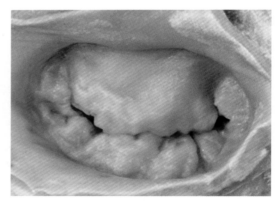

图 1.21 二尖瓣瓣叶的裂隙，以及压痕的位置和深度不一。（Reproduced with permission from Dr. Robert Anderson）

隙通常延伸到房室口或瓣环。这一点将在关于瓣膜病态解剖的章节中讨论。

二尖瓣的后叶比前叶要长,后叶从前外侧交界到后内侧交界,其长度约占瓣环周长的 2/3。前叶大致呈宽的半椭圆形,基部与室间隔相连接。

瓣叶打开后由腱索牵拉,腱索由乳头肌衍生而来。在前缘的两边,每一个主乳头肌末端的两侧都有腱索附着,其分布情况将在后面描述。

前后叶之间的连续接合部称为交界叶(图 1.22)。

交界区的裂隙没有达到瓣环,通常有 5~10mm 高的交界叶。前叶和后叶在两侧通过交界叶彼此连接。这些交界叶有助于前后叶之间关闭的密封性,从而确保瓣膜的两侧无血液反流。这些交界叶通常被错误地称为"接合",这种叫法沿续至今。

心脏收缩期瓣环的形状往往呈"D"形,前外侧至后内侧的长度最长,前外侧与内侧的最长处大概比例为 3:4。瓣叶边缘高度不均匀。有时前叶在交界区凸出正常平滑的曲线,并且相应的,后叶匹配性缩短了瓣叶高度。在某些瓣膜与此相反,在交界区会有后叶增高及相应前叶缩短。在瓣膜修复手术时,要尊重这种自然的平衡,否则不自然的

缩窄可能会导致持续的反流或产生新的反流区。

二尖瓣周围有许多重要的结构(图 1.23)。

心脏纤维三角是由致密纤维结缔组织组成的,构成心脏的纤维骨架。左纤维三角位于二尖瓣前外侧交界的上方, 与主动脉瓣的无冠状瓣关系密切。在这一区域放置成形环或瓣膜缝合时,切忌缝合过深而损伤主动脉瓣。二尖瓣前叶与主动脉–二尖瓣垂幕相连续,垂幕构成左室流出道的 1/3。房室结位于右纤维三角附近二尖瓣后内侧交界的上方, 在这个

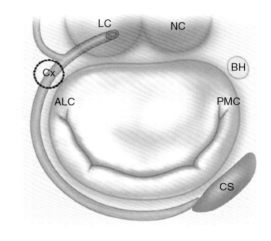

图 1.23　二尖瓣孔的解剖结构。NC,非冠状动脉窦;LC,左冠状动脉窦;Cx,环冠状动脉;ALC,前外侧交界;PMC,后内侧交界;CS,冠状动脉窦;BH,希氏束。

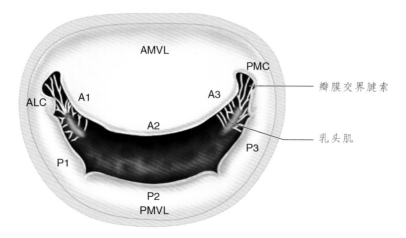

图 1.22　二尖瓣的前外侧和后内侧的交界叶,并附有瓣膜带。AMVL, 二尖瓣前叶;PMVL,二尖瓣后叶;ALC,前外侧瓣膜带;PMC,后内侧瓣膜带。

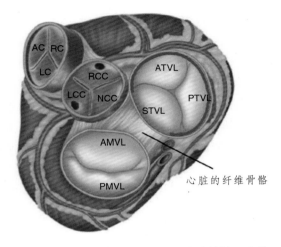

图 1.24　心脏的纤维骨骼。AC，肺动脉前瓣；LC，肺动脉左瓣；RC，肺动脉右瓣；NCC，主动脉无冠瓣；LCC，主动脉左冠瓣；RCC，主动脉右冠瓣；AMVL，二尖瓣前叶；PMVL，二尖瓣后叶；ATVL，三尖瓣前叶；PTVL，三尖瓣后叶；STVL，三尖瓣隔叶。

区域操作时缝合过深会导致房室传导阻滞。左纤维三角形成心脏纤维骨骼的中心，其连接主动脉、心房和心室的底部（图 1.24）。

房室瓣的胚胎发育

在胎儿发育的早期阶段，营养物质尚不能供应所有器官的发育，心脏却开始发育，因此，它是胎儿发育形成的第一个功能器官。瓣膜形成的第一个标志在原始心脏管的流出道和房室管区形成心内膜垫。最初的心内膜垫承担瓣膜的作用，维持原始心脏管内血液的单向流动。瓣膜的形成是在复杂的信号机制作用下，诱导上皮细胞向间充质细胞转化。其形成过程为：瓣膜原基变薄和伸长，细胞外基质重塑成富含弹性蛋白、纤维胶原和蛋白聚糖的组织层。房室垫呈圆形突起，随着瓣膜组织逐渐向外伸展，这些突起在基底部连接起来形成瓣膜（图 1.25）。

在瓣叶发育过程中，当瓣叶向外伸展时长度不均匀，形成瓣膜裂隙。在二尖瓣反流的患者中，二尖瓣发育不良，瓣膜裂隙很深。我们在二尖瓣反流的患者中发现其二尖瓣存在较深的裂隙，但其根部也有腱索附着，这说明此类患者是先天性二尖瓣发育不良。

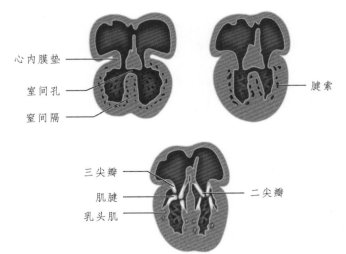

图 1.25　房室垫的胚胎发育。

　　随着二尖瓣瓣叶的发育,乳头肌也从心室小梁心肌衍生形成,并形成不同位置的肌群,即乳头肌肌群。由于这是一个十分复杂的信号和组织反应过程,因此会存在一定的变异度也并不奇怪。

　　二尖瓣相关结构的发育形成,都是伴随着心脏的跳动完成的。在心动周期,瓣膜组织经受着低压和高压的改变,这些压力的变化导致细胞基质的代偿性改变。心脏的功能非常强大,它每分钟射血约 5 升,在人的一生心脏跳动大约 30 亿次,总共可射出超过 2.1 亿升的血液!

　　因此,存在先天异常基因型的患者,容易发生瓣膜畸形和瓣膜功能异常。长期以来在年龄相关性退行性变的研究中,研究人员已经认识到瓣膜组织的发育和维持是受到微妙而复杂的信号途径调节的。

　　二尖瓣脱垂患者最常见的病变是 P2 区脱垂。正常的 P2 区纤维成分不多,瓣膜较薄并呈现淡蓝色变薄区域。而脱垂的 P2 区域变厚和变长,这些区域的异常组织学变化很可能是压力负荷过大引起的。这一发现表明,异常的结构发育是疾病过程的重要组成因素。

左心房和左心室的关系

　　简单地说,二尖瓣是从左心房到左心室的"门",瓣叶是"门扇",瓣环是具有伸缩性的"门框",它连接了左心室底部和左心房。心房或心室的过度增大导致瓣环扩张,进而影响腱索张力的改变。

　　慢性心房颤动导致心房扩张和容积增大,随之血容量增加,大量血液产生的压力使二尖瓣向上和向外扩张,造成二尖瓣功能失常及二尖瓣反流,这通常是房颤患者二尖瓣扩张的病理机制。

　　二尖瓣手术使用合适尺寸的成形环可以恢复二尖瓣功能,切除部分心房壁可减小左房容积,有助于二尖瓣功能的远期稳定。

　　扩张型心肌病患者也可出现二尖瓣扩张,这是由于心室肌扭曲变形及乳头肌牵拉所致。这在缺血性心肌病中尤为显著。在这些患者中,可以通过手术进行乳头肌复位和(或)应用成形环来恢复二尖瓣功能,具体将在后面章节详述。

总结

　　二尖瓣是一个复杂的结构,既控制心脏正常血容量,又维持正常的心室功能。瓣膜胚胎期形成过程复杂,其中很多尚不明确的机制会引起二尖瓣发育异常,导致后期出现二尖瓣功能障碍。先天二尖瓣病变的严重程度不一,后期出现反流的时机也不尽相同。对这一病因学的认识有助于心外科医生选择合适的瓣膜成形方法,以获得最佳临床结果。

（李军朋　译）

推荐阅读

Angelini A, Ho SY, Anderson RH, Davies MJ, Becker AE. A histological study of the atrioventricular junction in hearts with normal and prolapsed leaflets of the mitral valve. Br Heart J. 1988;59(6):712–6.

Buckberg G1, Hoffman JI, Mahajan A, Saleh S, Coghlan C. Cardiac mechanics revisited: the relationship of cardiac architecture to ventricular function. Circulation. 2008;118(24):2571–87.

Hinton R, Yutzey E. Heart valve structure and function in development and disease. Annu Rev Physiol. 2011;73:29–46.

Ho SY. Anatomy and myo-architecture of the left ventricular wall in normal and in disease. Eur J Echocardiogr. 2009;10(8):iii3–7.

Levack MM, Jassar AS, Shang EK, Vergnat M, Woo YJ, Acker MA, Jackson BM, Gorman JH 3rd, Gorman RC. Three-dimensional echocardiographic analysis of the mitral annular dynamics. Implications for annuloplasty selection. Circulation. 2012;126(suppl 1):S183–8.

Levine RA, Hagége AA, Judge DP, Padala M, Dal-Bianco

JP, Aikawa E, Beaudoin J, Bischoff J, Bouatia-Naji N, Bruneval P, Butcher JT, Carpentier A, Chaput M, Chester AH11, Clusel C, Delling FN, Dietz HC, Dina C, Durst R, Fernandez-Friera L, Handschumacher MD, Jensen MO, Jeunemaitre XP, Le Marec H, Le Tourneau T14, Markwald RR, Mérot J, Messas E, Milan DP, Neri T, Norris RA, Peal D, Perrocheau M, Probst V, Pucéat M, Rosenthal N, Solis J, Schott JJ, Schwammenthal E, Slaugenhaupt SA, Song JK, Yacoub MH. Leducq mitral transatlantic network. Mitral valve disease – morphology and mechanisms. Nat Rev Cardiol. 2015;12(12):689–710.

Lillehei CW, Levy MJ, Bonnabeau RC. Mitral valve replacement with preservation of papillary muscles and chordae tendinae. J Thorac Cardiovasc Surg. 1964;47:532–43.

Ring L, Rana BS, Ho SY, Wells FC. The prevalence and impact of deep clefts in the mitral leaflets in mitral valve prolapse. Eur Heart J Cardiovasc Imaging. 2013;14(6):595–602.

Ring L, Rana BS, Wells FC, Kydd AC, Dutka DP. Atrial function as a guide to timing of intervention in mitral valve prolapse with mitral regurgitation. JACC Cardiovasc Imaging. 2014;7(3):225–32.

第 **2** 章

二尖瓣和三尖瓣的超声心动图

关键词

经胸超声心动图,经食管超声心动图,多普勒,三维超声心动图,M型超声心动图,射流紧缩面积,近端等速表面积(PISA),心尖观,胸骨旁观,食管中段观,经胃观

引言

二尖瓣的正常功能取决于瓣叶、瓣环、瓣下装置(腱索和乳头肌)与左心室之间复杂的相互作用。超声心动图是一种成像技术,可以系统地显示整个二尖瓣复合体的解剖、生理和病理的各个方面。它评估在生理负荷条件下跳动的心脏二尖瓣,而不是评估在手术进行时被操作的心脏。此外,定量分析可以在整个心动周期的定格图像上进行。

超声心动图在二尖瓣疾病的临床治疗中是极其有用的,因其是一种非侵入性的、容易获得的研究方法,可用于了解瓣膜功能障碍的病因、病变和机制;量化瓣膜疾病的严重程度;有关干预时机的决策指导;确定手术修复的可行性并给出手术修复的预测指标;提供修复程序的路线图;并在术中和术后评估手术程序的完整性,以确定是否需要其他额外的干预。

多年来超声心动图有了很大的发展,是二尖瓣修复手术技术进步的主要贡献者。最近,经食管三维超声心动图已经发展起来,允许从任何空间和角度实现二尖瓣可视化,特别是左心房"正面"(en face)视图复制了手术视图。超声心动图节段分析使二尖瓣病理位置得到清楚的表达。

在全身麻醉的影响下,二尖瓣反流的严重程度相比术前的状态降低。全身麻醉通过影响前负荷、收缩力和后负荷而改变左心室的血流动力学负荷。有鉴于此,应谨慎地对待二尖瓣反流的术中定量,并利用液体给药和血管收缩剂以优化血流动力学条件,分别增加前负荷和后负荷,以复制清醒非麻醉状态下患者的血流动力学状况。

二尖瓣的超声心动图解剖

二尖瓣瓣叶

二尖瓣由前后瓣叶组成,通常较薄(厚度<5mm),结构柔韧。前叶较厚,呈半圆形,覆盖二尖瓣口高度的2/3,但只附着在二尖瓣瓣环的前1/3;与之相反,新月形的后瓣覆盖二尖瓣瓣口高度的1/3,且附着在二尖瓣瓣环的后2/3。瓣叶分为两个区,包括较厚

19

的、较粗糙的和结节性的膜区，以及光滑的和半透明的膜区，表现为从心房看到的收缩期瓣叶底部的瓣膜表面视图（通常称为手术视图）。瓣叶的总面积大约是瓣膜的两倍，允许多余的瓣叶组织双向紧密关闭，因而具有瓣阀能力，接合部的深度通常约1cm。这允许足够的瓣叶组织重叠，保持能力以承受在收缩期腱索的束缚力，减少对向增加的瓣膜关闭不全和进行性反流的可能性。瓣叶在前外侧和后内侧汇聚接合。

后叶通常被凹痕分成三个扇形，而前叶通常是连续的且无扇形。通常情况下，凹痕不会到达瓣环，在舒张期存在，在收缩期消失。凹痕与瓣叶相对，凹痕的跨度<50%瓣叶高度，裂隙的跨度>50%瓣叶高度。外侧P1扇形与前外侧接合，与左心耳相邻；中部P2扇形是最大的部分，内侧P3扇形与后内侧接合部相邻。由于P2扇形是最大的，它更容易承受收缩负荷，因而出现病理脱垂或往复损伤。虽然前瓣没有明显的凹痕，但它被人为地分成A1、A2和A3三段，分别对应于P1、P2和P3三个扇形（图2.1）。食管中部长轴3腔视图（135°）是测量A2和P2扇形长度最好的视图，而P1和P3扇形最好的测量位置在食管中部的双侧接合处或2腔视图。

二尖瓣瓣环

二尖瓣瓣环是一个三维马鞍状椭圆形结构，由前、后瓣环的中心部分及前外侧和后内侧接合处的最高点形成。非平面形的环面降低了瓣叶上的机械应力。瓣环代表二尖瓣瓣叶在其基部与房室交界处和纤维骨架的附着。二尖瓣瓣环前部主要由纤维组织组成，由左、右纤维三角区分界，在左、非冠状窦水平上，通过主动脉-二尖瓣垂幕连接到主动脉瓣环上。虽然瓣环的前部和后部都可以扩张，但瓣环的后部纤维较少，比瓣环前部具有更多的肌质和膜质，因而瓣环的后部可能在更大程度上扩张。

前后距离（小轴）约为内侧连合距离（主轴）的3/4。前后距离（小轴）可在经胸旁长轴或经食管中部长轴视图中测量，在食管中部两侧连合视图中可直接测量内侧连合的距离（大轴）。瓣环扩张确定为收缩末期前后瓣环直径>35mm或舒张末期环形与前叶长度之比>1.3。随着心房和心室的收缩、心内压的变化，瓣环在心动周期中经历了复杂的构成变化。二尖瓣瓣环的这种正常运动和收缩归因于瓣膜能力，在收缩中期瓣环面积减少20%~40%。

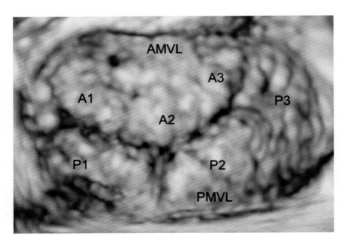

图2.1　二尖瓣瓣膜的前叶扇形和后叶扇形。AMVL，二尖瓣前叶；PMVL，二尖瓣后叶。

腱索

腱索将二尖瓣瓣叶附着在乳头肌上,在二尖瓣和左心室壁之间产生动态的交互作用。它们由纤维组织组成,为二尖瓣提供了一个悬浮系统,确定了收缩末期瓣叶的张力和位置。腱索按其在瓣叶上的插入部位分类,边缘(初级)腱索插入瓣叶的游离缘,中间(次级)腱索插入瓣叶的心室表面粗糙区,基底(三级)腱索仅在后瓣的基部。通常有100多个原发性腱索,出现超过25个索干,以防止瓣叶边缘脱垂,从而维持瓣叶的接合。次级腱索允许瓣叶体有限膨胀,从而减少瓣叶张力。腱索柱是附着在前叶体上较厚的次级腱索,是心室瓣纤维环的一部分,这对于保持主动脉二尖瓣的角度,以及正常的左心室形状和功能很重要。

乳头肌

乳头肌起源于左心室壁,分为两组。前外侧乳头肌是最大的,起源于心肌的第三尖外侧的单个小梁插入(体),通常有两个头(前部和后部),而后内侧乳头肌则来自下壁中间 1/3 的多个小梁插入(体),有三个头(前部、中部和后部)。起源于前外侧乳头肌的腱索附着在前外侧半(A1 和部分 A2)和后半(P1 和部分 P2)瓣叶上,而起源于后内侧乳头肌的腱索附着在前半(A3 和部分 A2)和后半(P3 和部分 P2)瓣叶上。接合处汇聚的腱索仅来自它们下方相应的乳头肌。在心室收缩过程中,乳头肌和邻近心肌收缩通过增加腱索的张力来防止二尖瓣瓣叶脱垂。

二尖瓣的解剖

在无病变的情况下,二尖瓣瓣叶在舒张期开放允许心室充盈,收缩期关闭以防止反流。当二尖瓣关闭时,接合线代表房侧瓣叶之间的接触(图 2.2a),接合长度代表瓣叶从尖端到接合线的重叠,接合线长度> 8mm 时瓣膜功能最理想(图 2.2b)。接合距离或隆起高度代表收缩期从接合点到二尖瓣瓣环平面的距离,且应<10mm(图 2.2c)。隆起区代表二尖瓣瓣环平面、瓣叶表面和接合线之间的三角形空间,且应<1.0cm²(图 2.2c)。分别在二尖瓣瓣环平面与二尖瓣前瓣和后瓣之间测量前角和后角,并且可以在 A1–P1,A2–P2 或 A3–P3 的水平上进行评估(图 2.2d)。

瓣叶活动通常分为正常(瓣叶到达瓣环形平面)、过度活动(瓣叶移位超过瓣环形平面)或受限(瓣叶未到达瓣环形平面)。过度的瓣叶活动可进一步细分为膨出、脱垂或连枷(图 2.3)。膨出表示在收缩期瓣叶体(但不是尖端)向瓣环平面上方凸出到心房,但保持了瓣叶游离缘的接合状态。脱垂表示接合点的位置进入心房,在瓣环平面上方>2mm。在经胸超声心动图(TTE)上,应在胸骨旁长轴或心尖 3 腔,而不是心尖 4 腔的视图上识别,因为马鞍形瓣环可能导致假阳性诊断。连枷代表在收缩期瓣叶边缘在瓣环平面上方,由于腱索脱离了心室壁,瓣叶尖端向左心房反向运动(与脱垂相比,脱垂时瓣叶尖端指向左心室)。连枷通常与腱索(或乳头肌)撕裂有关。

"受限"运动表示瓣叶组织被固定,在收缩期不能到达环形平面。不同类型的二尖瓣反流已根据瓣叶运动进行了分类(图 2.4)。Ⅰ型功能障碍代表二尖瓣瓣膜小叶运动正常,但由于瓣环扩张(继发于心室或心房扩大)或瓣叶穿孔(继发于感染性心内膜炎或外伤)引起反流,导致中心性喷射反流。Ⅱ型功能障碍表示二尖瓣瓣膜脱垂或瓣叶过度运动(继发于腱索过长或破裂或乳头肌被撕裂),导致与主要病理方向相反的偏心喷射反流。Ⅲ型功能障碍代表由于二尖瓣瓣叶束缚引起的瓣叶运动受限。Ⅲa 型是由于前后

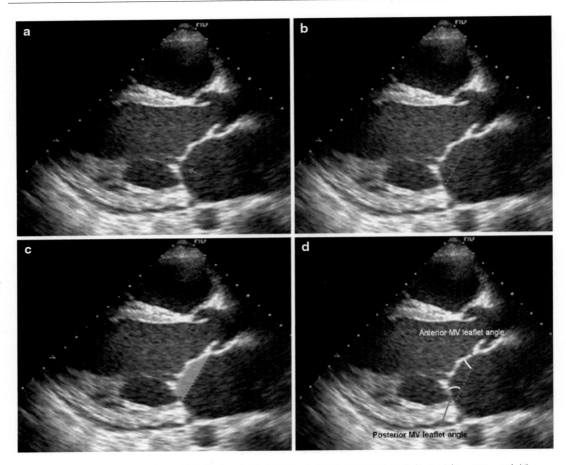

图 2.2　超声心动图显示(a)接合长度;(b)隆起高度;(c)隆起区域和(d)前角和后角。MV,二尖瓣。

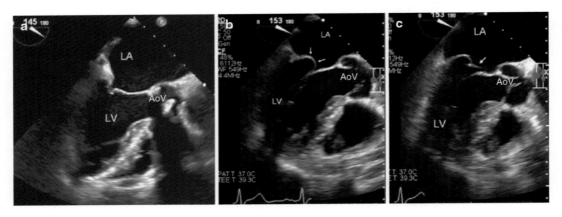

图 2.3　超声心动图显示(a)正常的瓣叶活动,以及后叶的瓣叶过度运动,亚分类为(b)脱垂和(c)连枷。LA,左心房;LV,左心室;AoV,主动脉瓣。

瓣叶的顶端移位(继发于风湿性疾病或扩张型心肌病)引起的收缩期和舒张期的瓣叶运动受限,通常导致中央喷射反流。Ⅲb 型是由于二尖瓣瓣叶的侧向移位(继发于缺血性心肌病)引起的,导致收缩期瓣叶运动受限,与主要瓣叶病理方向相同的偏心喷射反流。

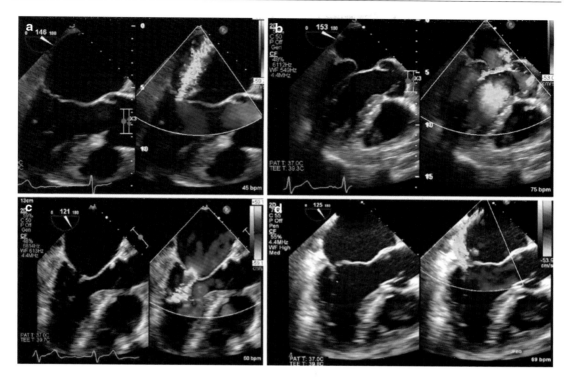

图 2.4　超声心动图显示二尖瓣反流的功能分类。(a) Ⅰ型代表正常的瓣叶运动导致中央喷射反流;(b) Ⅱ型代表瓣叶过度运动导致偏心的喷射反流远离病变;(c) Ⅲa型代表瓣叶开放受限和(d) Ⅲb型代表瓣叶关闭受限,导致喷射朝向病变的中央或朝向偏心。

经胸超声心动图

标准经胸超声心动图(TTE)的二尖瓣检查包括 M 型超声心动图检查、多方位二维视图和多普勒血流评估。

M 型超声心动图

M 型超声心动图评估是从二维长轴和短轴视图进行的。通常,二尖瓣前叶呈现为反映左心室流入的 M 形运动模式,而二尖瓣后叶呈现为具有减小的偏移的近似镜像 W 形运动模式(图 2.5)。

E 点代表舒张期二尖瓣刚打开时,继发于左心室的快速充盈。F 点表示在舒张中期二尖瓣几乎关闭时的位置,这反映了继左心室和心房之间的压力梯度降低之后心室充盈的减慢。因此,E-F 斜率表示舒张早期闭合,通常 > 60mm/s。尽管二尖瓣几乎是关闭的,但血流仍然从肺静脉经左心房被动进入左心室。A 点表示由于心房收缩引起二尖瓣的二次打开。C 点表示二尖瓣的最终关闭,这继发于心房流入减速和等容左心室收缩之后。C-D 线代表心脏收缩期的瓣叶闭合线。

在二尖瓣狭窄中,瓣膜的早期舒张关闭(E-F 斜率)延迟或消失,导致斜率<10mm/s(图 2.6)。此外,与正常瓣叶运动相对照,前瓣叶运动相当于镜像运动,后瓣叶的运动与之平行。

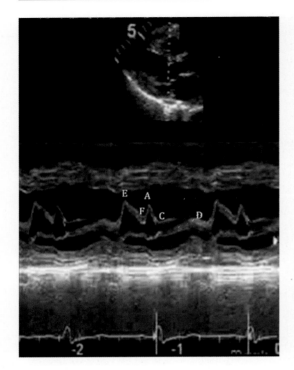

图 2.5　二尖瓣的 M 型图像，显示了二尖瓣前叶的 M 形运动模式和二尖瓣后叶的 W 形运动模式，与之相比，减小了偏移。

二尖瓣二维经胸超声心动图

二尖瓣可在二维经胸超声心动图上以几种不同的视图显示，包括：

胸骨旁长轴视图（PLAX）

• 胸骨旁短轴视图（PSAX）

• 心尖 4 腔（A4C）

• 心尖 3 腔（A3C）

• 心尖 2 腔（A2C）

为了帮助认识二尖瓣周围的相关解剖结构，了解一些恒定的空间关系非常重要（图 2.7）。主动脉瓣位于二尖瓣的前外侧，二尖瓣前叶邻近主动脉瓣的无冠瓣尖和左冠状动脉瓣尖。左心耳位于二尖瓣的外侧上方，且二尖瓣的 A1、P1 和前外侧接合处紧邻左心耳。

胸骨旁长轴视图（PLAX）

胸骨旁长轴视图显示二尖瓣瓣叶在收缩期和舒张期的运动。瓣叶的厚度和长度是可以评估的，其中前叶比后叶长。在该视图

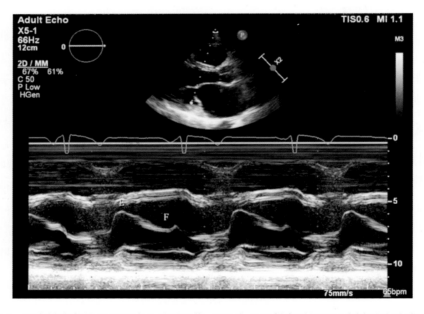

图 2.6　二尖瓣狭窄的 M 型超声心动图图像，显示为 E-F 斜率平坦和二尖瓣后叶矛盾运动。

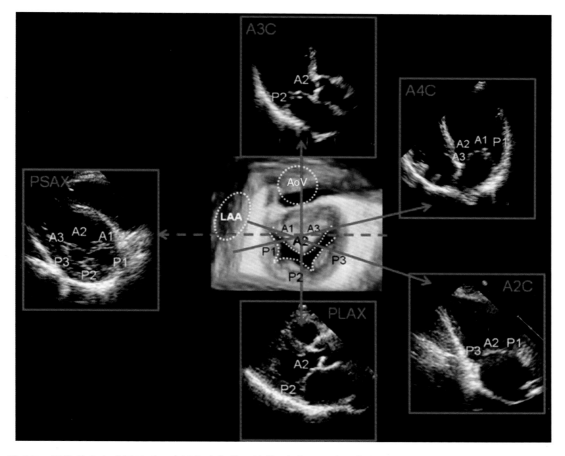

图 2.7　经胸超声心动图显示二尖瓣各个部分。另外,在中央三维图像中可以看到二尖瓣、主动脉瓣(AoV)和左心耳(LAA)的空间解剖关系。A2C,心尖 2 腔;A3C,心尖 3 腔;A4C,心尖 4 腔;PLAX,胸骨旁长轴;PSAX,胸骨旁短轴。

中，通常可以看到腱索，但很难看到乳头肌。此外,在此视图中可以测量二尖瓣瓣环的左心房直径和短轴(前后直径)。瓣环扩张的定义为瓣环直径>35mm 或瓣环与前叶长度比>1.3,两者均在舒张期同一图像中测量。在标准胸骨旁长轴视图中,可以看到二尖瓣的 A2 和 P2 扇区。通过向上倾斜探头(探头朝向主动脉瓣的角度)，可以看到 A1 和 P1 扇区(图 2.8)。相反,通过向下倾斜探头(探头朝向三尖瓣的角度),可以看到 A3 和 P3 扇区。

该视图也可用于测量瓣叶膨隆的高度或接合距离（瓣环平面到接合的中心,通常≤10mm),膨隆区域(瓣环平面内的区域,接合和瓣叶边缘),以及前后角度(瓣环和瓣叶插入之间的角度)(图 2.2)。

胸骨旁短轴视图(PSAX)

二尖瓣瓣叶水平的胸骨旁短轴视图显示二尖瓣前后叶的运动，类似于卵圆形的"鱼嘴"(图 2.9)。在瓣叶尖端视图中平面测量,是测量二尖瓣区域的金标准。在心脏舒张期中,可以看到所有 6 个扇区,也可以看到连合部的间隔。在收缩期,医生通过分析喷射反流的位置可以识别出任何脱垂或受限的扇区。从左心室的角度看二尖瓣,后内

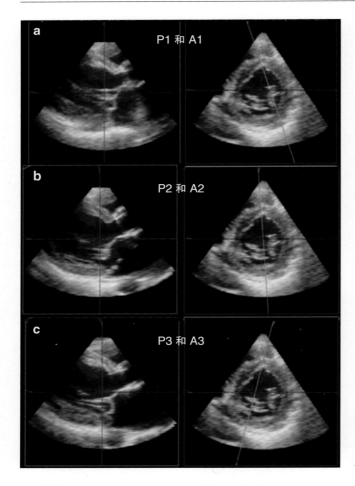

图 2.8　经胸三维（3D）数据对二尖瓣进行
节段分析显示胸骨旁长轴和短轴视图；(a)
A1 和 P1；(b)A2 和 P2；(c)A3 和 P3。

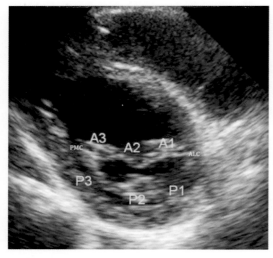

图 2.9　在二尖瓣水平的胸骨旁短轴视图中，可以识
别出前瓣（A1、A2 和 A3）和后瓣（P1、P2 和 P3）的所
有 6 个扇区，以及前外侧（ALC）和后内侧（PMC）接
合处。

侧连合及 P3 和 A3 扇区在左侧，前外
侧连合及 A1 和 P1 扇区在右侧。经食管超声心动图
相应的经胃短轴视图从左心房角度观察二
尖瓣，因此后内侧连合及 P3 和 A3 扇区在右
侧，前外侧连合及左侧的 A1 和 P1 扇区在
左侧。

　　胸骨旁短轴心室内视图可以分别在 4
点和 8 点看到前外侧和后内侧乳头肌（图
2.10）。根据这种观点，乳头肌之间的距离可
以测量为收缩期乳头肌头端之间的距离。

心尖 4 腔视图（A4C）

　　心尖 4 腔视图通常在内侧显示 A3、A2
和 A1 扇区，在侧面显示 P1 扇区（图 2.11）。
尽管在此视图中也可识别瓣叶的运动和接

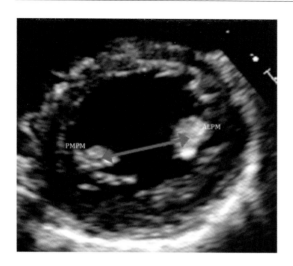

图 2.10 心室中部水平的胸骨旁短轴视图，可以看到前外侧（ALPM）和后内侧（PMPM）乳头肌，并且可以测量乳头肌间距离（红色箭头所示）。

合，从而可以看到瓣叶的脱垂或受限，但在此视图中，瓣环的非平面鞍形可能导致假阳性脱垂的诊断。

在此视图中也可以确定是否存在瓣环钙化。

心尖长轴视图（3 腔视图，A3C）

心尖 3 腔视图显示二尖瓣的 A2 和 P2 扇区（图 2.12）。它还可以测量二尖瓣瓣环的前后径（短轴）。

心尖连合视图（心尖 2 腔，A2C）

心尖 2 腔视图可以识别二尖瓣的 P3、A2 和 P1 扇区，以及两个连合（图 2.13）。连合之间的直径（长轴）可在心脏收缩末期进行测量（图 2.14）。在此视图中也可以看到乳头肌和腱索，可以测量乳头肌之间距离和乳头肌环的距离。在二尖瓣置换术的患者，通常测量新腱索的长度来观察乳头肌环的距离对维持心室环的连续性，新腱索附着于瓣环而不是瓣叶。

二尖瓣三维经胸超声心动图

从胸骨旁和心尖部获取视图建立数据库，进行旋转取得三维 TTE 图像，从而允许从左心室或从外科医生的"正面"左心房视图观察瓣膜（图 2.15a，b）。三维超声心动图已彻底改变了对基于病理学的手术观点的理解，为指导手术策略提供了路线图。使用三维成像还可提高对二尖瓣复合体（包括腱索和乳头肌）的理解（图 2.15c）。

经食管超声心动图

经食管超声心动图检查（TOE）带来革命性的二尖瓣成像，极大地促进了二尖瓣修复的外科技术。与 TTE 相比，因与左心房邻近，TOE 能够获得更详细的二尖瓣解剖图像，因此在决定二尖瓣修复的可行性及技术的选择方面起着重要作用。多平面成像可以构建和分析整个二尖瓣复合体的详细分段分析（图 2.16）。重要的标志性结构有助于将瓣膜切开定位，左心耳位于瓣膜外侧（A1、P1 和前外侧连合）附近，主动脉瓣膜位于前瓣叶附近。

对二尖瓣进行标准的经食管详细检查涉及几种不同的食管中段和经胃的视图。当将探头插入食管并在食管推进时，通常在 0° 可以看到初始（距门齿约 30cm）的 5 腔视图。首先查看二尖瓣的外侧部分（A1、P1 和前外侧连合），扫描平面是通过二尖瓣瓣叶的斜视图（图 2.17）。此外，还可以看到主动脉瓣和流出道。

随着探头的进一步推进（距门齿 30～35cm），可获得食管中段 4 腔的视野。该视图是穿过二尖瓣中间部分（通常是 A2 和 P2）的倾斜切面（图 2.18）。

如果从 4 腔室视图推进（向下移动）探头（无论探针头端有无后屈），二尖瓣的内侧

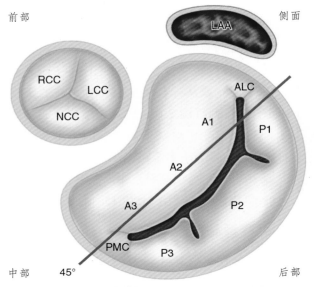

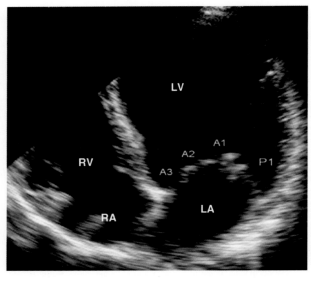

图 2.11　心尖 4 腔视图，显示二尖瓣的 A3、A2 和 A1 扇区在内侧，P1 扇区在外侧。NCC，主动脉瓣非冠状动脉瓣；LCC，主动脉瓣左冠状动脉瓣；RCC，主动脉瓣右冠状动脉瓣；ALC，前外侧连合；PMC，后内侧连合；LAA，左心耳；RV，右心室；RA，右心房；LV，左心室。

部分（A3、P3 和后内侧连合）可见（图 2.19）。

　　然后将换能器旋转至大约 60°，获得食管中部双连合视图，可以看到前、后瓣叶（P3、A2 和 P1 扇区）的组合（图 2.20）。探头的顺时针和逆时针旋转将分别显示后内侧连合和前外侧连合。连合间的距离（主轴）、P1 和 P3 扇区的瓣叶高度、从乳头肌头部到瓣环的距离以及各个角度可以在双连合视图中进行测量。在此视图中，在邻近二尖瓣的 P1 扇区处有可能看到左心耳。

　　将换能器进一步旋转至大约 90°，以获得食管中部 2 腔（2C）视图，在该视图中可见后叶的 P3 扇区和整个前叶（A3、A2 和 A1）（图 2.21）。在此视图中，通常可见与左心耳相邻的二尖瓣 A1 扇区。

　　在此视图中，探头的顺时针旋转可分析连线的后内侧（在 A3-P3 处）和后内侧连合，而在此视图中，探头的逆时针旋转可分析连线的前外侧（在 A1-P1 处）和前外侧连合。

　　最后，将换能器旋转至大约 135°，以获

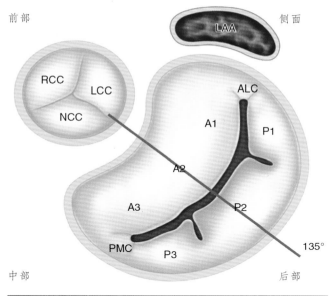

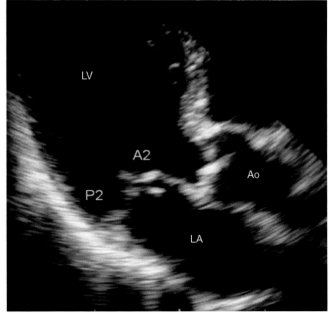

图 2.12　心尖 3 腔视图,显示二尖瓣 P2 和 A2 扇区。NCC,主动脉瓣非冠状动脉瓣; LCC,主动脉瓣左冠状动脉瓣;RCC,主动脉瓣右冠状动脉瓣;ALC,前外侧连合;PMC, 后内侧连合;LAA,左心耳;LV,左心室; LA,左心房;Ao,主动脉。

得食管中部长轴视图,同时可见 LVOT、主动脉瓣和主动脉根, 在该水平上可以看到 A2 和 P2 扇区(图 2.22)。与食管中部 4 腔视图相似,可以稍微撤回或推进探头,以分别显示 A1–P1 或 A3–P3 扇区。

　　P2 和 A2 的瓣叶长度也可以在此视图(或 5 腔视图)中进行测量。在确定 SAM 的风险时, 这些测量在瓣叶接合过程中的收缩

期进行,而不是在瓣叶伸直时的舒张期进行。

　　可在此视图中测量二尖瓣瓣环的前后直径 (短轴)。瓣环扩张定义为瓣环直径>35mm 或瓣环与前瓣长度比>1.3 时,两者均在同一图像中的舒张期测量。

　　食管中轴长轴视图还可用于测量瓣叶隆起的高度或连合距离(环形平面的中心到连合点,通常≤10mm),隆起区域(环形平面

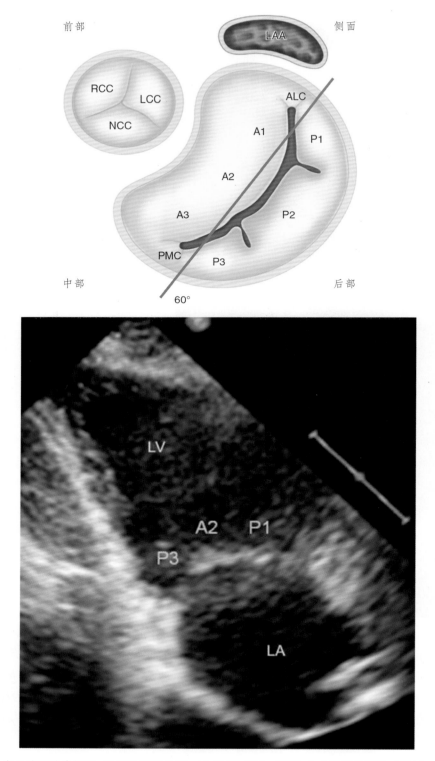

图 2.13 心尖 2 腔双连合视图，显示二尖瓣的 P3、A2 和 P1 扇区。NCC，主动脉瓣非冠状动脉瓣；LCC，主动脉瓣左冠状动脉瓣；RCC，主动脉瓣右冠状动脉瓣；ALC，前外侧连合；PMC，后内侧连合；LAA，左心耳；LV，左心室；LA，左心房。

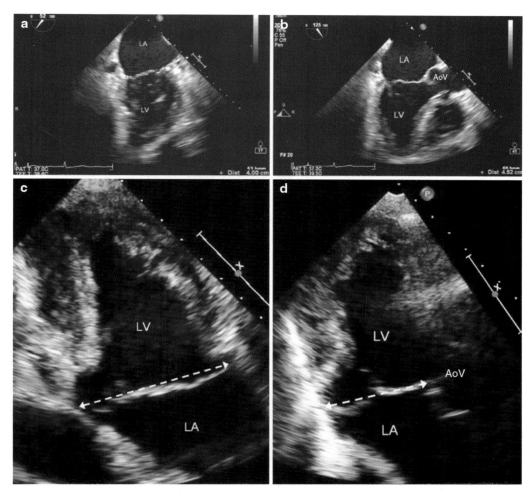

图 2.14　TOE 在食管中部和 TTE 心尖部的视图中测量二尖瓣长轴和短轴。(a)长轴在 60°的 TOE 双连合视图上；(b)短轴在 135°的 TOE 长轴视图上；(c)长轴在 TTE 心尖 2 腔视图上；(d)短轴在 TTE 心尖 3 腔视图上。LV，左心室；LA，左心房；AoV，主动脉瓣。

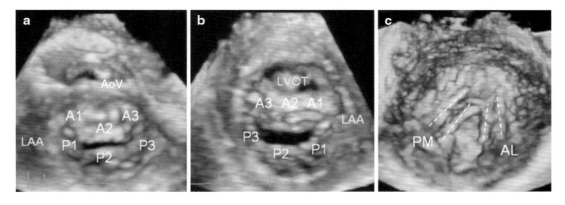

图 2.15　三维经胸回声图像，其中(a)二尖瓣的左心房视图(外科医生的视图)；(b)二尖瓣的左心室视图，其复制了二维胸骨旁短轴视图，以及(c)左前侧(AL)和后内侧(PM)乳头肌和腱索(白虚线)的左心室视图。LAA，左心耳；LVOT，左心室流出道；AoV，主动脉瓣。

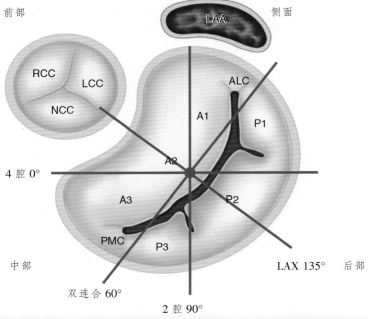

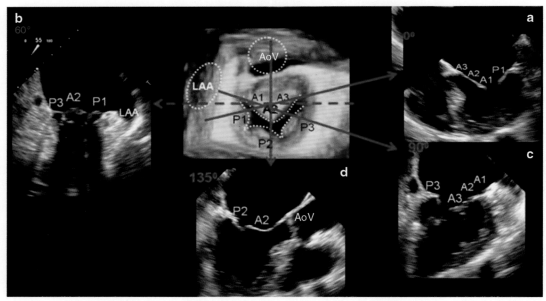

图 2.16　经食管超声心动图检查。(a)0°4 腔视图；(b)60°双连合视图；(c)90°2 腔视图；(d)135°长轴视图 (LAX)。NCC,主动脉瓣非冠状动脉瓣；LCC,主动脉瓣左冠状动脉瓣；RCC,主动脉瓣右冠状动脉瓣；ALC,前外侧连合；PMC,后内侧连合；LAA,左心耳；AoV,主动脉瓣。

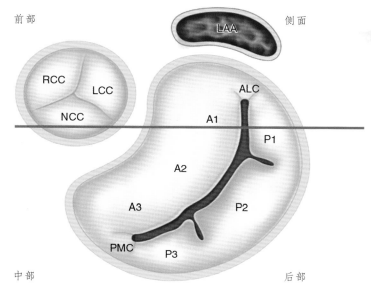

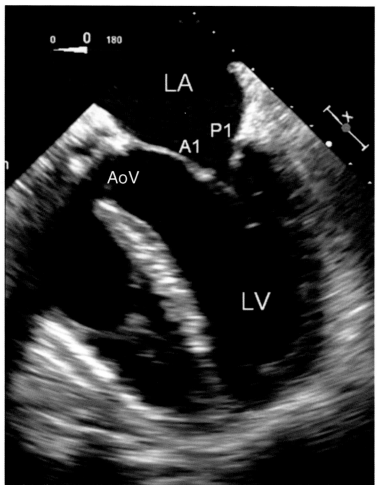

图 2.17　在 A1 和 P1 扇区水平处,食管中部 5 腔视图(0°),可见主动脉。NCC,主动脉瓣非冠状动脉瓣;LCC,主动脉瓣左冠状动脉瓣;RCC, 主动脉瓣右冠状动脉瓣;ALC,前外侧连合;PMC,后内侧连合;LAA,左心耳;AoV,主动脉瓣;LV,左心室;LA,左心房。

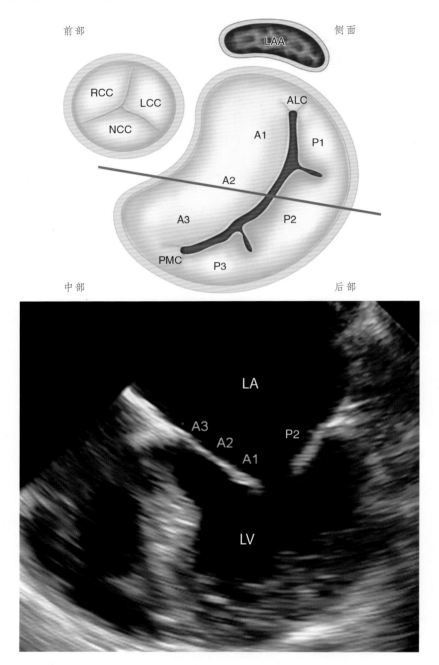

图 2.18 在 A2-P2 扇区水平处,食管中部 4 腔视图(0°),可见左心室流出道。NCC,主动脉瓣非冠状动脉瓣; LCC,主动脉瓣左冠状动脉瓣;RCC,主动脉瓣右冠状动脉瓣;ALC,前外侧连合;PMC,后内侧连合;LAA,左心耳;LV,左心室;LA,左心房。

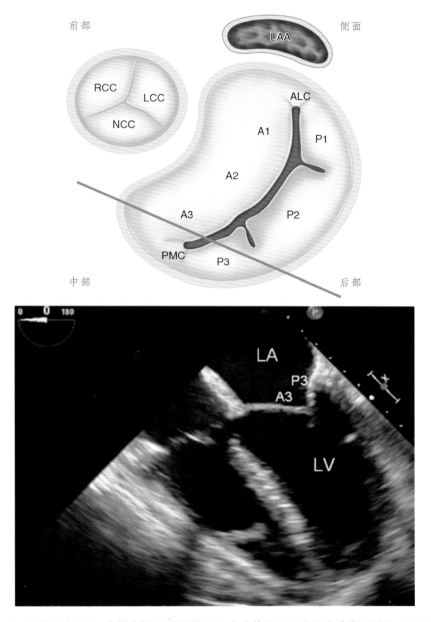

图 2.19　在 A3~P3 扇区水平处，食管中部 4 腔视图(0°)，主动脉和左心室流出道均不可见。NCC，主动脉瓣非冠状动脉瓣；LCC，主动脉瓣左冠状动脉瓣；RCC，主动脉瓣右冠状动脉瓣；ALC，前外侧连合；PMC，后内侧连合；LAA，左心耳；LA，左心房；LV，左心室。

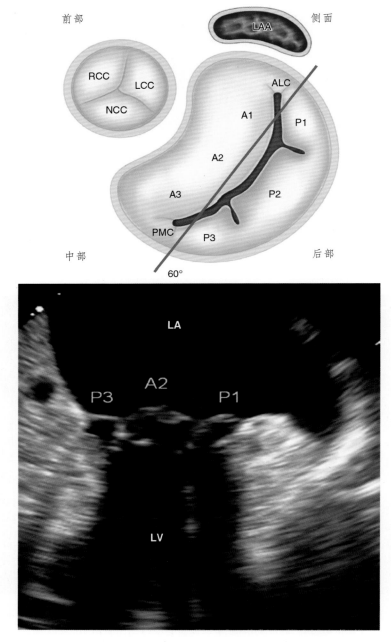

图 2.20　食管中部双连合视图(60°),显示了二尖瓣的 P3、A2 和 P1 扇区。NCC,主动脉瓣非冠状动脉瓣;LCC,
主动脉瓣左冠状动脉瓣;RCC,主动脉瓣右冠状动脉瓣;ALC,前外侧连合;PMC,后内侧连合;LAA,左心耳;
LA,左心房;LV,左心室。

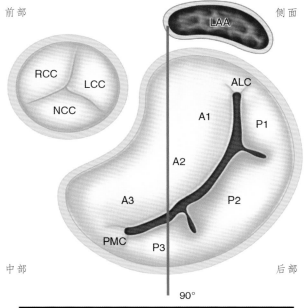

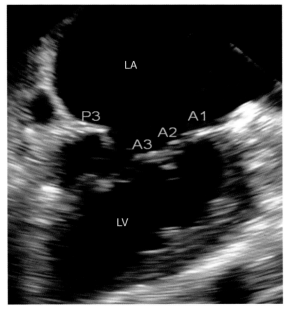

图 2.21　食管中部 2 腔视图 (90°)，显示了二尖瓣的 P3 扇区和整个前叶 (A3、A2 和 A1 扇区)。NCC，主动脉瓣非冠状动脉瓣；LCC，主动脉瓣左冠状动脉瓣；RCC，主动脉瓣右冠状动脉瓣；ALC，前外侧连合；PMC，后内侧连合；LAA，左心耳；LA，左心房；LV，左心室。

内的区域、接合点和瓣叶边缘)，以及前后角度 (瓣环和瓣叶插入之间的角度)。

　　在食管中部完成成像后，将探头推进到膈肌下方进入胃中，以获取二尖瓣的经胃视图。初始为 0° 时，可获得二尖瓣的基础短轴视图，当图像旋转时，它得到了二尖瓣的 "正面" 视图 (图 2.23)。在此视图中，可以看到所有的前、后瓣叶扇区以及两侧连合，其中 A3-P3 扇区最靠近探头。在此视图中，在瓣叶尖端水平是测量二尖瓣面积的金标准，因为它不取决于负荷条件。这需要仔细优化二尖瓣口的轴向视图，以避免过度估算瓣膜面积。三维成像现在是首选方法，需要操作员的经验较少，并且已显示与手术

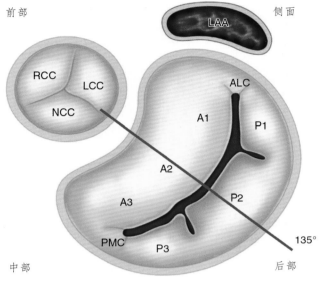

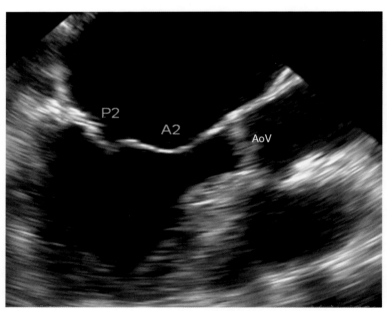

图 2.22   食管中轴长轴视图(135°),显示了二尖瓣的 A2 和 P2 扇区。NCC,主动脉瓣非冠状动脉瓣;LCC,主动脉瓣左冠状动脉瓣;RCC,主动脉瓣右冠状动脉瓣;ALC,前外侧连合;PMC,后内侧连合;LAA,左心耳;LA,左心房;LV,左心室;AoV,主动脉瓣。

结果相关。

跨胃中短轴视图(0°)可用于评估手术时任何区域的房室壁异常(图 2.24)。另外,在该视图中可测量收缩期中乳头肌的基部或头部之间的距离。

然后将换能器旋转到 90°~120°以获取左心室长轴视图,并评估二尖瓣瓣叶,可以给出瓣膜下结构的详细视图,包括腱索和乳头肌(图 2.25)。还可测量乳头肌头部与瓣叶游离缘之间的腱索长度和距离。

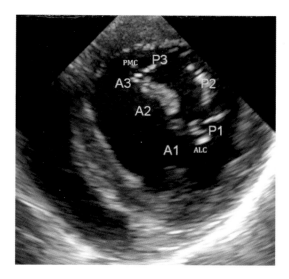

图 2.23　经胃底短轴视图 (0°) 显示了二尖瓣的所有 6 个扇区 (A1、A2、A3、P1、P2 和 P3)，以及两个连合 (ALC，前外侧；PMC，后内侧)。

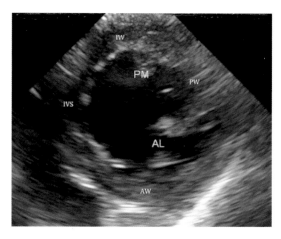

图 2.24　经胃中部短轴视图 (0°)，显示了左心室和乳头肌区域的室壁。PM，后内侧乳头肌；AL，前外侧乳头肌；IW，下壁；PW，后壁；AW，前壁；IVS，室间隔。

二尖瓣的三维经食管超声心动图

　　实时三维超声心动图彻底改变了二尖瓣的分段分析。从 "正面" 视图可以从心房角度轻松识别二尖瓣的所有扇区和两个连合，这与二尖瓣手术中外科医生的视图相似。与经胸三维影像相比，经食管三维超声心动图

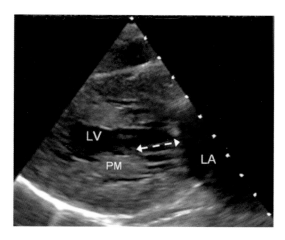

图 2.25　经胃 LV 长轴视图 (90°~120°)，显示了从乳头肌头部到瓣叶游离缘的腱索长度。PM，乳头肌；LA，左心房；LV，左心室。

可提供更好的空间分辨率，并具有更好的解剖细节 (图 2.26)。

　　此外，可以对二尖瓣进行几何分析，从而确定瓣叶面积、瓣叶角度和膨隆体积 (图 2.27)。与瓣环平面相比，瓣叶还可以可视化为 LAA 突出或受限，以进一步描绘二尖瓣病变的确切位置。

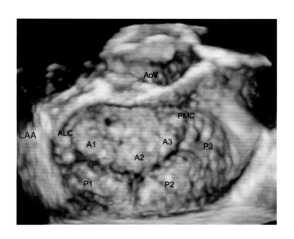

图 2.26　三维经食管超声心动图，显示了从左心房观察的二尖瓣的手术 "正面" 视图中的所有 6 个扇区和两个连合。AoV，主动脉瓣；LAA，左心耳；ALC，前外侧连合；PMC，后内侧连合。

多普勒超声心动图

多普勒超声心动图可以评估舒张期和二尖瓣收缩期的血流速度模式。在无病变的情况下,穿过二尖瓣的血流速度模式类似于M型超声心动图的M型模式,在左心室充盈的早期(E)阶段血流最迅速,而在舒张中期则降至低水平,然后在心房(A)收缩期间再次加速(图2.28a)。使用脉冲多普勒测量峰值速度,并使用连续波多普勒测量速度时间积分(二尖瓣流入模式下的面积)。跨过二尖瓣的正常峰值流速通常低于1m/s。使用修正后的Bernoulli方程 $p=4v^2$,其中 p 表示压力(单位为 mmHg),v 表示速度(单位为 m/s),可以通过峰值速度和速度时间积分分别计算出整个瓣膜的峰值压力和平均压力梯度。平均压力梯度>10mmHg提示严重的二尖瓣狭窄(图2.28b)。

多普勒流经二尖瓣的流量也可用于评估压力的半衰期,这表明左心房和左心室之间的压力梯度降低50%所需的时间(图2.29a)。然后可以使用公式MVA为220/PHT计算二尖瓣面积,其中MVA为二尖瓣面积(以 cm^2 为单位),PHT为压力半衰期(以 ms 为单位)。压力半衰期>220ms提示严重的二尖瓣狭窄,因为这将导致瓣膜面积<1cm^2(图2.29b)。由于其他因素(如严重的主动脉瓣反

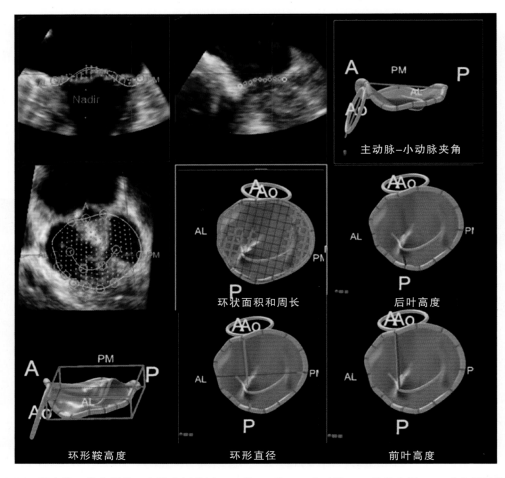

图 2.27　经食管三维分析的二尖瓣几何指标。A,前;P,后;Ao,主动脉;AL,前乳头肌;PM,后内侧乳头肌。

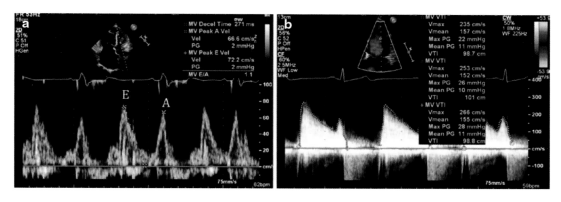

图 2.28　(a)脉冲多普勒血流评估,采样量从心尖 4 腔视图横穿二尖瓣波,表明左心室快速早期(E)充盈和心房(A)收缩后晚期充盈二尖瓣正常的患者。还可以通过测量 E 和 A 的比率及减速时间从这些波形计算出左心室舒张功能和二尖瓣面积;(b)严重二尖瓣狭窄患者的跨二尖瓣连续波多普勒超声心动图,其中平均压力梯度是使用改进的 Bernoulli 方程根据速度时间积分计算得出的。

流)造成左心房和左心室之间的压力梯度改变的患者,使用压力半衰期法评估二尖瓣面积可能不准确。与二尖瓣评估一样,跨越二尖瓣波形 (脉冲多普勒) 可用于通过测量 E 和 A 的比率、等容松弛时间和减速时间来评估左心室舒张功能。

彩色多普勒超声

　　彩色多普勒超声可用于确定二尖瓣关闭不全的严重程度。色彩增益应优化,评估应整合多个回声视图,包括所有心尖视图和胸骨旁视图。彩色多普勒可以确定喷射反流的所有三个组分,从而评估二尖瓣反流的严重程度、反流射流面积、腔静脉收缩和血流会聚(PISA 半径)。

喷射反流区

　　这是一种评估二尖瓣反流严重程度的定性方法,其依据是二尖瓣关闭不全的严重程度与进入左心房的喷射反流大小成正比。

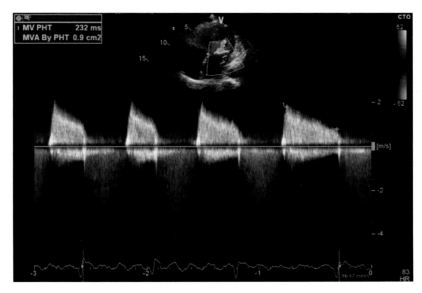

图 2.29　在严重二尖瓣狭窄患者中,通过二尖瓣的连续波多普勒超声心动图测量压力半衰期(PHT),从而计算出二尖瓣面积(MVA),MVA（cm²）= 220/PHT(ms)。

经胸超声心动图检查的可视化通常由心尖 4 腔视图来实现。彩色多普勒的数值范围调整为 50~60cm/s 的 Nyquist 限制。占左心房面积小于 20% 且通常不可见流量会聚的小射流归为轻度,而占左心房面积大于 40% 且具有大流量会聚区的射流归为重度(图 2.30)。尽管射流大小是用于评估二尖瓣关闭不全严重程度的一种有用的定性方法,但它取决于负荷条件,例如高血压,其中射流大小会随着左心室压力的增加而增加;或左心房压力高或血压低,这两者都会减小射流的大小。因此,需要定量方法,包括腔静脉收缩和血流会聚的(PISA)方法。偏心的喷射反流指向左心房壁并沿着左心房扫动,它无法从各个侧面带走血液,并且看起来比向左心房的中央喷射流小,这称为 Coanda 效应。

腔静脉收缩

　　腔静脉收缩定义为二尖瓣喷射反流最狭窄部分的宽度,该宽度最靠近反流孔口(在左心房侧)。因此,它可以用作反流口的替代物,并且可以作为评估二尖瓣反流严重程度的半定量方法。准确的评估需要可视化所有三个喷射流组分(流量会聚、腔静脉收缩和射流向左心房扩张)。最佳视图包括经胸超声心动图检查胸骨旁长轴或心尖 4 腔视图,经食管超声心动图检查食管中部长轴或 4 腔视图。精心调整探头角度,以优化喷射反流轮廓,放大视图有助于识别喷射的颈部,同时将多普勒彩色扇形尽可能缩小,以提高分辨率(图像帧频)和测量精度(图 2.31)。轻度二尖瓣关闭不全通常与腔静脉收缩<3mm 有关,而≥7mm 则提示严重二尖瓣关闭不全。中间值不能准确地区分轻度或重度二尖瓣关闭不全,因为存在大量重叠。腔静脉收缩的原理是基于这样的假设,即反流口几乎是圆形的,通常在二尖瓣脱垂中可见。这种方法在

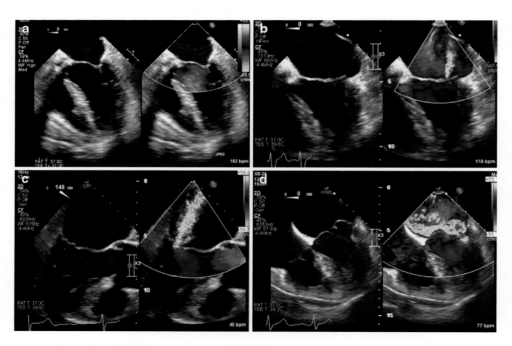

图 2.30　二尖瓣和二维多普勒图像显示二尖瓣的食管中部。(a)无二尖瓣反流;(b)轻度二尖瓣反流;(c)中度二尖瓣反流和(d)严重偏心喷射反流"壁挂式"射流和 Coanda 效应,导致射流变小。

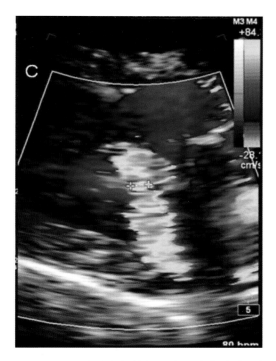

图 2.31 　TTE 胸骨旁长轴视图中的腔静脉收缩评估，通过测量二尖瓣喷射反流离开反流口时最狭窄部分的宽度而获得。

中心喷射和偏心喷射中都是可靠的。但是，它取决于瓣孔的几何形状，并且在存在多个喷流孔的情况下可能会被严重低估。在功能性二尖瓣关闭不全的情况下，瓣口为椭圆形，横穿喷射反流的两个正交平面可用于测量腔静脉收缩，两次测量的平均值可作为评估严重程度的有用指标。最近，三维超声的发展已经使整个腔静脉收缩区域可视化，在反流口水平可以直接进行平面测量。

近端等速表面积(PISA)

　　二尖瓣关闭不全的定量评估通常使用近端等速表面积(PISA)或心尖 4 腔视图(在 TTE 上)或食管中部 4 腔视图(在 TOE 上)血流汇聚的方法进行。

　　随着血液加速向瓣口反流，血流组成等速半球，其表面积减小，速度增加。使用彩色多普勒超声，将会聚反流向瓣口的血流识别

为半球的外壳，其表面速度相当于所选的混叠速度。为了优化分析，反流二尖瓣的图像通过减小图像深度，减小 Nyquist 极限，然后通过缩放模式来放大。使用第一个混叠阈值(显示的颜色从红色或蓝色变为黄色) 在心脏收缩中期测量 PISA 半径(图 2.32)。确定 PISA 半径是从半球表面到孔口的高度进行测量的，从而可以计算血流会聚半球的表面积 $(2\pi r^2)$，然后乘以血流会聚的混叠速度，即可计算出反流量。喷射反流的峰值速度和速度时间积分(VTI)使用连续波多普勒测量。然后用连续性方程式，通过将反流流量除以喷射反流的峰值速度来计算有效反流口面积(EROA)。反流体积(RV)可以通过将 EROA 乘以喷射反流的速度时间积分(VTI)来计算。

　　最后，反流分数(RF)可以通过将反流容积除以二尖瓣流入容积再乘以 100 来计算。

　　反流流量$=2\pi r^2\times$混叠速度

　　EROA$=$反流流量$/$喷射反流的峰值速度

　　RV$=$EROA$\times$喷射反流的 VTI

　　RF$=$(RV$/$二尖瓣流入量)$\times100$

　　二尖瓣反流可分为轻度、中度或重度(见表 2.1)。

　　PISA 方法以二尖瓣喷射反流壳为完整对称半球的假设为基础。PISA 半球的形状反映了反流口的形态，在二尖瓣脱垂或连枷时呈半球形，或大致呈圆形，但在功能性二尖瓣反流中呈半椭圆形，有可能低估了严重程度。其他局限性包括反流的持续时间，喷射动态(反流在收缩期早期和晚期更严重，收缩期中期有所减轻)，以及相邻结构的 PISA 形状发生改变(例如，瓣叶膨隆因是非平面瓣口受半球体约束)。观察者之间也存在差异，尤其是在流量计算中，PISA 半径中的任何误差都是被平方放大的。一种简化的方法假定连续波多普勒测得的二尖瓣反流峰值速度在 4~6m/s(大多数情况下是正确的)，其

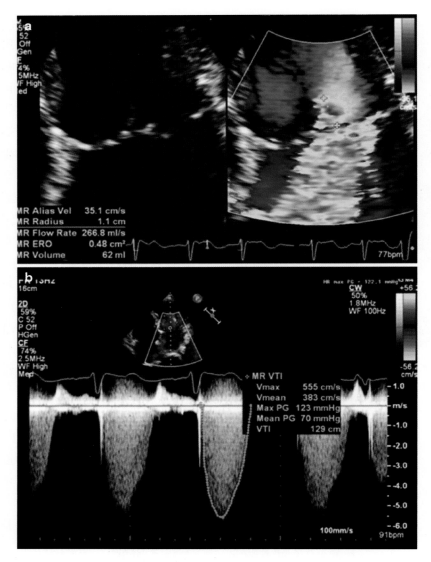

图 2.32　使用血流会聚的方法定量评估二尖瓣关闭不全(MR)的严重性。(a)半球形近端等速表面积(PISA)的半径是使用第一混叠阈值和跨二尖瓣的彩色血流多普勒在心尖 4 腔视图中测量的；(b)使用连续波多普勒测量二尖瓣关闭不全反流的速度时间积分(VTI)。

表 2.1　根据有效瓣口面积、反流量和反流分数对二尖瓣反流进行分类

	轻度	中度	重度	重度 IMR
反流体积(mL)	<30	30~59	>60	>60
反流成分(%)	<30	30~49	>50	>50
反流的有效瓣口面积(mm²)	<20	20~39	>40	>40

IMR，缺血性二尖瓣反流。

中 PISA 半径 1cm 大约等于 0.4cm²。如果 PISA 半径<0.4cm,则将反流归为轻度;如果 PISA 半径>1cm,则为严重反流。最新的 AHA 指南已将严重继发 MR 的推荐定义重新分类为与主要 MR 相同的值(有效的反流瓣口≥0.4cm²,反流量≥60mL)。

肺静脉血流

将测定探头放置在肺静脉内,通过肺静脉进入左心房时测量脉冲多普勒血流,可以提供有关二尖瓣反流严重程度的其他信息。尽管可以使用经胸超声心动图(心尖 4 腔视图)对左右上肺静脉的肺血流进行采样,但建议对所有 4 个肺静脉进行采样,因为偏心二尖瓣关闭不全喷射会导致一条或两条肺静脉反流,最好通过经食管超声心动图进行。在没有舒张功能障碍或二尖瓣反流的患者中,左心房压力正常,在心室收缩期和舒张期从肺静脉流向左心房的血液是连续的,除非在舒张末期由于心房收缩而暂时逆转(在窦房结的节律时)。因此,正常的肺静脉踪迹包括一个较大的正收缩期(S)波,然后是一个较小的舒张期(D)波和一个小的反向心房收缩波(图 2.33)。在二尖瓣反流增加的患者中,S 波会逐渐减小,直到在严重的二尖瓣反流中看到流入肺静脉的血流发生逆转,S 波的收缩血流也逆转。然而,收缩期肺静脉血流的钝化并不是二尖瓣反流的特异性,因为它反映了包括房颤或左心室功能障碍在内的任何病因引起左心房压力的升高。

左心室大小和功能

通过评估左心室大小和射血分数,医生可以测量由于二尖瓣关闭不全引起的容量超负荷导致的左心室大小和功能的变化。测量左心室内径的标准方法是在舒张末期和收缩末期二尖瓣尖端水平的胸骨旁长轴视图中进行的。对于射血分数,将双平面 Simpson 方法应用于经胸超声心动图的心尖 2 腔和 4 腔互相垂直的视图。对于严重的二尖瓣反流患者,收缩末期直径>45mm(欧洲指南)或>40mm(或美国指南>22mm/cm²),射血分数<60% 是Ⅰ类手术适应证。三维超声心动图与心脏磁共振成像(MRI)密切相关,在临床实践中越来越多地使用。最近,心肌收缩性可通过心肌组织斑点追踪法定义。异常的整体纵向变形可以识别出心室大小和射血分数正常但仍出现术后左心功能不全的个体。

左心房大小和肺压

左心房大小的变化是许多疾病状态的重要预后标志,如系统性高血压和左心室功能障碍。二尖瓣关闭不全的容量超负荷或二尖瓣狭窄的压力超负荷将导致进行性左心房扩张。与左心室容积相似,使用经胸超声心动图检查在心室收缩末期追踪两个正交平面的心尖 4 腔和心尖 2 腔视图来定量(图 2.34)。除急性情况外,如果存在明显的二尖瓣病变,左心房通常会扩大。二尖瓣手术后也可能发生左心房逆重塑。左心房线性大小可以在胸骨旁长轴视图和心尖 4 腔视图区域中测量。正常的左心房大小参数是直径<4cm,面积<20cm² 和标定容积<34mL/m²。显著的左心房扩张定义为直径>5cm,面积>40cm² 和标定容积>50mL/m²。

此外,二尖瓣病变的存在可能导致肺动脉收缩压升高。如果存在三尖瓣关闭不全,可以使用心尖 4 腔视图中的三尖瓣血流的连续波多普勒来计算。三尖瓣喷射反流的速度可用来计算右心室收缩压(RVSP),使用校正 Bernouli 方程:$RVSP=4v^2+RA$(其中 RA 为

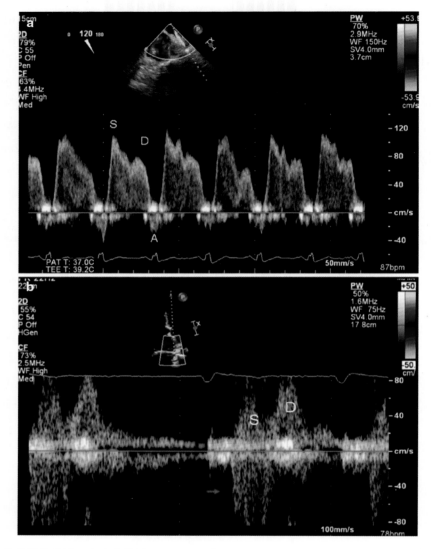

图 2.33　跨肺静脉的脉波血流多普勒图,显示(a)正常血流图和(b)严重 MR 患者的肺静脉收缩期血流逆转(位于线下,红色箭头所示)。S,收缩波;D,舒张波。

右心房压力)。在没有肺动脉狭窄或右心室流出道阻塞的情况下,假定肺动脉收缩压等于右心室收缩压。对于患有严重二尖瓣关闭不全的患者,肺动脉高压的存在(静止时肺动脉收缩压> 50mmHg)也可能是二尖瓣手术的指征。

体外循环术后超声心动图检查

从体外循环脱机后,二尖瓣修复术后需要评估许多因素,包括:

1. 二尖瓣仅具有微量反流。经过长时间

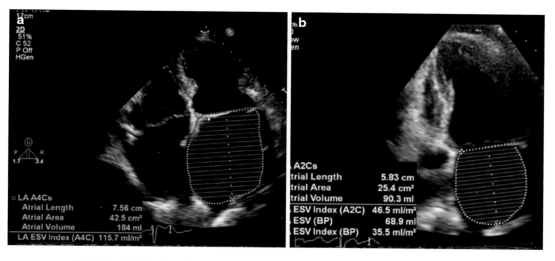

图 2.34　经胸超声心动图测定左心房大小，(a)心尖 4 腔和(b)心尖 2 腔的视图。

复杂的修复，基础组织较差，轻度反流(腔静脉收缩<3mm)是可以接受的。再次进行体外循环手术的风险与遗留残余轻度反流的风险是平衡的。二尖瓣关闭不全的严重程度大于轻度进一步修复瓣膜或更换瓣膜，因为一旦术后建立了正常的血流动力学状态，其严重程度必然会加剧。

2. 双瓣叶表面贴合良好(两个瓣叶的活动度和接合深度>8mm)，与瓣叶持久的修复和功能长期良好相关。

3. 二尖瓣没有收缩前移(SAM)。如果存在，通常可以采取保守措施来治疗，例如增加前负荷(液体给药)，减少心动过速(允许心室充盈)，避免正性肌力药(如肾上腺素或磷酸二酯酶抑制剂)和增加后负荷(如去甲肾上腺素等血管收缩剂)。如果这些方法失败，则需要再次建立体外循环，通过切除腱索或新腱索植入降低后叶的高度，以使接合线向后移出左心室流出道，植入更大的成形环或进行二尖瓣置换。

4. 没有二尖瓣狭窄(瓣膜面积>1.8cm²，平均梯度<6mmHg)。经过复杂修复的患者中，包括瓣叶切除和植入小的成形环(<32mm)，存在二尖瓣流入阻塞的风险。

5. 心室收缩性。二尖瓣手术后需要评估左、右心室的收缩性。尤其重要的是要排除涉及左心室侧壁区域的室壁运动异常的存在，因为这可能会显著损伤紧邻 P1 和 P2 后瓣环的冠状动脉回旋支。

运动负荷超声心动图

运动负荷超声心动图可用于危险分层，在这种分层中，没有症状、症状模糊或左心室交界改变 (EF 60%~65%，LVESD 40~45mm)，而 MR 严重，则可以确定是否需要手术干预。症状的暴露、MR 严重恶化、肺动脉收缩压增加且> 60mmHg，或左心室功能恶化(或没有心室收缩储备)，都表明运动负荷超声心动图检查呈阳性。

三尖瓣超声心动图

与二尖瓣一样，三尖瓣的功能取决于瓣叶、瓣环、腱索、乳头肌和右心室的复杂相互作用。瓣膜由前瓣(最大)、隔瓣和后瓣(最小)组成。它是心脏最顶端的瓣膜，并具有最大的心脏瓣孔，从而在整个心室流入中保持较低的前进速度和压力梯度。三尖瓣环是椭圆马鞍形结构,最高点在前后方向,最低点在内外侧方向。三尖瓣环位于顶端,比二尖瓣瓣环稍大。在心尖4腔视图中,正常的三尖瓣环直径为28±5mm,>40mm提示环形扩张。在心动周期中,三尖瓣环的收缩有助于瓣膜功能,收缩期环形大小减少25%。前乳头肌、后乳头肌和间隔乳头肌由腱索附着在瓣叶上,并位于接合处下方。前乳头肌最大,并附着在减速带上。间隔乳头肌最小,有时可能缺如。

经胸超声心动图检查通常是对三尖瓣成像的首选检查方法,因为右心位于胸部前方。但是,在视图可能不是最理想的情况下,TOE很有用。三尖瓣可以在胸骨旁右心室流入视图、胸骨旁短轴视图（在主动脉瓣水平）、心尖4腔视图和肋下4腔视图上看到（图2.35）。

右心室流入道的胸骨旁长轴视图可通过以下方式获得:在胸骨旁左心室的长轴视图顺时针旋转并向中下方倾斜探头,使前瓣叶(与主动脉瓣相邻)和后瓣叶可视。可在胸

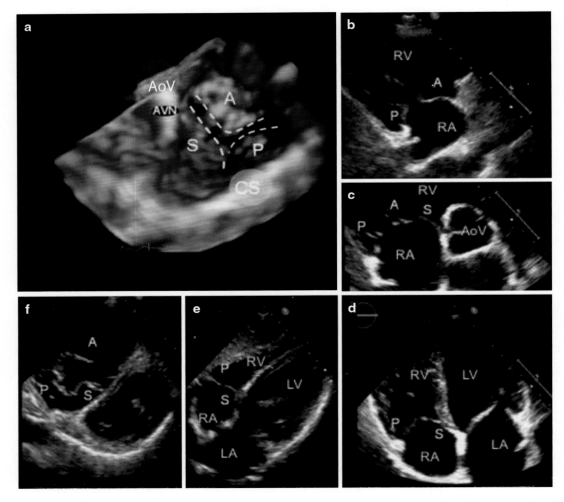

图2.35　三尖瓣的经胸超声心动图。(a)右心房的三维视图;(b)右心室流入道的胸骨旁长轴视图;(c)胸骨旁短轴视图(在主动脉瓣水平处);(d)心尖4腔视图;(e)肋下4腔视图和(f)肋下短轴视图。A,前瓣;P,后瓣;S,隔瓣;AVN,房室结;AoV,主动脉瓣;CS,冠状窦;RV,右心室;RA,右心房;LV,左心室;LA,左心房。

骨旁短轴、心尖 4 腔和肋下视图中看到隔瓣和前瓣（或后瓣，如肝脏与右心室下壁相邻）。

经食管超声心动图检查时，三尖瓣可以在食管底部 4 腔视图(0°)、右心室流入道和双腔视图、经胃右心室底部短轴和右心室流入道视图上看到(图 2.36)。很难在同一二维图像中看到所有三个瓣叶，但在实时三维超声心动图上是可能看到的。

由于前负荷、后负荷和右心室功能的降低，在禁食全身麻醉的患者中，三尖瓣关闭不全的严重程度在测量中通常会变小，认识到这一点是很重要的。

因此，应谨慎理解并评估其他测定三尖瓣功能障碍的方法，例如三尖瓣环的大小，应在经胸心尖或经食管的食管中部 4 腔视

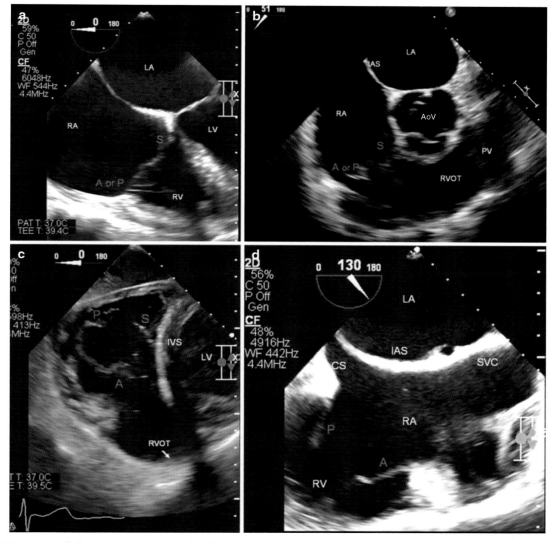

图 2.36　经食管超声心动图的三尖瓣成像。(a)食管中部 4 腔视图(0°)；(b)食管中部右室流入道流、出道视图；(c)经胃底部右心室短轴视图；(d)跨胃右心室流入道视图。A，前瓣；P，后瓣；S，隔瓣；RA，右心房；RV，右心室；LA，左心房；LV，左心室；IAS，房间隔；RVOT，右心室流出道；AoV，主动脉瓣；PV，肺动脉瓣；IVS，室间隔；CS，冠状窦；SVC，上腔静脉。

图上进行测量,三尖瓣环>4.0cm 被认为是三尖瓣环扩张。

喷射反流面积

彩色多普勒超声评估喷射反流面积是确定三尖瓣关闭不全严重程度的可靠定性工具(图 2.37)。应从多个角度进行测量,包括胸骨旁心室流入道和短轴、心尖 4 腔和肋下视图。但是,同二尖瓣反流所描述的一样,负荷条件可能会影响射流的大小,如在大的右心房中,偏心又靠壁的射流可能看起来不如同等严重的中央喷射反流明显。

缩流断面

可使用与 MR 测定方法相同的 Nyquist 极限量表在心尖 4 腔视图中测量三尖瓣反流束的缩流断面宽度,>7mm 提示严重 TR。由于已经描述的二尖瓣反流的类似局限性,包括喷射反流口的形态,因此较低的数值在区分轻度和中度 TR 方面是不可靠的。

PISA 分析

可以使用与 MR PISA 分析类似的方法,根据心尖 4 腔和胸骨旁右心室流入道和短轴视图, 对 PISA 半径和导出的反流容积(RV), 反流分数(RF)和有效反流孔面积(EROA)进行量化。PISA 半径>9mm,EROA>40mm^2 或 RV>45mL 提示严重 TR。PISA 半径 1~4mm 代表轻度 TR,5~8mm 代表中度 TR。

肝静脉血流

使用脉冲多普勒,肝静脉收缩期血流逆流可能表明存在重度 TR(图 2.38)。尽管随着 TR 严重程度的增加,肝静脉收缩期血流减弱或下降,但特异性不如血流逆流,因为它可能伴随心房颤动或其他原因引起右心房压升高而发生。

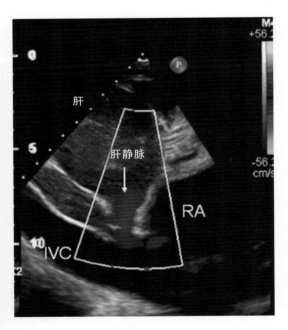

图 2.38　经胸超声心动图在肋下视图上的脉冲多普勒超声显示收缩期肝血流逆流。

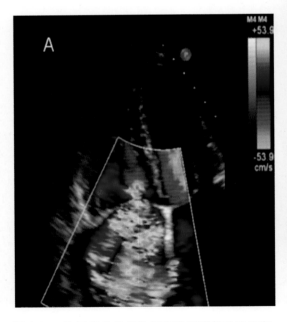

图 2.37　使用彩色多普勒超声测量喷射反流面积,对三尖瓣关闭不全的严重程度进行定性评估。

（徐宏贵　刘英超　译）

推荐阅读

Bhave NM, Ward RP. Echocardiographic assessment and clinical management of tricuspid regurgitation. Curr Cardiol Rep. 2011;13(3):258–64.

Hahn RT, Abraham T, Adams MS, Bruce CJ, Glas KE, Lang RM, Reeves ST, Shanewise JS, Siu SC, Stewart W, Picard MH. Guidelines for performing a comprehensive transesophageal echocardiographic examination: recommendations from the American Society of Echocardiography and the Society of Cardiovascular Anesthesiologists. J Am Soc Echocardiogr. 2013;26(9):921–64.

Lancellotti P, Moura L, Pierard LA, Agricola E, Popescu BA, Tribouilloy C, Hagendorff A, Monin JL, Badano L, Zamorano JL. European Association of Echocardiography recommendations for the assessment of valvular regurgitation. Part 2: mitral and tricuspid regurgitation (native valve disease). Eur J Echocardiogr. 2010;11:307–32.

Lancellotti P, Tribouilloy C, Hagendorff A, Popescu BA, Edvardsen T, Pierard LA, Badano L, Zamorano JL. Scientific Document Committee of the European Association of Cardiovascular Imaging. Recommendations for the echocardiographic assessment of native valvular regurgitation: an executive summary from the European Association of Cardiovascular Imaging. Eur Heart J Cardiovasc Imaging. 2013;14(7):611–44.

Lang RM, Badano LP, Mor-Avi V, Afilalo J, Armstrong A, Ernande L, Flachskampf FA, Foster E, Goldstein SA, Kuznetsova T, Lancellotti P, Muraru D, Picard MH, Rietzschel ER, Rudski L, Spencer KT, Tsang W, Voigt JU. Recommendations for cardiac chamber quantification by echocardiography in adults: an update from the American society of Echocardiography and the European Association of Cardiovascular Imaging. J Am Soc Echocardiogr. 2015;28:1–39.

Mahmood F, Matyal R. A quantitative approach to the intraoperative echocardiographic assessment of the mitral valve for repair. Anesth Analg. 2015;121(1):34–58.

Poelaert JI, Bouchez S. Perioperative echocardiographic assessment of mitral valve regurgitation: a comprehensive review. Eur J Cardiothorac Surg. 2016;50:801–12.

Zoghbi WA, Adams D, Bonow RO, Enriquez-Sarano M, Foster E, Grayburn PA, Hahn RT, Han Y, Hung J, Lang RM, Little SH, Shah DJ, Shernan S, Thavendiranathan P, Thomas JD, Weissman NJ. Recommendations for noninvasive evaluation of native valvular regurgitation: a report from the American Society of Echocardiography developed in collaboration with the Society for Cardiovascular Magnetic Resonance. J Am Soc Echocardiogr. 2017;30(4):303–71.

第 3 章

二尖瓣和三尖瓣手术的适应证

关键词

二尖瓣关闭不全,二尖瓣狭窄,三尖瓣关闭不全,三尖瓣狭窄,感染性心内膜炎,房颤,美国心脏病学会/美国心脏协会指南,欧洲心脏病学学会指南,推荐级别(COR),证据等级(LOE)

引言

二尖瓣和三尖瓣的手术适应证和干预机制,在最新的国际指南(美国心脏病学会/美国心脏协会指南,欧洲心脏病学学会指南)中得到了清晰的阐述。本章总结了这些指南中的推荐,并根据三个不同层次的证据等级分为不同的推荐等级。通过分析风险和获益、治疗共识和证据、手术的效果,以及可能造成的损伤,推荐级别(COR)代表疗效的预估。证据等级(LOE)代表治疗效果的准确性和精确性的评估。

Ⅰ类推荐:疗效确切,临床应用强烈推荐;Ⅱa类推荐:疗效良好,临床应用值得推荐;Ⅱb类推荐:疗效不确切,临床应用需要充分考虑;Ⅲ类推荐:疗效不佳,甚至存在损伤,临床应用不推荐。

对证据等级也做了说明。A级证据:对多个人群进行评估的多中心随机临床试验或荟萃分析;B级证据:对局部人群进行评估的单中心随机临床试验或非随机临床试验;C级证据:对特定人群进行评估的专家共识、个案报道或护理标准。

二尖瓣反流(MR)

对于有症状的慢性原发性重度二尖瓣关闭不全、LVEF>30%的患者推荐行二尖瓣手术治疗。对于重度二尖瓣关闭不全,即使只有轻微症状,也会对长期预后产生不良影响;即使没有左心室改变,一旦出现症状就应立即进行手术治疗。

无症状的慢性原发性重度二尖瓣关闭不全、左心室功能障碍(EF 30%~60%、LVESD≥40mm)的患者推荐行二尖瓣手术治疗。由于左心室功能障碍与不良预后相关,所以二尖瓣手术推荐在 EF<60%、LVESD>40mm 之前进行。左心室改变的发生可以早于临床症状,因此影像学检测显得格外重要。只要手术时机足够早,二尖瓣手术有助于心室损伤的重建,从而有利于左心室功能的恢复。当二尖瓣反流存在时,左心室将血液泵入左心房和主动脉，收缩力受损，LVEF 通常为 50%，因此将 LVEF 60% 作为衡量节点。一系列影像学研究已证实二尖瓣关闭不全的病理表现为左心室体积的逐渐增加或左心功能的逐渐下降，所以对于 LVEF>60%、LVESD<40mm 的无症状慢性原发性重度二尖瓣关闭不全患者进行手术治疗是合理的。

对于病变局限于后叶的慢性原发性重度二尖瓣关闭不全患者，二尖瓣修补术优于二尖瓣置换术。虽然目前没有相关的前瞻性随机对照试验，但二尖瓣修补术具有较低的手术死亡率，同时更好地保护了左心室功能（得益于保留了原有的二尖瓣结构）；与二尖瓣置换术相比，二尖瓣修补术的并发症（血栓、抗凝相关事件、瓣膜退行性变）风险更低。二尖瓣修补术是孤立性退行性二尖瓣后叶脱垂的标准治疗。在专业的大型医疗中心，二尖瓣修补术的修复率>90%，手术死亡率<1%，在年龄匹配的长期生存中，95% 的患者免于二次手术，在术后 15~20 年，80% 的患者无中度二尖瓣关闭不全。

对于涉及二尖瓣前叶或双叶病变的慢性原发性重度二尖瓣关闭不全患者，手术治疗首选二尖瓣修补术，而非二尖瓣置换术，因为二尖瓣修补术能够长期有效地修复二尖瓣前叶或双叶。同时，与单纯的后叶脱垂相比，该类患者需要的修补更为复杂和广泛，虽然术后只有 80% 的患者免于二次手术，在术后 15~20 年，60% 的患者无中度二尖瓣关闭不全，但二尖瓣修补术的疗效仍优于二尖瓣置换术。所以对于该类患者，应积极进行二尖瓣修补术，同时手术应由经验丰富的心脏外科医师实施。而对于需要高度复杂的二尖瓣修补术的年轻患者，二尖瓣置换术（机械瓣）可达到可观的疗效。

当慢性原发性重度二尖瓣关闭不全的患者在接受冠状动脉重建、瓣膜手术等其他心脏手术时，可考虑同期行二尖瓣置换术或修补术。

对于 LVEF>60%、LVESD<40mm 的无症状慢性原发性重度二尖瓣关闭不全的患者，二尖瓣修补术是合理的；在高端心脏中心进行该项手术时，修复成功率高于 95%，死亡率低于 1%。左室功能障碍和肺动脉高压与不良预后相关，所以对有症状的慢性原发性重度二尖瓣关闭不全患者进行早期手术治疗是极具价值的选择；但修补术需要经验丰富的二尖瓣外科医师实施，以此避免修补失败、瓣膜置换的发生和降低二次手术风险。

对于具有新发心房颤动、肺动脉高压（肺动脉压>50mmHg），同时左心室功能尚可（LVEF>60%、LVESD<40mm）的无症状慢性原发性重度二尖瓣关闭不全患者，进行二尖瓣修补是合理的，因为修补的成功率高，瓣膜可以得到持久的修复。由二尖瓣关闭不全导致的心房颤动和肺动脉高压，与手术效果欠佳相关。术后瓣膜功能的恢复和心室重建有助于恢复窦性心律，但有时需要同期射频消融。在风湿性二尖瓣关闭不全中，心房炎症和瓣膜瘢痕的存在可能降低房颤复律及修补成功的概率。

当慢性原发性重度二尖瓣关闭不全的患者在接受其他心脏手术时，同时进行二尖瓣修补是合理的，但应权衡二尖瓣修补术的风险和获益。

对于 LVEF<30%、有症状的慢性原发性重度二尖瓣关闭不全患者进行二尖瓣手术是可以考虑的。虽然这些患者大多数为失代偿性二尖瓣关闭不全，或左心室功能衰竭引起的继发性二尖瓣关闭不全，但仍有少数左心室功能衰竭的患者从手术中获益，可长期的预后结局尚不明确。

对于风湿性二尖瓣疾病的患者，如果手

术治疗能使瓣膜得到持久有效的修补,或对长期抗凝治疗的可靠性存在疑问,可考虑进行二尖瓣修补术。但风湿性二尖瓣疾病主要表现为二尖瓣瓣膜的广泛钙化和增厚,因此修补的成功率不高。所以,二尖瓣修补术只适合那些预期手术效果良好,或抗凝管理良好的风湿性二尖瓣患者。

由于二尖瓣修补术能够获得良好的长期预后,所以对于局限于后叶病变的单纯原发性重度二尖瓣关闭不全,不应进行二尖瓣置换术,除非是曾行二尖瓣修补术,但修补失败。

急性二尖瓣关闭不全是由于乳头肌断裂,应立即手术和血管重建,大多数患者需要瓣膜置换。在血流动力学稳定后,需要使用主动脉内球囊泵、正性肌力药物和血管扩张剂。

对接受冠状动脉旁路移植术或 AVR 的慢性继发性重度二尖瓣关闭不全的患者,同期进行二尖瓣手术是合理的,但二尖瓣修补术的获益尚未明确,同时二尖瓣置换术可以更好地避免反流复发。

对于症状显著(NYHA 心功能分级:Ⅲ、Ⅳ级)的慢性重度继发性二尖瓣关闭不全患者可以考虑进行二尖瓣手术。对于该类患者首选保留脉络膜的二尖瓣置换术,而非二尖瓣成形术。虽然慢性二尖瓣关闭不全导致的容量过载与不良预后相关,但只有少量证据表明纠正重度二尖瓣关闭不全可改善长期症状、增加生存时间。

对于接受冠状动脉搭桥的慢性重度缺血性二尖瓣关闭不全的患者,二尖瓣修复术的疗效是不明确的。

二尖瓣狭窄(MS)

低危险因素的症状严重(NYHA 心功能分级:Ⅲ、Ⅳ级)的重度二尖瓣狭窄(瓣膜面积≤1.5cm²),无法行经皮二尖瓣球囊扩张或经皮二尖瓣球囊扩张失败,是二尖瓣手术的适应证。由于二尖瓣狭窄的瓣膜严重融合、增厚、钙化,手术首选二尖瓣置换术。由于二尖瓣狭窄进展缓慢,只有当出现严重症状(NYHA 心功能分级:Ⅲ、Ⅳ级)时才应行手术。

对于接受其他心脏手术的重度二尖瓣狭窄(瓣膜面积≤1.5cm²)患者,适合同期行二尖瓣手术。而对于瓣膜面积在 1.6~2.0cm² 的重度二尖瓣狭窄患者,可考虑行二尖瓣手术。

对于接受抗凝治疗仍有血栓栓塞发生的重度二尖瓣狭窄(瓣膜面积≤1.5cm²)患者,可考虑行二尖瓣手术和左心耳切除。无论房颤是否存在,二尖瓣狭窄都是血栓栓塞事件的危险因素。由于左心耳存在血栓风险,所以左心耳需要同时切除。

三尖瓣关闭不全(TR)

左心瓣膜手术虽然降低了右心负荷,但三尖瓣关闭不全不会得到改善,所以重度三尖瓣关闭不全的患者推荐行三尖瓣手术。此外,对于单纯重度三尖瓣关闭不全,在左心瓣膜术后再行三尖瓣手术,其手术死亡率在 10%~25%,而在左心瓣膜术中同时行三尖瓣手术并不增加手术风险。同时,三尖瓣修复术优于三尖瓣置换术。在进行三尖瓣置换术时,应根据标准对机械瓣、生物瓣进行选择,但两者的预后生存并无差异。

对于存在三尖瓣扩张、右心力衰竭表现的三尖瓣关闭不全患者,在接受左心瓣膜手术时,同期行三尖瓣修复术,获益显著。约 25% 的轻度及中度功能性三尖瓣关闭不全患者,在接受左心瓣膜手术时未行三尖瓣手术,而生存时间减少、影响心脏功能的恢复。TR 进展的危险因素包括三尖瓣瓣环扩张

（食管超声下右心室直径>40mm 或反流量 21mm/m²、直径测量法直径>70mm、右室功能障碍或扩张、传导受限、肺动脉高压、房颤、非黏液性二尖瓣关闭不全、右心室起搏器置入。三尖瓣手术应尽早进行，以避免发生不可逆转的右心室功能障碍。

对于药物治疗无效的有症状重度原发性三尖瓣关闭不全，三尖瓣手术是有益的。对于无左心瓣膜疾病的有症状的重度原发性三尖瓣关闭不全，应在发生右心室功能障碍之前尽早手术干预。对于可能存在类癌、放射性疾病、三尖瓣下移畸形（Ebstein 畸形）等病理改变的患者，三尖瓣置换术是必要的。当存在严重的右心室收缩功能障碍或不可逆的肺动脉高压时，应仔细权衡手术风险，因为术后可能出现右心室功能衰竭。

对于中度功能性三尖瓣关闭不全、肺动脉高压的患者，可以考虑在左心瓣膜手术中同时进行三尖瓣手术。以往的观点认为，左心瓣膜导致的肺动脉高压可在左心瓣膜术后得到改善，同时轻度及中度功能性三尖瓣关闭不全也可以得到改善，但这种情况并非一定发生。对于该类患者，在左心瓣膜手术中是否同时行三尖瓣手术，应根据具体情况而定。

对于伴有中度或重度右室扩张，或右室收缩功能障碍的无症状或轻症的重度原发性三尖瓣关闭不全患者，可考虑行三尖瓣手术。

对于曾接受过左心瓣膜手术，同时没有严重的肺动脉高压或明显的右心室收缩功能障碍的重度三尖瓣关闭不全患者，可以考虑再次手术进行单纯的三尖瓣修复或替换。但由于相关风险高，严重的肺动脉高压或明显的右心室收缩功能障碍是三尖瓣手术的相对禁忌证。

三尖瓣狭窄（TS）

对于重度三尖瓣狭窄患者，推荐在左心瓣膜手术中同时行三尖瓣手术；如果瓣膜损坏而无法进行瓣膜修补时，可进行瓣膜置换术，并根据个体情况选择机械瓣或生物瓣。

对于单纯有症状的重度三尖瓣狭窄，推荐行三尖瓣手术，当同时存在三尖瓣关闭不全时，三尖瓣手术优于经皮球囊三尖瓣扩张术。

感染性心内膜炎（IE）

对于有瓣膜功能障碍、心力衰竭症状的感染性心内膜炎患者，推荐早期手术治疗，早期指初次住院完成抗感染疗程之前。对于有感染性心内膜炎导致的二尖瓣病变，并非都适合二尖瓣修补术；而对于没有广泛瓣膜破坏或瓣环受累的瓣膜穿孔，二尖瓣修补术是合适的。

对于存在急性重度二尖瓣反流、梗阻、瘘管形成的二尖瓣、人工瓣膜心内膜炎，应立即行急诊手术，因为该类病变可导致难治性肺水肿和心源性休克。

对于由金黄色葡萄球菌、真菌或其他高度耐药微生物引起的左心感染性心内膜炎，推荐早期手术，早期指初次住院完成抗感染疗程之前。由上述微生物所致的感染，仅依靠药物治疗是很难达到治愈的，因为这些微生物可造成组织破坏，形成脓肿或漏道。

对于存在流出道梗阻、主动脉或瓣环脓肿、组织穿孔的感染性心内膜炎，推荐早期手术，早期指初次住院完成抗感染疗程之前。脓肿形成涉及主瓣膜或副瓣膜结构，无论是否侵及心脏传导系统，都是一种危及生命的并发症，仅靠抗生素治疗是无法治愈的,必须行紧急手术干预。

对于存在持续感染(指在开始接受合理的抗感染治疗后,菌血症或发热症状持续存在超过 5~7 天)的感染性心内膜炎,推荐早期手术,早期指初次住院完成抗感染疗程之前。

血液培养通常在合理的抗菌治疗 48 小时后呈阴性,而耐甲氧西林的金黄色葡萄球菌或其他耐药菌的血液培养通常在 7 天内呈阴性。抗感染治疗仍存在持续感染,提示脓肿形成或赘生物形成。而对在初始抗感染有效后再次出现反复发热的患者,应考虑是否存在瓣膜以外的感染。

对于感染性心内膜炎患者,可考虑尽早手术,同时无颅内出血和广泛神经损伤的中风也是手术指征。而对于血流动力学稳定的缺血性脑卒中或颅内出血,建议发病 4 周后再行瓣膜手术。

对于无其他感染源的人工瓣膜感染性心内膜炎或复发感染(指在完成合理的抗感染疗程,血液培养阴性之后,再次出现菌血症),推荐手术治疗。

对于接受合理抗感染治疗后,仍有复发栓塞或赘生物持续存在的感染性心内膜炎,进行早期手术治疗是合理的,早期指初次住院完成抗感染疗程之前。

在初始抗生素治疗后的最初几日,栓塞发生的风险最高,而在两周之后,风险下降至 9%~21%。同时,赘生物直径>10mm 或赘生物移位明显(尤其是位于二尖瓣前叶的赘生物),是栓塞的危险因素。

对于存在直径>10mm 的移动性赘生物(无论是否存在栓塞事件)的瓣膜感染性心内膜炎,建议早期手术,早期指初次住院完成抗感染疗程之前。早期手术和择期手术的死亡风险无明显差异,但早期手术可显著降低栓塞事件。

房颤(AF)

对于慢性持续性房颤,在二尖瓣修补术中同时行迷宫手术(maze procedure)是合理的。因为如果房颤存在超过 1 年,单纯通过二尖瓣手术是无法恢复稳定的窦性心律的,而且持续性房颤是二尖瓣手术后脑卒中和死亡的独立危险因素。同期行迷宫手术并不增加手术风险,而且与单一二尖瓣手术相比(10%~40%),联合手术术后 1 年复律效果更好(75%~95%)。然而,联合迷宫手术似乎并不能改善长期生存或避免卒中事件。虽然左心耳切除常用于治疗房颤,但目前尚无随机临床试验证实其积极作用。

与较小的射频消融相比,在技术可行的前提下,对慢性持续房颤在二尖瓣手术中同时行全双心房迷宫手术是合理的。虽然小的操作如左侧迷宫手术或肺静脉隔离被推荐用于阵发性房颤,但其复律的概率不高。然而,全双心房迷宫手术可增加永久性起搏器植入的发生率。

对于有症状或有血栓抗凝史的阵发性房颤,在进行二尖瓣修复术或置换术时,可考虑同时进行迷宫手术或肺静脉隔离。

对于有症状或有血栓抗凝史的阵发性、持续性房颤,除了二尖瓣手术以外,可考虑在进行其他心脏外科手术时同时,进行迷宫手术或肺静脉隔离。

对于接受心脏手术的房颤患者,可以考虑行左心耳切除或封闭,但目前没有足够证据证明切除左心耳在降低卒中或死亡率方面的获益。

(陈子煊 译)

推荐阅读

Baumgartner H, Falk V, Bax JJ, De Bonis M, Hamm C, Holm PJ, Iung B, Lancellotti P, Lansac E, Rodriguez Muñoz D, Rosenhek R, Sjögren J, Tornos Mas P, Vahanian A, Walther T, Wendler O, Windecker S, Zamorano JL; ESC Scientific Document Group. 2017 ESC/EACTS Guidelines for the management of valvular heart disease. Eur Heart J. 2017;38(36):2739–791.

January CT, Wann LS, Alpert JS, Calkins H, Cigarroa JE, Cleveland JC Jr, Conti JB, Ellinor PT, Ezekowitz MD, Field ME, Murray KT, Sacco RL, Stevenson WG, Tchou PJ, Tracy CM, Yancy CW, ACC/AHA Task Force Members. 2014 AHA/ACC/HRS guideline for the management of patients with atrial fibrillation: a report of the American College of Cardiology/American Heart Association task force on practice guidelines and the Heart Rhythm Society. Circulation. 2014;130(23):e199–267.

Kirchhof P, Benussi S, Kotecha D, Ahlsson A, Atar D, Casadei B, Castella M, Diener HC, Heidbuchel H, Hendriks J, Hindricks G, Manolis AS, Oldgren J, Popescu BA, Schotten U, Van Putte B, Vardas P, Agewall S, Camm J, Baron Esquivias G, Budts W, Carerj S, Casselman F, Coca A, De Caterina R, Deftereos S, Dobrev D, Ferro JM, Filippatos G, Fitzsimons D, Gorenek B, Guenoun M, Hohnloser SH, Kolh P, Lip GY, Manolis A, McMurray J, Ponikowski P, Rosenhek R, Ruschitzka F, Savelieva I, Sharma S, Suwalski P, Tamargo JL, Taylor CJ, Van Gelder IC, Voors AA, Windecker S, Zamorano JL, Zeppenfeld K. 2016 ESC guidelines for the management of atrial fibrillation developed in collaboration with EACTS. Eur J Cardiothorac Surg. 2016;50(5):e1–e88.

Nishimura RA, Otto CM, Bonow RO, Carabello BA, Erwin JP 3rd, Guyton RA, O'Gara PT, Ruiz CE, Skubas NJ, Sorajja P, Sundt TM 3rd, Thomas JD, Anderson JL, Halperin JL, Albert NM, Bozkurt B, Brindis RG, Creager MA, Curtis LH, DeMets D, Guyton RA, Hochman JS, Kovacs RJ, Ohman EM, Pressler SJ, Sellke FW, Shen WK, Stevenson WG, Yancy CW, American College of Cardiology, American College of Cardiology/American Heart Association, American Heart Association. 2014 AHA/ACC guideline for the management of patients with valvular heart disease. J Thorac Cardiovasc Surg. 2014;148(1):e1–e132.

Nishimura RA, Otto CM, Bonow RO, Carabello BA, Erwin JP 3rd, Fleisher LA, Jneid H, Mack MJ, McLeod CJ, O'Gara PT, Rigolin VH, Sundt TM 3rd, Thompson A. 2017 AHA/ACC focused update of the 2014 AHA/ACC guideline for the management of patients with valvular heart disease: a report of the American College of Cardiology/American Heart Association task force on clinical practice guidelines. Circulation. 2017;135(25):e1159–95.

第 4 章

二尖瓣和三尖瓣手术的准备、暴露与评估

关键词

患者体位，手术切口，微创手术，机器人手术，瓣膜暴露，标准左房切开，经房间隔双房垂直切口，左房顶切口，经房间隔双房水平切口，右房室切口

引言

可重复且安全的手术需要良好的术野和操作区暴露。首先是患者手术台上正确的体位，以及如何最大限度利用手术切口。随着越来越多经验的积累、不断开放和质疑思想的出现，手术操作区域的统一及可重复性变得更加困难。获得良好术野及操作区暴露，这两者与主刀医生的技术水平息息相关，且由其全程负责及把控。

现在许多专家对于最小限度进入或二尖瓣开放性手术的利与弊争论不休。本章不是要探讨这个难题，而是就如何通过胸骨正中切开可靠地暴露瓣膜给出明确的指导，因为所有二尖瓣手术外科医生都需要安全、可重复地实现这一操作。

患者手术时的体位

患者体位的摆放是主刀医生的职责，不应留给麻醉医生与手术护理组及人员。如果由于患者体位不佳而限制了手术，那不是别人的责任。

患者以仰卧位安置在手术台上。头部应与手术台最上端相距适当的距离，使麻醉师的操作区域与外科医生的操作区域之间具有良好的间隔。利用手术布使手肘弯曲是不必要的，但实际上却经常遇到这种情况。如果患者很高，那么重要的是要确保下肢得到正确支撑，以免在腓总神经绕过腓肠外侧头部时，可能因脚的过度下坠而导致腓总神经损伤。此外，应将设计合理的硅酮凝胶垫放置在每条小腿的后下方，以防止深层静脉丛瘀血。

类似的硅酮凝胶垫也应水平放置在患者肩部下方，以使上胸部向前推动。这使上胸部达到手术台的水平面。在某些患者中，尤其是胸口深的男性，在第 10 胸椎水平处的胸部直径比在胸廓入口处的直径大得多。若没有这种支撑，胸骨会向下倾斜，有时会形成一个陡峭的角度，一旦进入胸腔，心脏

就会朝上而纵隔下移。如果纵隔腔隙间距短，则将影响左心房的暴露。这种简单的操作可以改善左心房的暴露。

患者的手臂应以自然、舒适位置固定在两侧。根据 WHO 指南，完成患者身份核对、手术前的基本检查、是否有交叉配血、无菌器械是否合格等一系列基本的术前核查工作。然后对患者进行术区皮肤消毒及铺巾。所有过程均应有外科团队在场。

手术切口

皮肤切口必须位于中央，以允许从上方进入胸骨切口，从下方进入剑突。长度可以从胸骨的中间 2/3 到全长不等，具体取决于外科医生的经验。在胸骨被分开之前，胸骨上方的空间被分离出来，并且用一个手指来分离上纵隔空间。同样，剑突下的空间也是用一个手指分离，用剪刀剪开剑突。尽可能分开胸骨下组织，同时中断呼吸机通气，并断开气管插管一会儿，这将使肺与前纵隔分离，从而减少用胸骨锯锯开胸骨时胸膜腔破损的概率。

胸骨锯穿过骨头时不应当使其过分受力，并沿着胸骨的前凸度进行。锯开后，将胸骨的边缘用软化的骨蜡密封，并用电刀烧灼封闭骨膜血管。然后将胸骨牵开器置入，以减轻牵开两边胸骨对骨骼边缘的压力。

胸骨牵开器拉开胸骨后，在前纵隔中线分离附着组织中的脂肪。将胸腺残余组织（成年人中主要是脂肪）以同样方法分离，并烧灼沿路断开的小血管以止血。但是，通常有一些较大的血管穿过其中。处理时可以将这些血管的每一侧夹紧，从中间分开，然后结扎双侧内的组织，以确保止血。识别左无名静脉和胸腺静脉，胸腺静脉一般埋藏在组织中，它通常很大，应被分离并切除，以确保

在进行体外循环之前没有出血。在此过程中，给予适当剂量的肝素，准备心脏插管以建立体外循环。然后将心包沿垂直线的 2/3 向可见心包的左侧打开。这使得右侧的心包更容易悬挂在胸骨牵开器下方，从而使心包腔中的心脏抬高，并使左心房更容易向主刀医生侧暴露。然后将肺动脉和主动脉之间相连的组织钝性分离，以便使用主动脉阻断钳夹。

然后，使用编织的聚酯缝合线（涤纶编结线），在主动脉弓的起点处缝合、制作两个同心主动脉荷包。然后将体外循环主管夹紧并在适当的位置分开，以使该管平顺地放置在切开胸骨的任一侧。将主动脉插管插入荷包线缝线中心的主动脉中，然后用套管法将其缩紧以将插管固定。然后将缩紧的套管用大号轧带固定在体外循环主管道（主动脉插管）上，以防止在手术过程中主动脉套管向外移动。然后用结实的手术缝线将其进一步缝合、固定到伤口边缘，以将主动脉管固定在柔和的曲线上。

接下来进行上下腔静脉插管。在右心耳周围以及下腔静脉与右心房连接处各缝合一个荷包作为上下腔静脉插管位置。静脉插管的大小与患者的体表面积相关。在上腔静脉插管时，在右心耳底部放置血管钳弯钳以辅助插管。然后第一助手将其扶稳，并剪去右心耳尖端。取下血管钳后，静脉管会滑入右心房。将固定缝线向患者脚侧方向轻拉，这样可以使静脉管轻松进入上腔静脉。上腔静脉管尖端应靠近无名静脉与上腔静脉的交汇处。然后用套管固定，并用较粗的轧带将其绑在管道上。对于下腔静脉插管，用尖刀片切入荷包缝线中心的心房壁，然后用罗伯特钳的尖端轻轻扩张，以使插管容易通过并进入心房。将手指放在孔上，直到准备好插入管道为止（以减少心房血液漏出）。一旦

插管进入心房内,第一助手会轻轻将荷包缝线向患者头侧方向缩紧,然后由于上段张力使腔静脉瓣相对于心房壁水平位置,导管可以轻松进入下腔静脉。有一点非常值得注意,如果由于静脉瓣阻隔导致管道进入下腔静脉过程中遇到阻力,则不要使用蛮力推送管道,否则会导致下腔静脉与心房连接的后外侧壁撕裂。下腔静脉管同样通过粗轧带固定(图4.1)。

将管道连接到循环回路后,即可开始进行体外循环。然后通过右上肺静脉或左心尖放置左心室引流管。根尖入路方法可使手术操作区域的心室无血(引流顺畅以保证手术视野完好)。然后在升主动脉中做一个荷包缝合,以插入心脏停搏灌注液插针,并同样使用套管将其固定在适当的位置。然后开始全身系统降温,通常将目标全身温度设定在 32℃左右。

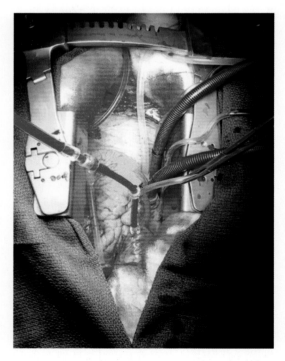

图4.1　在二尖瓣手术操作前,体外循环管道的准备效果。

用主动脉阻断钳阻断主动脉血流时,应提前将体外循环管路泵压降低,以最大程度减少对主动脉造成损伤的可能。阻断后进行1L的顺行冷血停搏液灌注。往心包腔内添加4℃冷生理盐水,使心脏浸泡在其中。应用该技术时,由于放置了左心室引流管做左心室引流,心脏将迅速停搏并且不存在左心室过度充盈的情况。一旦心脏停搏后,上下腔静脉引流都会被调用起来,这时候再用扎带将其位置固定,因为在心脏停搏后做管道固定更易于操作,而且不会有损伤肺动脉上方及下腔静脉背侧的风险。

二尖瓣的暴露

标准的左心房切口

标准的左心房切口需要通过切开房室间沟(桑德迦间沟)到达房间隔(图4.2)。

通过牵拉腔静脉,腔静脉牵张力会增加,使心脏在心包腔内的位置向前方靠近一些,同时使房室间沟(桑德迦间沟)右上肺静脉上缘产生一些张力。当心房向上回缩时会出现一条张力线,这样可以更轻松地找到准确位置,并分离左右心房。如果在此处开始做切口,在房室间沟位置可轻松切开。所有这些小技巧均可改善进入左心房内部的通道(图4.3)。

完成定位后,将房室间沟轻拉至卵圆窝水平,并切开左心房。切口向上延伸至上腔静脉下方与左心房顶交界处,向下延伸至与右心房交界处,注意不要损伤下肺静脉(图4.4)。还应注意不要打开右心房,因为右心房接近下腔静脉起点时,它可能靠近左心房。

另一条引流管置入左心房,并用两条穿过左心房边缘及壁层心包的聚丙烯缝线将其固定在适当位置,需要特别注意的是,不要将心包过度牵拉,以免损伤膈神经。然后

a

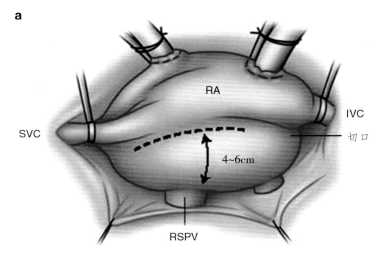

b

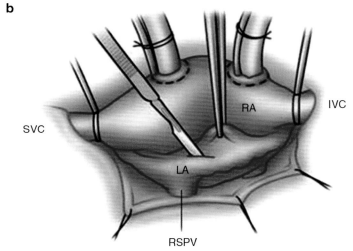

图 4.2　二尖瓣手术标准左心房切口示意图。(a)在房室间沟(桑德迦间沟) 正下方的切口;(b)切口向上延伸至上腔静脉下方与左房顶交界处,向下延伸至与右心房交界处。RA,右心房;SVC,上腔静脉;IVC,下腔静脉;RSPV,右上肺静脉;LA,左心房。

可将自固定式牵开器叶片置入左心房,以便更好地观察二尖瓣(图 4.5)。

另外,在任何二尖瓣修复之前缝合瓣膜成形线并悬吊,可使瓣叶更靠近主刀医生。通过这些简单的小技巧,几乎所有的二尖瓣手术均可获得满意的手术术野(图 4.6)。

通常用单层连续的 3-0 prolene 缝线缝合左心房切口,从切口的任一端开始并在中间打结。

在某些患者中,如在之前的二尖瓣手术后粘连紧密的患者或左心房小的患者,标准的左心房切开术可能导致二尖瓣的暴露受限。在这些患者中,需要考虑暴露二尖瓣的其他入路,包括垂直的经房间隔双房切口、左房顶上部切口或水平的隔室双房切口。对于某些外科医生而言,这些方法可能是暴露二尖瓣的首选方法。

垂直经房间隔双房切口

在右心房游离壁从右心耳至左心房顶做一个斜切口(图 4.7a)。然后第二个切口穿过卵圆窝,在界嵴的内侧,从欧氏瓣到上腔静脉口的边缘(图 4.7b)。尽管该切口可以很好地暴露二尖瓣和三尖瓣(图 4.7c),但可能

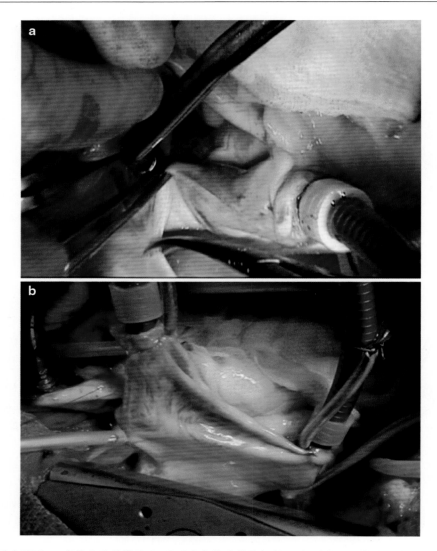

图 4.3　手术图示(a)牵拉上腔静脉及(b)通过牵拉使腔静脉绷紧,以提升右上肺静脉上缘张力线的张力。

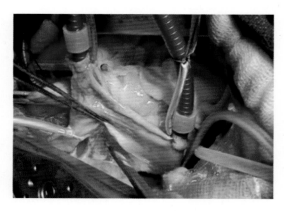

图 4.4　手术图示房室间沟的暴露及左心房切口。

需要花费较多时间缝闭切口。另外,在该切口下窦房结动脉存在被损伤的风险。

左心房顶上部切口法(在右心房)

在右心房游离壁自上腔静脉到右心耳做一个连续切口(图 4.8a)。它延续穿过心内房间隔与左心房顶,自此处开始,到主动脉根部后面,大概在左冠窦与无冠窦连接处附近(图 4.8a)。虽然这个切口入路能够获得很好的二尖瓣术野暴露(图 4.8a),但是左心房顶是左心房最脆弱的部位,当缝闭该切口时

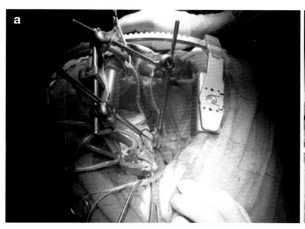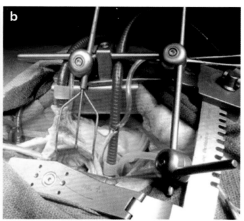

图 4.5　手术图示(a)手术台上方和(b)手术台右侧的自固定二尖瓣牵开器叶片。

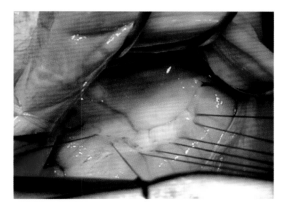

图 4.6　手术图示置入自固定牵开器叶片,缝合并悬吊瓣环成形术线后的二尖瓣术野。

此部位容易撕裂。另外,窦房结动脉、左冠状动脉主干、主动脉无冠窦及上腔静脉都很接近切口位置,因此也存在被损伤的风险。

水平经房间隔双房切口

自右上下肺静脉之间位置在右心房游离壁做一水平切口(图 4.9a)。在房间隔延续切口并穿过卵圆窝到达左心房游离壁附近(图 4.9b)。同样,虽然该切口能够很好地暴露二尖瓣和三尖瓣(图 4.9c),但缝闭切口可能比较困难。

右心房游离壁切口法暴露三尖瓣

自右心耳下至下腔静脉插管之上的右心房游离壁做一延续切口(图 4.10a)。将自固定牵开器叶片置入右心房后,可使三尖瓣获得很好的术野暴露(图 4.10b)。右心房游离壁的缝合法通常采用 4-0 prolene 线,做单层或双侧连续缝合(图 4.11)。

微创二尖瓣及三尖瓣手术方法简介

在使用双腔气管插管进行全身麻醉并放置外部除颤垫后,患者取仰卧位,并用一个内置压力袋将右胸稍抬高(30°)(图 4.12)。在右侧腹股沟皱褶区上做一个约 3cm 的切口,分离并暴露股动静脉,在穿刺点中心用 5-0 prolene 线在插管位置做荷包缝合,使用导丝引导的股动静脉穿刺置管技术进行插管,穿刺完成后缩紧固定(图 4.13)。股动脉插管位于股总动脉内,而三段式静脉插管则在 TOE 引导下放置于下腔静脉、右心房和上腔静脉中。

通过右颈内静脉经皮插入第二个静脉

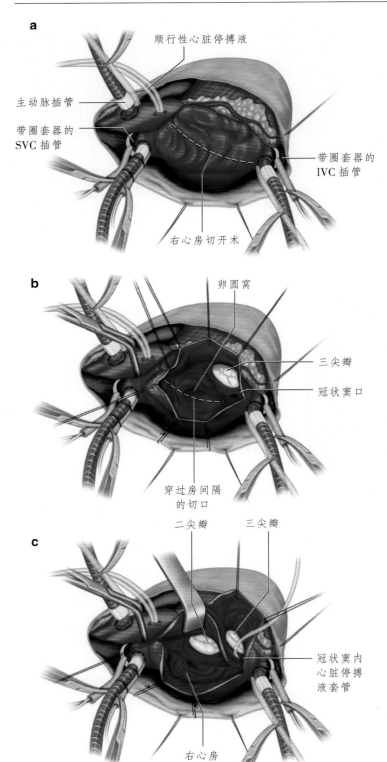

a

顺行性心脏停搏液

主动脉插管

带圈套器的
SVC 插管

带圈套器的
IVC 插管

右心房切开术

b

卵圆窝

三尖瓣

冠状窦口

穿过房间隔
的切口

c

二尖瓣   三尖瓣

冠状窦内
心脏停搏
液套管

右心房

图 4.7　手术图示垂直经房间隔双房切口的二尖瓣手术入路。(a)在右心房游离壁从右心耳至左房顶做一个斜切口；(b)穿过卵圆窝的房间隔切口位置；(c)使二尖瓣和三尖瓣获得很好的术野暴露。SVC，上腔静脉；IVC，下腔静脉。

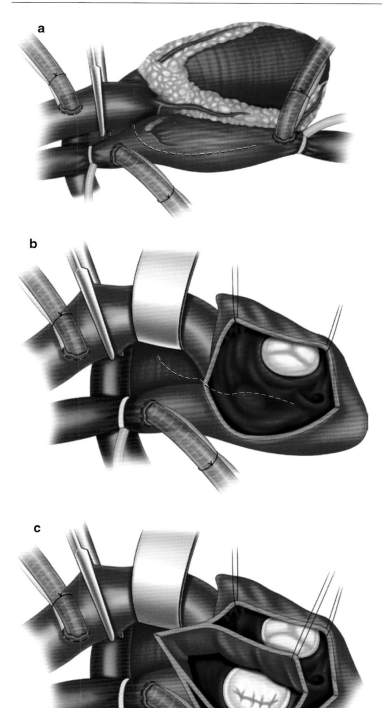

图 4.8 左房顶上部切口法暴露二尖瓣。(a) 右心房游离壁自上腔静脉到右心耳做一个连续切口; (b) 切口延续穿过心内房间隔和左房顶, 经过主动脉根部后面; (c) 该切口可使二尖瓣和三尖瓣获得很好的术野暴露。由于左房顶是左房最脆弱的部位, 因此必须谨慎操作, 过度牵拉可能导致主动脉根部撕裂, 延伸到相对难以接近的心脏部位, 修补会非常困难。

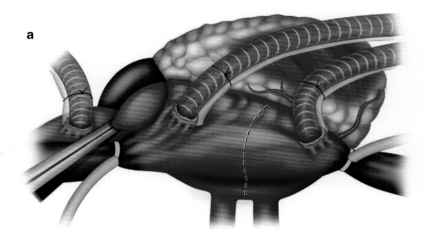

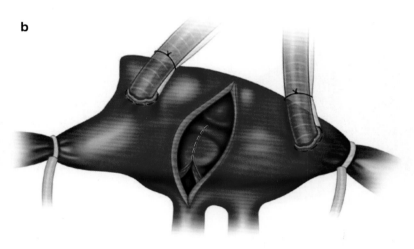

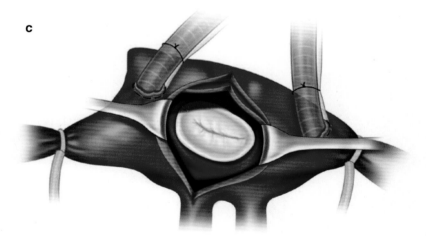

图 4.9 水平经房间隔双房切口法暴露二尖瓣。(a)自右上下肺静脉之间位置在右心房游离壁做一水平切口;(b)在房间隔延续切口,并穿过卵圆窝到达左心房游离壁附近;(c)该切口可使二尖瓣和三尖瓣获得很好的术野暴露。

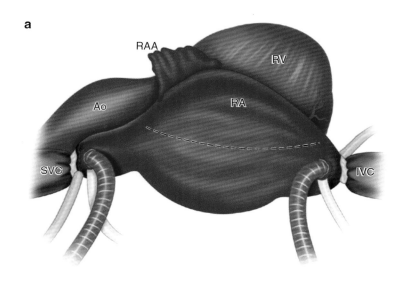

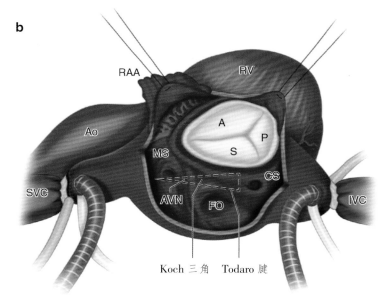

图 4.10　右心房游离壁切口法暴露三尖瓣。(a)自右心耳下至下腔静脉插管之上的右心房游离壁做一连续切口；(b)三尖瓣可获得很好的术野暴露。SVC，上腔静脉；Ao，主动脉；RAA，右心耳；RA，右心房；RV，右心室；IVC，下腔静脉；MS，隔膜；AVN，房室结；FO，卵圆窝；CS，冠脉窦；A，三尖瓣前瓣；P，三尖瓣后瓣；S，三尖瓣隔瓣。

插管可获得额外的静脉引流，特别是在需要同时进行三尖瓣手术或体表面积较大的患者。此类体外循环手术建议使用负压辅助引流，在轻度低温(32~34℃)下进行。

　　文献资料中记载了许多关于微创二尖瓣手术切口的描述，其范围从大小不一的右胸切开术，到使用可直接通向二尖瓣术野区域的乳晕周围切口的完全胸腔镜技术。例子之一是在乳腺下缘的第四肋间隙右前外侧做一 5~7cm 的切口，然后置入软组织牵开器作为主操作口。然后在腋中线右边的第四肋间隙做一 10mm 的切口作为胸腔镜孔，以插入 30°胸腔镜摄像头，并在腋前线的第六肋间隙做一小切口，以插入负压吸引管。开始体外循环辅助后，在右膈神经前面的心包内做一倒 C 形切口，并根据需要通过牵拉收缩心包和膈肌的缝合线暴露心脏。另外，在腋前线的右边第二或第三肋间隙做一 3mm 的

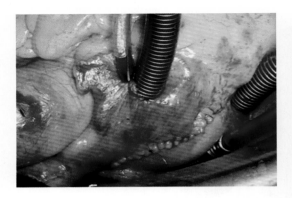

图 4.11　右心房游离壁的缝合法通常采用 4-0 pro-lene 线连续缝合。

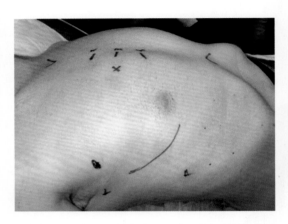

图 4.12　在微创二尖瓣手术之前患者的体位、皮肤切口及前胸壁和外侧胸壁上标记的操作孔切口的位置,使用充气的压力袋将患者的右胸抬高 30°。

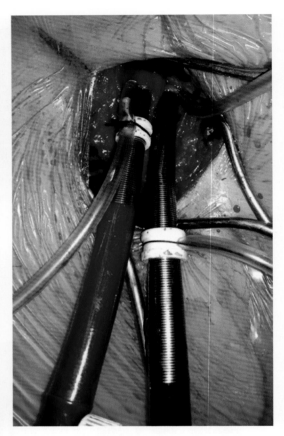

图 4.13　右侧股动静脉插管。

穿刺切口,通过该切口插入 Chitwood 主动脉阻断钳。主动脉阻断钳夹闭后,顺行性心脏停搏液通过一根长 35cm 的心脏灌注插管进行灌注,该插管插入升主动脉的右外侧(图 4.14)。

　　使用经皮股动脉导管内球囊阻断升主动脉也可作为一种替代的阻断方法,该方法可通过内部导管通道进行顺行性心脏停搏液的灌注。在这种情况下,使用右侧桡动脉压监测可以及时发现有无发生阻断球囊的偏移和无名动脉的阻塞。逆行性心脏停搏液的灌注可通过在食管彩超的引导下放置在冠状静脉窦的经皮颈静脉导管进行。在整个过程中,通过胸腔镜孔以 2L/min 的速度充注二氧化碳。

　　如果患者还合并三尖瓣病变,则可以通过标准的左心房切开术或经右房房间隔入路来进入二尖瓣。然后,使用包括左心房牵开器在内的专用手术器械来执行大多数标准化的二尖瓣手术操作。使用主动脉根部吸引,并在左心房缝闭期间在食管彩超的指导下用生理盐水灌注使左心房扩张以进行排气。

机器人二尖瓣手术

　　机器人二尖瓣手术既可以通过右乳房下 3~4cm 切口在机器人辅助下的辅助孔操作微创手术,也可以通过在第四肋间隙腋前线使用 15mm“操作孔”行完全机器人胸腔镜手术,机器人摄像头于锁骨中线旁与右侧第

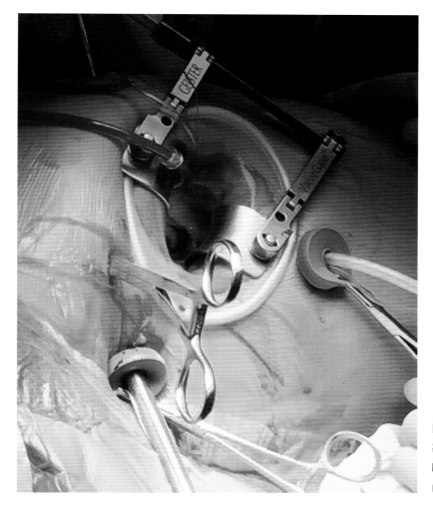

图 4.14　微创二尖瓣手术准备示意图。插入主动脉阻断钳，以及灌注冷血停搏液的顺行性心脏灌注针。

四肋间隙交汇处的胸腔镜孔置入。另外，在股动脉插入导管进行顺行性停搏液灌注的方法，与上述胸腔镜二尖瓣手术的布置相似。打开左心房后，确定左右机械手的位置以提供最佳的二尖瓣暴露术野。通常，左套管针放置在腋前线的第三肋间隙内，右套管针放置在腋前线的第六肋间隙内，以避免任何内部和外部手臂交叉冲突。三维高分辨率胸腔镜穿过微型胸部切口的中间位置，其他器械穿过切口的其余位置。

机器人二尖瓣手术需要许多部件，包括：

• 内镜由两个平行的摄像头组成，通向术者的双眼，在三维微型标准手术器械上提供高达 10 倍的放大倍率，安装在细长的细轴上，可通过多个自由度实现无震颤运转。

• 辅助单元带有铰接臂，可在外科医生的控制台上对内镜和器械进行电子控制。

• 外科医生的控制台包括：

–观看屏幕，可提供真实的三维视觉效果并具有良好的可视化效果。

–双手控制器，可将外科医生的手和手指活动直接转换为器械动作。

–一系列脚踏板，可实现相机对焦、仪器支架的移动和电灼。

（李小辉　陆华　译）

第 **5** 章

二尖瓣和三尖瓣手术技术

关键词

瓣环成形术,瓣环钙化清除和重建,瓣叶折叠术,瓣叶切除术,瓣叶扩大术,缘对缘修复术,交界成形术,瓣膜置换术,Gore-Tex人工腱索,房颤消融术,左心耳切除术

引言

由于二尖瓣的复杂性及其病变的多样性,二尖瓣外科医生必须熟练掌握多种修复技术。导致二尖瓣反流的最常见病变是后瓣叶脱垂,以P2节段脱垂最为常见。有一种错误观点认为,这些瓣膜病变通常比较简单,且可以遵循一个标准的技术策略进行修复。虽然这种观点可能适用于大部分二尖瓣反流患者,但在这些瓣膜中发现次级和三级病变的病例其实并不少见,因此,掌握灵活的修复策略及多样性的修复技术很重要。对于更复杂的病变,如双瓣叶脱垂,尤其是巴洛病,也要求外科医生能够熟练使用多种修复技术以获得最佳的临床效果。风湿性瓣膜病的修复难度较大,尽管对于大多数患者而言人工瓣膜置换术是一个较好的选择,但很多风湿性瓣膜病也可以考虑修复手术。对于年

轻的风湿性瓣膜病患者,尤其是有怀孕意愿的年轻女性患者,如果能够实施瓣膜修复,将是极好的选择。另一类疾病是感染性心内膜炎,这类患者大部分都可以进行瓣膜修复。需要强调的是,在修复之前必须要清除所有感染组织,这也意味着可能需要综合使用各种瓣膜修复技术。

二尖瓣手术技术

瓣环技术

人工瓣环成形术

人工瓣环成形术(图5.1)用于瓣环扩张的患者,并作为大部分二尖瓣修复手术的附加技术用于稳定瓣环和预防远期瓣环扩张。目前市面上有多种人工瓣环,主要根据硬度(软环、半硬质环、硬质环)、形状(平环、“马鞍形”环)和完整性(“C型”环、全环)进行分类。人工瓣环的选择取决于术者喜好,目前尚无充分证据证明孰优孰劣。

人工瓣环用于缩小二尖瓣瓣口面积、稳定瓣环和预防远期瓣环扩张。目前尚无明显证据表明两个纤维三角之间的“主动脉–二尖瓣幕(aorto-mitral curtain)”随着二尖瓣瓣环的扩张而扩张;在慢性心室容量负荷过重

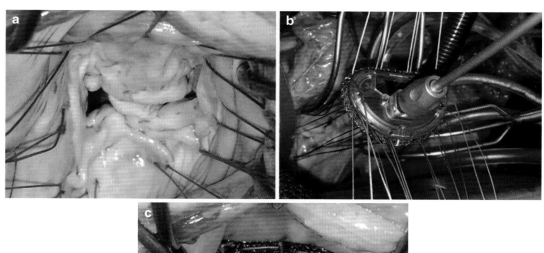

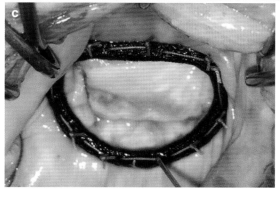

图 5.1　人工瓣环成形术。(a)间断水平褥式放置瓣环成形缝线；(b)瓣环成形缝线穿过人工瓣环；(c)原位打结固定人工瓣环。

的情况下，瓣环扩张发生于左心室游离壁。因此，用"C型"环稳定两个纤维三角之间的后瓣环区域是有效的。而且，使用"C型"环时，两个纤维三角之间的瓣环可以向前正常弯曲，从而保留二尖瓣的自然"马鞍形"状态。还有一个学术争论是，瓣口直径在收缩期和舒张期是明显不同的，软环在心动周期中能够保留部分瓣环的活动，而硬质环在心脏跳动时导致瓣环破裂的可能性更大。

　　沿二尖瓣瓣环水平褥式缝置 2-0 ethibond 线，针距 5mm，距二尖瓣瓣环约 1mm。然后根据整个二尖瓣瓣口面积（即前、后瓣叶的表面积）选择成形环（全环或"C型"环），落瓣环打结后，通过注水试验（使用球形注射器向左心室注射冷生理盐水，达到主动脉根部紧张的程度）评估瓣膜的对合情况。左

心室充分充盈后，用无菌标记笔标记二尖瓣瓣叶的心房面来测量对合缘的高度，并评估瓣膜，确保没有瓣叶受限或脱垂，对合缘高度应>8mm。

瓣环缩减

　　瓣环缩减（图 5.2）是一种用于缺血性二尖瓣反流的术式，根据二尖瓣前叶的高度和两个纤维三角之间的距离确定正常情况下二尖瓣瓣环大小，然后植入小 1~2 号的人工瓣环。习惯上，建议使用硬质环或半硬质环的全环（不建议使用软环或"C型"环），以减小二尖瓣瓣口的前后径（间隔-外侧径），重塑二尖瓣瓣环几何形态，增加对合缘面积。在缺血性二尖瓣反流中，瓣环缩窄是依靠已经受牵拉的前瓣叶与实质上已固定的后瓣

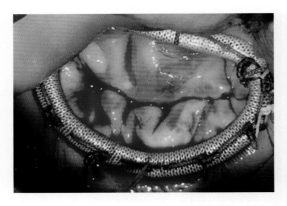

图 5.2　在缺血性二尖瓣反流的患者中行瓣环缩减术。使用 Carpentier-McCarthy-Adams IMR ETlogix 缺血成形环，该瓣环减小二尖瓣瓣环的前后径，并采用"非对称"设计（减少 P2–P3 节段的曲度）。

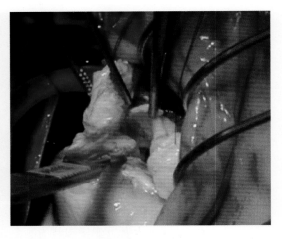

图 5.3　整体切除二尖瓣瓣环钙化灶，用锋利的刀片将钙化灶从房–室组织中分离出来。

叶之间的对合来维持瓣膜功能的。平面型人工瓣环（简称"平环"）被认为是将二尖瓣的交界区域心房化，这使得二尖瓣后叶与乳头肌之间的距离加大，因此潜在地增加了后瓣叶的受牵拉程度。因此，特别设计的缺血性人工二尖瓣瓣环已经应用于临床，该人工瓣环的特点包括：①缩短"间隔–外侧"直径；②"马鞍形"设计，矫正受牵拉的 P2–P3 节段瓣叶。该环能够恢复瓣环的 3D 形态和瓣叶的正常张力，允许根据前外侧–后内侧交界之间的距离和前瓣叶的高度选择实际大小的人工瓣环。沿瓣环水平褥式缝置 2–0 ethibond 线，针距 5mm，距二尖瓣瓣环约 1mm。在 P2–P3 节段，针距减小为 3mm，以减少该部位瓣环的张力。然后，根据前外侧–后内侧交界之间的距离和前瓣的高度选择人工瓣环型号，无须选用较小号的人工瓣环。

瓣环钙化清除

在二尖瓣瓣环广泛钙化的患者中，通常需将钙化灶清除后进行瓣膜重建或人工瓣膜植入，这样人工瓣膜可以服帖地置于柔软的瓣环上（图 5–3）。首先，在后瓣叶根部做切口，将后瓣叶从钙化的瓣环上分离下来。然后，在钙化灶与心房的交界处切开心房内膜。刀片尖端应抵在钙化灶上，并紧贴钙化灶边缘进行剥离。严格控制剥离平面，就有可能切除钙化灶而不破坏房–室交界。建议整体切除钙化灶，尽量避免钙化灶碎裂。由于钙化灶通常包裹于一个纤维囊鞘内，所以整体切除钙化灶是可行的。任何残留的钙化灶可用咬骨钳去除。钙化灶清除后，房–室交界区域经常可见血管周围的脂肪组织。需要强调的是，广泛二尖瓣瓣环钙化清除是一个复杂的技术过程，风险较高，包括房–室分离、回旋支冠状动脉损伤和心室破裂。

瓣环重建

广泛二尖瓣瓣环钙化清除或感染性心内膜炎瓣环清创之后，可能会造成左心房、左心室和二尖瓣瓣环之间的解剖分离，暴露房室沟，因此有必要进行瓣环重建（图 5.4）。通常情况下，可以利用心房和心室组织的纤维边缘进行瓣环重建。瓣环重建术有多种，包括直接瓣环缝合、心房组织活瓣或补片修补。这些技术有助于保留房室沟的完整性，降低房–室分离的风险。

如果只是局限区域的房–室分离，可以

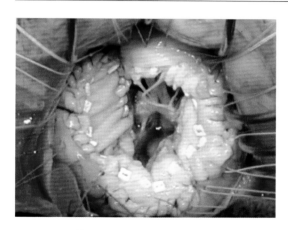

图 5.4　使用心包补片进行二尖瓣瓣环重建。

采用间断带垫片或 "8 字" 不带垫片的方式，缝合心房和心室侧的纤维组织边缘。

另一种方法是心房滑行技术，从房-室交界处游离左心房的纤维缘，形成心房组织活瓣用于瓣环重建，不过，在钙化灶已从瓣环延伸入左心房和左心室的情况下，游离该部分组织进行有效的瓣环重建会比较困难。

然而，如果房室沟缺损范围较大，使用补片修补技术行瓣环重建是最安全的方法。补片修补可以无张力地在脆弱组织上重建一个新的瓣环，并能将钙化灶清除后脆弱的房-室交界区域隔离在高压的左心循环之外，从而降低缝线撕裂和房-室分离的风险。心室侧彻底清创/清除钙化是降低补片破裂风险的重要前提。可选用的补片材料包括新鲜或戊二醛固定的自体心包、牛心包或涤纶补片。补片一定要足够大，小的补片会造成房-室交界处的张力，在心脏收缩时有撕裂的风险。使用 4-0 prolene 线连续缝合，越过缺损区域，将补片缝至缺损区域游离缘外的健康心内膜组织上，薄弱部位可以用间断缝合补针加强。瓣环重建后，可将后瓣叶重新缝合至心包补片上行二尖瓣修复，能否修复取决于剩余的瓣叶组织数量。如果无法修复，则应行人工瓣膜置换。换瓣线按常规方法从心室侧到心房侧缝置，进针点在原瓣环水平，出针点在心房侧正常瓣环位置。使用上述大补片瓣环重建的方法，换瓣线将能够安全地固定人工瓣膜。

瓣叶技术

瓣叶折叠术

瓣叶折叠术（图 5.5）仅适用于局限的瓣膜脱垂，用 5-0 prolene 线间断缝合，折叠反转冗余脱垂的瓣叶。该技术的效果类似于 "三角形" 瓣叶切除，但实际上并没有切除瓣叶组织。对于黏液变性、冗余组织过多的患者，不应使用该技术，因为折叠的瓣叶会堆积，此种情况下建议使用 "三角形" 瓣叶切除术。

瓣叶切除术

前、后瓣叶均可行瓣叶切除术，但因瓣叶形态不同，切除策略也不同。后瓣叶切除术包括 "三角形" 切除、"矩形" 切除（使用或不使用 "滑行" 技术）、靶向 "楔形" 切除，或者将后瓣叶从瓣环上分离下来，并在两个瓣叶交界之间的后瓣叶基部切除不同数量的瓣叶组织。术式的选择取决于后瓣叶的组织数量和各节段瓣叶的高度，最终目的是形成一个所有节段瓣叶高度相等的（<1.5cm）、

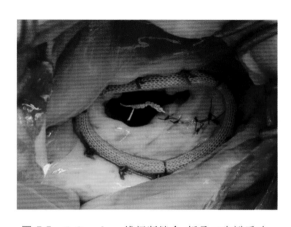

图 5.5　5-0 prolene 线间断缝合，折叠二尖瓣后叶。

对称的后瓣叶。对于前瓣叶,仅在部分情况下实施小的"三角形"切除,且沿起自前瓣环中心的放射轴线做切口。前瓣叶不建议行"矩形"切除。然而,前瓣叶切除术并不可靠,有反流早期复发的报道,而且在临床实践中,通常只适用于膨隆部分的前瓣叶组织足够大并且腱索长度合适的患者。

"三角形"切除术

"三角形"切除术(图 5.6)是小范围瓣叶切除术的代表。Dwight McGoon 首先报道该技术,其技术原型是将后瓣叶的冗余部分进

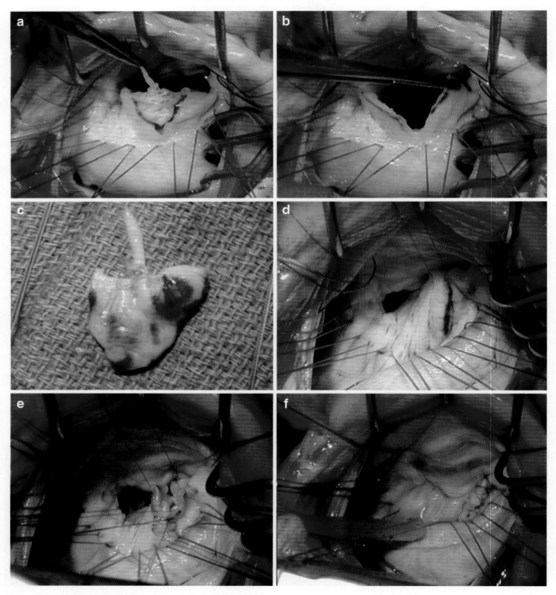

图 5.6 后瓣叶的"三角形"切除术。(a)二尖瓣节段分析显示后瓣叶 P2 节段因腱索断裂导致脱垂;(b)"三角形"切除 P2 节段的脱垂瓣叶;(c)切下的 P2 节段脱垂瓣叶;(d)将 P2 节段剩余的瓣叶组织对合;(e)用 5–0 prolene 线连续锁边缝合的方法进行双层、无张力缝合,缝合 P2 节段剩余瓣叶组织;(f)静态注水试验证明瓣叶对合良好。

行"叠瓦状"折叠(具体细节见前述),在此基础上演化改良为"三角形"切除术。与"四边形"切除术相比,它能够更好地保留二尖瓣的整体几何形态和生理功能,并能维持更大的二尖瓣瓣口面积和对合面积。"三角形"切除术的第一步是在脱垂区域两侧正常腱索附着处的瓣叶边缘各缝一针 5-0 prolene 线作为牵引线。轻轻提拉牵引线,显露拟切除的脱垂瓣叶边界。"三角形"切除术的范围取决于脱垂的程度、剩余瓣叶组织的数量和质量,以确保剩余瓣叶能够无张力地重新缝合在一起。切除操作使用 11# 刀片,"三角形"的底边是脱垂节段的游离缘,顶点朝向瓣环,但不到达瓣环。在后瓣叶,对于那些不对称或过高的脱垂瓣叶节段,可以在其基底部进行额外的"楔形"切除,目的是形成一个形状对称、高度<1.5cm 的后瓣叶。在拟切除瓣叶节段的两侧各预留约 5mm 的脱垂瓣叶,有助于进行无张力缝合。根据切除部分两侧剩余自体腱索的位置及瓣叶切除的范围,可能需要在重建区域的游离缘植入 Gore-Tex 人工腱索以对修复区域进行额外的力量支撑,尤其是在那些缺乏足够腱索支持的病例。将后瓣叶的剩余瓣叶缝合在一起,缝合方式为:使用 5-0 prolene 线连续锁边缝合方法,进行双层、无张力缝合;缝合从瓣叶游离缘开始,止于并在靠近瓣环处打结;也可以单层缝合或间断缝合。如果切除节段的任何一侧有较深的瓣叶切迹,那么过多的切除将会导致这些瓣叶切迹开放,从而出现反流。因此,需要强调的是,不要过多地切除瓣叶组织,而且在缝合时也要时刻注意避免缝合过多。当使用人工瓣环减小瓣口面积时,这些"潜在的缝隙"也许能够消失。然而,如果在后瓣叶出现经过这些瓣叶切迹的残余反流时,可以考虑部分缝闭这些切迹。这将会使整个后瓣叶重新恢复均衡的负荷及能量

分布。为保留后瓣叶正常的功能,这些切迹仅缝闭一半或 2/3 的高度。用倒置缝合的方法,线结位于瓣叶心室面。在大多数患者中,多数瓣叶切迹是不需要缝闭的,尤其是比较浅的切迹,因为它们对于维持二尖瓣瓣叶的正常生理活动是必要的。

前瓣叶小的"三角形"切除术在巴洛病的瓣膜手术中可能有用,因为巴洛病的腱索附着处之间有大量冗余的瓣叶组织。前瓣叶较大的"三角形"切除术则很少使用,因为效果不确定,容易早期复发反流。

"矩形"切除术(使用或不使用"滑行"技术)

"矩形"切除术(图 5.7 和图 5.8)是一种仅用于后瓣叶的成形术。首先,在脱垂区域两侧正常腱索附着处的瓣叶边缘各缝一针 5-0 prolene 线作为牵引线。脱垂节段瓣叶"矩形"切除术的定义是根据前瓣环的中点到后瓣环的假想线。因此,被切除节段在瓣叶对合缘的宽度要略小于其瓣环缘的宽度。"矩形"切除术之后,需要认真考虑如何将剩余瓣叶无张力地缝合在一起。究竟是选择"瓣环水平压缩折叠"技术还是选择"滑行"技术,要根据"矩形"切除术之后遗留的空隙大小来决定。用 2-0 ethibond 线水平褥式缝合压缩折叠瓣环,消除后瓣环的间隙,使剩余瓣叶能够无张力地缝合在一起。需要强调的是,过度的瓣环折叠会有回旋支冠状动脉扭曲的风险。

如果切除范围超过 1.5cm,那么最好使用"滑行"技术。"滑行"技术的要点为:①将剩余的瓣叶沿后瓣环向两侧各切开约 2cm;②沿后瓣环的瓣叶切除缘,使用 2-0 ethibond 线水平褥式缝合;③将这些缝线依次打结,目的是折叠压缩瓣环,减少缝合瓣叶时的张力;④用 4-0 prolene 线将瓣叶边缘重新

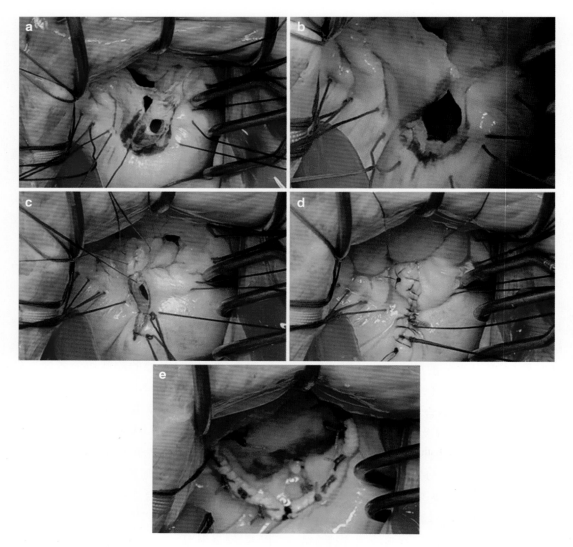

图 5.7　不使用"滑行"技术的"矩形"切除术。(a)用无菌标记笔在 P2 瓣叶上标记拟切除的矩形节段;(b)"矩形"切除后后瓣叶残留的间隙;(c)用 2-0 ethibond 线水平褥式折叠压缩瓣环,以消除后瓣环的间隙;(d)用 5-0 prolene 线缝合残余的后瓣叶组织边缘;(e)植入人工成形瓣环。

缝合起来,然后将缝线穿过新瓣环的几何学矫正点;⑤沿后瓣环边缘,将切下的瓣叶重新缝回新的瓣环上;⑥另用缝线分别从瓣环外侧边缘开始向中间缝合,至几何学矫正点,然后打结。后瓣叶边缘也可以使用间断、倒置缝合方法。

瓣叶高度降低术

　　瓣叶高度降低术（图 5.9）可以单独使用,也可以结合瓣叶切除术和人工腱索植入术使用。沿二尖瓣瓣环水平褥式缝置瓣环成形线（2-0 ethibond 线）,并在前、后瓣叶上缝置牵引线（5-0 prolene 线）。轻拉后瓣叶牵引线和瓣环成形线,展平瓣叶,分别评估 P1、P2 和 P3 节段的高度,确定后瓣叶是否存在冗余瓣叶组织,后者将增加二尖瓣收缩期前向运动（SAM 征）的风险。用 11# 刀片,在后瓣叶的中点、邻近瓣环的位置做水平切口,并

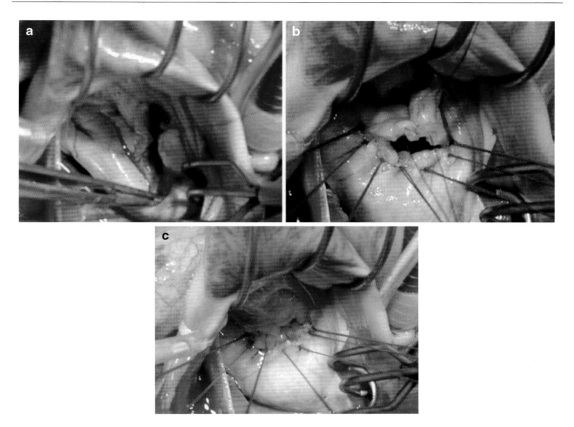

图 5.8　使用"滑行"技术的后瓣叶"矩形"切除术。(a)"矩形"切除术后瓣叶 P2 节段,并将 P1 和 P3 节段瓣叶从后瓣环上分离;(b)2-0 ethibond 线水平褥式折叠压缩瓣环;(c)用 4-0 prolene 线将分离的后瓣叶重新缝合至新瓣环。

平行于瓣环切开后瓣叶,切口在到达两个瓣叶交界处之前停止,从而将后瓣叶从瓣环上分离。次级和三级腱索视情况保留。切除瓣叶组织的数量取决于瓣叶冗余程度及瓣叶各节段的高度。一般而言,前、后瓣叶高度的比值大约在 2:1 比较理想。通常情况下,后瓣叶各节段的不对称性需要不对称切除技术,目的是使剩余的后瓣叶对称。如果后瓣叶的不对称节段与前瓣叶的不对称节段相匹配,在这种情况下,建议修复时按照前、后瓣叶高度 2:1 的比例进行。单纯进行后瓣叶"分离-再缝合"可降低后瓣叶高度 3~6mm,这取决于缝线缝合的深浅和位置。后瓣叶与瓣环用 4-0 prolene 线重新缝合。如果需要,还可

以植入人工腱索。

瓣叶高度降低还可以在最高节段瓣叶的根部做附加瓣叶组织切除。在拟降低高度的瓣叶节段的根部,楔形切除部分瓣叶组织,可进一步降低该节段瓣叶高度。然后,将剩余的瓣叶重新缝回瓣环上。后瓣叶高度降低及人工腱索植入后,应重新评估前、后瓣叶是否有残留、脱垂及其程度。上述的这两种技术均可使前、后瓣叶的对合缘移向后瓣环方向,从而降低 SAM 征和左室流出道梗阻的风险。

"缘对缘"修复术(Alferi)

"缘对缘"修复术(图 5.10)是修复二尖瓣的功能性而非解剖性修复,是在脱垂最明

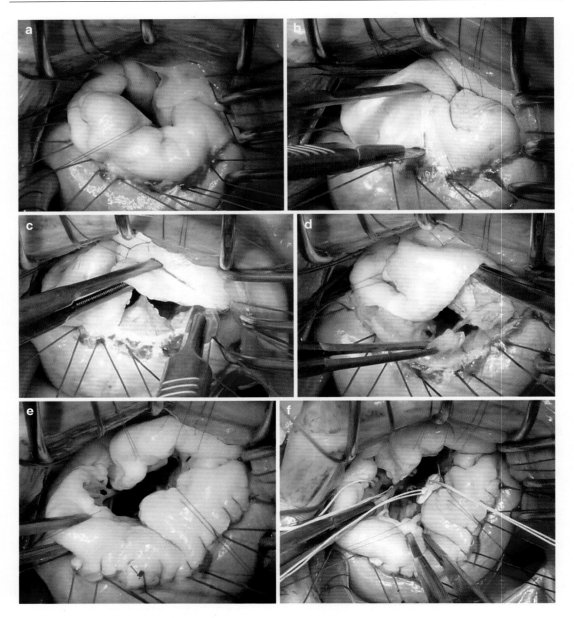

图 5.9　瓣叶高度降低术用于双瓣叶脱垂修复手术。(a)二尖瓣节段分析显示双瓣叶脱垂和瓣叶组织冗余；(b)在后瓣叶靠近瓣环附着处的中点做切口；(c)沿瓣环向左、右两侧延伸切口，切口在将要到达前外侧交界和后内侧交界前停止；(d)切除后瓣叶的基部瓣叶，降低后瓣叶高度；(e)用 4-0 prolene 线将后瓣叶与瓣环重新缝合；(f)在前外侧乳头肌和后内侧乳头肌植入 Gore-Tex 人工腱索。

显部分的中点将前、后瓣叶相对应的对合缘缝合在一起。该术式最常用于双瓣叶脱垂、严重二尖瓣瓣环钙化，或者作为修复失败后的挽救性技术。对于最佳缝合位置的确定，关键性步骤是确定反流束的起源部位，然后

在该部位将前、后瓣叶缝合在一起。"缘对缘"修复术的结果是产生"双孔"二尖瓣，这两个"孔"经常是不对称的。两个"孔"的面积之和要≥2.5cm²，以免术后形成二尖瓣狭窄。瓣膜是否狭窄可用 Hegar 探条检查，对合情

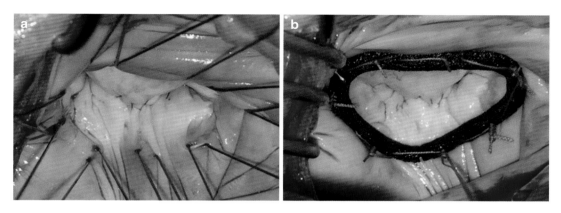

图 5.10　二尖瓣的"缘对缘"修复术。用(a)双层 4-0 prolene 缝线将 A2 和 P2 瓣叶缝合在一起,形成"双孔"二尖瓣,然后(b)植入人工瓣环。

况可用静态注水试验检查。该术式简单、可行,可明显缩短心肌缺血时间和体外循环时间。不过,该术式的名称可能容易引起误导,

因为缝线不是放置在瓣叶的边缘,而是距离边缘 5~6mm。应尽量双层缝合以确保安全。"缘对缘"修复术时人工瓣环的最小直径应

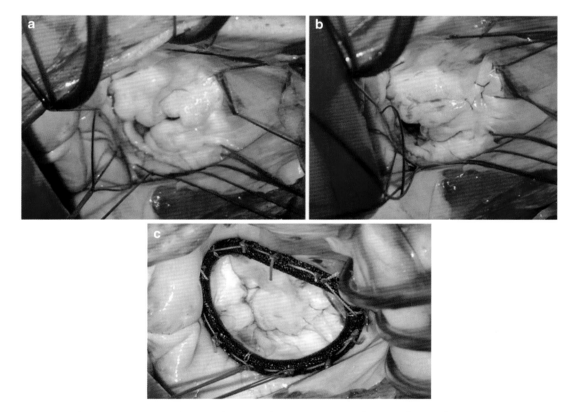

图 5.11　手术照片显示(a)二尖瓣节段分析,后内侧交界的孤立性脱垂;(b)使用两条 5-0 prolene 线在脱垂的交界部位的瓣叶边缘进行"叠瓦状"缝合;(c)植入人工瓣环。

不小于 30mm，以降低术后出现二尖瓣狭窄的风险。

交界闭合术

这种技术也称为交界区"缘对缘"修复术或改良"魔术"缝合，是一种简单的功能性（非解剖性）修复方法，用于处理局限的交界脱垂，尤其用于那些瓣口面积较大的患者。在脱垂部位处，距游离缘 5mm 处进行"叠瓦状"缝合（图 5.11）。可能需要多次缝合。当采用这种式时，需要强调的是要考虑剩余瓣叶的有效瓣膜面积，避免造成二尖瓣狭窄。

交界成形术

在临床上，A3 和 P3 脱垂并不少见，虽然可用前述的"缘对缘"修复术处理，但很多情况下可以进行更彻底的解剖重建。交界脱垂的基础病变通常是瓣下乳头肌异常，常为"多短头状"乳头状肌及短腱索，无正常扇形腱索。在出现临床症状时，可能会有腱索断裂，但通常情况下是腱索被过度拉伸，无法正常支撑瓣叶，以及瓣叶组织明显冗余。交界成形术（图 5.12）的要点为：①"矩形"切除脱垂瓣叶；②沿瓣环向两侧游离瓣叶根部；③用 2-0 ethibond 线沿瓣环缘水平褥式缝合，折叠压缩瓣环间隙；④将切开的瓣叶重新缝合，并重新缝回至瓣环（此处的一个改良方法是将后瓣叶向前推，置于前瓣叶的后方）；⑤重建的交界区域的边缘可能需要人工腱索进行支撑；⑥按常规方法植入人工瓣环。

交界切开术

交界切开术是一种处理交界融合的术式，主要用于风湿性二尖瓣病变的患者。切开交界区的融合瓣叶，直至距离瓣环 2~3mm，以确保交界区的瓣叶开合最优化。交

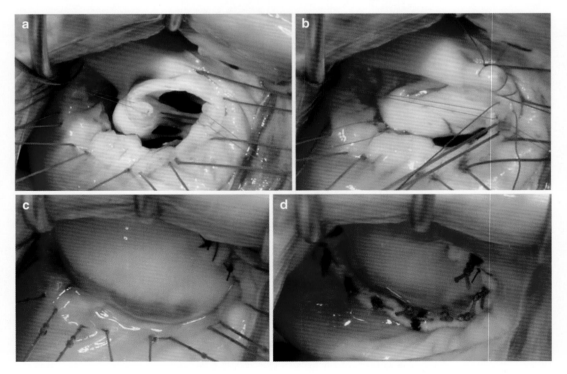

图 5.12　手术照片显示（a）二尖瓣节段分析，显示后内侧交界的孤立性脱垂；（b）小的"矩形"切除脱垂瓣叶组织，然后将剩余瓣叶重新缝回瓣环；（c）注水试验证实二尖瓣闭合良好；（d）植入人工瓣环。

界切开术通常与其他术式结合使用,包括将纤维化增厚的瓣叶削薄,将交界区瓣下腱索和乳头肌劈开。在一些病例中,还需要将增厚、挛缩的次级或初级腱索松解,以赋予瓣叶更大的活动度。部分病例还可能需要植入人工腱索以支撑瓣叶。

瓣叶扩大术

在继发于风湿性或缺血性二尖瓣病变的瓣叶发育不良或瓣叶回缩的患者中,使用瓣叶扩大术可改善瓣叶的活动度和柔韧性,从而提供足够的瓣叶组织,以获得足够的瓣缘对合高度和瓣口面积。后瓣叶扩大的指征是,瓣叶受到严重牵拉导致后瓣叶的垂直高度<10mm。前瓣叶扩大的指征是,瓣叶的垂直高度或者瓣叶面积<26mm 的瓣环尺寸。扩大瓣叶的材料可选用戊二醛固定的自体心包片或牛心包补片。尽管这两种材料都

有远期钙化的风险,但其发生钙化的时间明显迟于未经处理的自体心包。目前还有其他一些材料可供使用,但均缺乏远期随访数据。

通常建议用于后瓣叶扩大的补片形状为卵圆形,但梯形补片会更好,否则后瓣叶两侧翼的扩大将会受限。补片长度应接近后瓣叶全长(即从一个交界附近至另一个交界附近),以使整个受限的瓣叶获得足够的活动度。自体心包片制备方法:裁剪自体心包片,去除表面的脂肪组织,室温下将其浸于0.6%的戊二醛中 5~10min,然后用生理盐水漂洗3 次,每次 5min。戊二醛处理过的心包片硬度增加,便于操作,但延长戊二醛处理时间会增加心包片纤维化或过度钙化的风险。

在距瓣环 2mm 处做切口,平行于瓣环将后瓣叶从瓣环上分离,游离范围从一侧交界到另一侧交界,保留腱索附着的瓣叶游离

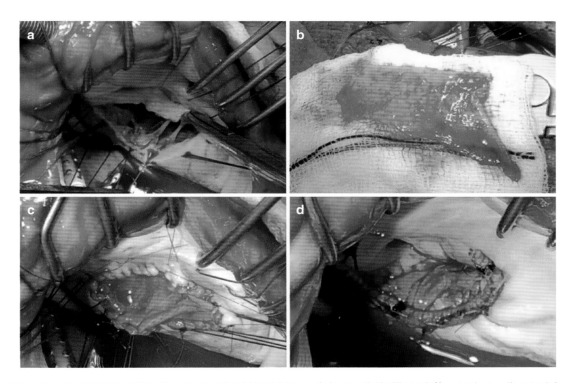

图 5.13　手术照片显示瓣叶扩大术。(a)将后瓣叶从瓣环上分离;(b)裁剪"梯形"自体心包片;(c)将心包片与后瓣环和瓣叶缝合在一起;(d)修复后的二尖瓣,二尖瓣后瓣的心房面可见心包片。

缘(图 5.13a)。这样可使术者更方便地接近左心室腔和瓣下装置,进行任何附加的腱索或乳头肌松解操作,从而进一步改善瓣叶的活动性和增加对合缘的高度。然后,将补片裁剪成合适大小的"梯形"形状。新建的后瓣叶高度为 15~20mm(补片两侧要额外各预留 5mm 的边缘用于缝合),这将与前瓣叶形成良好的对合深度(图 5.13b)。

　　用 4-0 prolene 线缝合补片,建议使用连续锁边缝合的方法,以减少补片"荷包样缩紧"的风险(图 5.13c)。为减少血栓风险,补片的光滑面应放在心房侧。瓣叶补片扩大的优点是:①能够增加瓣叶对合缘深度;②允许植入较大的人工瓣环,从而降低二尖瓣狭窄的风险。补片扩大的实质是将受牵拉回缩的自体后瓣叶推入对合缘区,因此修补术后在二尖瓣的心房面可看到心包补片(图 5.13d)。瓣叶扩大后,任何残留的前或后瓣叶脱垂可使用人工腱索进行矫治。

瓣叶重建术

　　在感染性心内膜炎瓣叶穿孔患者中,可以使用瓣叶重建术(图 5.14)进行修复。在穿孔区域瓣叶的腱索附着处缝置牵引线(5-0 prolene 线)。轻拉牵引线,可以更容易地显露和处理瓣叶。穿孔区域周围的赘生物和任何可疑感染组织,均应予以切除并送检做微生物学分析。在此阶段,需要仔细评估周围组织的破坏程度以明确是否有足够健康、完整的瓣叶组织,以及瓣下装置是否可用于二尖瓣修复。瓣体缺损的修补通常使用新鲜的自体心包,尽管也可使用戊二醛固定的自体心包或牛心包补片。牛心包补片比较僵硬,在无法获得自体心包的情况下(如再次手术的患者)可以选用。牛心包补片和戊二醛固定的自体心包补片具有容易操作的优点,可用于较复杂的瓣叶重建。使用 5-0 prolene 线连续锁边缝合补片,以避免补片"荷包样缩紧"。另外,补片要大于缺损,以确保瓣叶无张力,否则会限制瓣叶活动。在某些患者中,还需要额外植入人工腱索以支撑瓣叶游离缘。

腱索技术

腱索置换术

　　腱索置换术(图 5.15 和图 5.16)是指植入人工腱索,最常用的是 Gore-Tex 聚四氟乙烯(PTFE)缝线(W.L. Gore & Associates, Flagstaff, AZ, USA)。该术式最初用于腱索冗长或断裂所导致的瓣叶脱垂。其主要优点在于保留了瓣叶的表面积、解剖学形态和活动度,因此能够最大限度地保留二尖瓣的瓣口面积。牵引线(5-0 prolene 线)的缝置位置:脱垂区域的两侧正常腱索附着处附近,以及

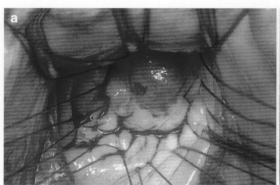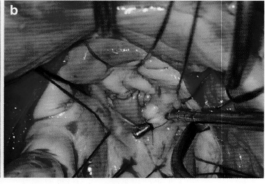

图 5.14　二尖瓣瓣叶重建术。(a)前瓣 A2 节段上的感染灶;(b)切除感染组织,使用自体心包重建瓣叶。

沿脱垂节段的前缘。轻轻牵拉这些牵引线，可以清楚地显露脱垂瓣叶的游离缘，有助于明确脱垂节段的边界、评估所需要的人工腱索的数量和人工腱索植入的位置。接下来要显露乳头肌，可借助牵开器叶片、瓣叶牵开器，或者大的机械瓣测瓣器（图 5.15a）、Yankauer 吸引器头、神经钩，或者瓣叶边缘的 5-0 prolene 牵引线（图 5.15b）。

在选择植入人工腱索的目标乳头肌时，可以参考延长或断裂腱索所起源的乳头肌。在需要植入多组人工腱索的病例中，需要强调的是，要避免这些人工腱索交叉，以瓣叶中线为界，起自后内侧乳头肌的人工腱索应分布于瓣叶右侧，前外侧乳头肌的人工腱索应分布于瓣叶的左侧。A2 和 P2 节段的腱索同时起源于双侧乳头肌（前内侧乳头肌和后外侧乳头肌），如果其中一侧乳头肌发育短小，则可选择另一侧粗大的乳头肌。

CV4 Gore-Tex 人工腱索的两端"U 形"缝合穿过乳头肌头端的纤维部分。尽管可以使用垫片，但并没有证据表明其有优势。而且，如果需要拆除人工腱索时，必须取出垫片，否则有垫片脱落导致栓塞的风险。Gore-Tex 人工腱索在乳头肌端不需要打结，

这样可使 Gore-Tex 人工腱索两端的张力均匀分布。然后，将 Gore-Tex 人工腱索的每一端从瓣叶的心室侧到心房侧穿过脱垂节段瓣缘两次。人工腱索在瓣叶上的植入位置：距离瓣叶边缘 5mm，距离正常瓣叶边界 2~3mm。

尽管 Gore-Tex 人工腱索的植入相对简单，但确定其合适的长度却具有挑战性，人工腱索太短会导致瓣叶活动受限，太长会残留瓣叶脱垂，二者均会导致 MR。目前有很多技术描述了如何确定人工腱索的长度，包括功能性评估方法（用生理盐水充盈左心室后进行人工腱索长度的调整）和解剖学评估方法（术前超声测量人工腱索在乳头肌上的插入点到脱垂节段的游离缘在瓣环水平的距离，也可在术中用卡尺测量。该距离还可以帮助选择预制的 Gore-Tex 瓣环）。另一种方法为：选取一个固定的参考点，包括前叶瓣环、后瓣叶无脱垂节段（如 P1），或者后瓣叶的对合缘水平的铰链点（用亚甲蓝标记评估）。只要确定好人工腱索的长度，那么就将人工腱索的自由端穿过瓣叶并在瓣叶的心室侧打结。

腱索转位术

腱索转位术（图 5.16）是指用正常的后

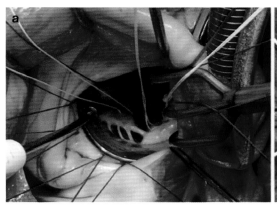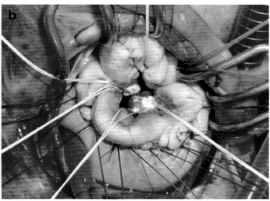

图 5.15　显露瓣下乳头肌的方法。(a)使用大的机械瓣测瓣器；(b)使用 5-0 prolene 线缝置在瓣叶边缘作为牵引线。

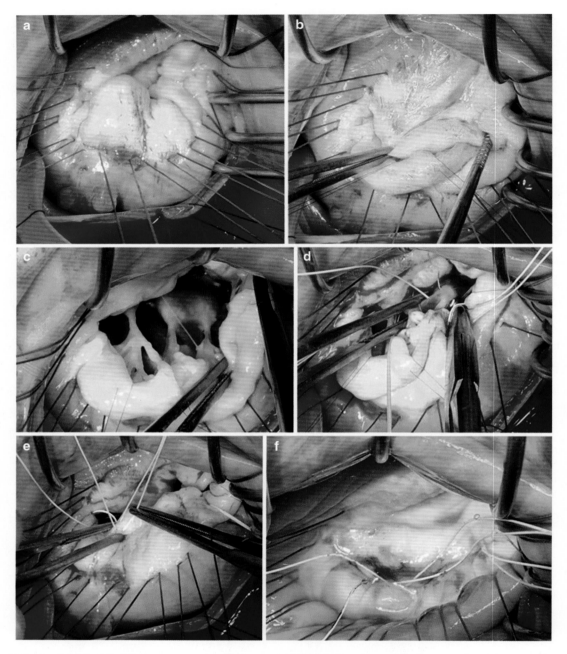

图 5.16 使用单环技术植入 Gore-Tex 人工腱索。二尖瓣节段分析显示 (a) 后瓣叶 P2 节段部分瓣叶明显脱垂和 (b) 前瓣叶无明显脱垂; (c) 在后瓣叶的边缘缝置 5–0 prolene 线,轻拉牵引线,显露乳头肌; (d) 带垫片的 CV4 Gore-Tex 人工腱索,水平褥式穿过乳头肌。(e) 将 Gore-Tex 缝线的两端穿过瓣叶的游离缘,方向为从瓣叶的心室面至瓣叶心房面,次数为 2 次; (f) 用标记笔进行标记测试,以评估 (g) 对合缘深度; (h) 确定了人工腱索的最佳长度之后,将 Gore-Tex 线的自由端穿过其垂直肢和 (i) 线结打在瓣叶的心室侧; (j) 最后植入"C 型"人工瓣环。(待续)

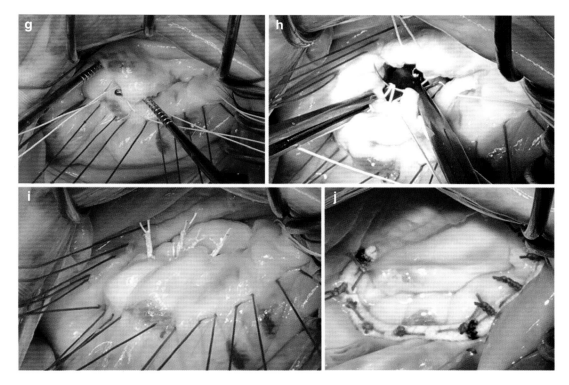

图 5.16(续)

瓣叶腱索转移替换延长或断裂的前瓣叶腱索,其也可以通过转移后瓣叶的一个包含腱索的正常节段来完成。该术式的优势在于前瓣叶的脱垂节段由来自对侧后瓣叶无脱垂节段的正常长度的自体腱索来支撑。但该技术存在的问题是留有相应节段的后瓣叶需要修复,因此只能用于孤立性前瓣叶脱垂并且后瓣叶和瓣下装置正常的患者中。另外,如果瓣叶脱垂是由于冗长或断裂的初级腱索导致,可以考虑转移其邻近的次级腱索至病变腱索位置来矫正脱垂。

"翻转"术

　　"翻转"术是将与前瓣叶脱垂相对应的后瓣叶节段"矩形"裁剪下来,然后将裁剪下来的瓣叶节段 (连同与其附着的腱索)"翻转"缝合至前瓣叶脱垂节段的心房面。任何

附着于后瓣叶心室侧的基底腱索均可以保留。与腱索转位相比,该技术的主要优点是转移腱索的长度合适。"矩形"裁剪后遗留的后瓣叶间隙需要通过瓣环折叠压缩和利用P1、P3 节段瓣叶进行重建。

腱索缩短

　　直接的腱索缩短过去曾有描述,但临床结果并不理想。然而,通过将腱索重新包埋入乳头肌内降低腱索的高度,能够将一组延长的腱索同时缩短。该技术是在冗长腱索所属的乳头肌上从顶端向基底部做纵向切口,然后将冗长腱索折叠入乳头肌切口的最低点并缝合固定,从而使冗长腱索与邻近正常腱索长度相同。尽管该技术是直接针对潜在的病理,但其远期结果并不确定,曾有腱索断裂和瓣叶脱垂复发的报道。

腱索切断

正常情况下,次级腱索在心动周期内始终保持紧张状态,从而维持恒定的"乳头肌-瓣环"距离。次级腱索的功能是保持瓣叶的曲度,其承受的张力负荷是初级腱索的3倍。在缺血性二尖瓣反流患者中,将起源于受累乳头肌的次级腱索切断,可减少受牵拉瓣叶上的张力,改善瓣叶活动度,增加对合缘高度。然而,由于瓣膜-心室连续性的中断和潜在的左心室渐进性重构,尤其是在心室严重受损的患者中,次级腱索切断对于左心室功能的影响尚令人担忧。因此,可用5-0 prolene线将次级腱索转位至瓣叶边缘,或行Gore-Tex人工腱索置换。初级腱索和三级腱索也可保留在原位,以维持瓣膜-心室的连续性。

乳头肌技术

乳头肌缩短

乳头肌缩短适用于起源于同一乳头肌的多腱索冗长所导致的交界脱垂。在乳头肌头端的基底部做小的"楔形"切除,脱垂的长度可以指导"楔形"切除的范围。楔形切除的宽度将决定重新定位的乳头肌头端的位置,进而决定矫正后的腱索的紧张程度。然后,用带垫片的4-0 prolene线将乳头肌头端缝合固定在沟槽内。另一种方法是纵向劈开乳头肌,然后将乳头肌头端重新缝合到乳头肌上较低的位点。

乳头肌劈开

在风湿性二尖瓣病变患者中,劈开支撑融合受限的瓣叶交界区域的乳头肌及附着的扇形腱索,可改善交界区瓣叶的活动度和柔顺度。

乳头肌再定位

乳头肌再定位是以"二尖瓣瓣环和后乳头肌之间的距离是决定瓣叶牵拉受限的重要因素"这一理念为基础的。使用经心室的缝线将移位的后乳头肌拉向二尖瓣瓣环的位置,以对抗缺血性二尖瓣反流时瓣下结构几何形状的改变。经心房切口,带Teflon垫片的3-0 prolene线或CV4 Gore-Tex线缝在后内侧乳头肌的纤维头端,然后从后内侧交界处水平穿过瓣环,收紧缝线,将后内侧乳头肌的头端拉向二尖瓣瓣环的后内侧交界,通过调整缝线长度使瓣膜恢复正常对合,在确定缝线适合长度后,将线结打在瓣环心房侧的垫片上。该技术需要植入人工瓣环以进行瓣环支撑。

另一种方法是通过主动脉切口,将带垫片的3-0 prolene线或CV4 Gore-Tex线缝于后乳头肌的头端,再穿过前瓣环的中点,该中点位于主动脉左冠瓣-无冠瓣交界的下方,将缝线穿过主动脉壁引出。然后,在超声心动图的指导下,在心脏正常容量负荷和跳动的状态下,通过调整缝线长度,将移位的后乳头肌重新拉向前瓣环的中点,达到瓣膜对合满意的状态。

乳头肌悬带

该技术是用一根4mm长的Gore-Tex人工血管围绕两组乳头肌的根部,然后收紧悬带以缩短两组乳头肌之间的距离,从而重新调整乳头肌的位置,减少腱索的张力。另一种替代方法是简单地将乳头肌的头端缝合在一起,以减少乳头肌移位和瓣叶牵拉。

二尖瓣置换术

在过去,二尖瓣置换术(图5.17)没有保留瓣下装置。由于正常的瓣膜-心室的连续性被破坏以及随后的左心室扩张,手术的远期结果很不理想。保留瓣下结构能够维持瓣膜–心室的连续性并维持左心室的正常几何形状，其技术要点是：①保留整个后瓣及其瓣下装置；②切除前瓣叶，但将其腱索重新附着于前瓣环；③如果无法保留自体腱索，如过度增厚或钙化，可使用Gore-Tex人工腱索将乳头肌重新连接到二尖瓣瓣环。目前认为，与保留部分瓣下结构相比，保留所有的瓣下结构可减小心室容量，改善收缩功能。

首先，将 2–0 prolene 线穿过前瓣的中心，牵引该线将瓣叶牵离瓣环，以便对瓣叶组织进行精确的切除。然后在前瓣叶根部(距前瓣环约 2mm)平行于前瓣环做切口 (图 5.17a)。切口分别向前外侧和后内侧交界两个方向

延伸，从而将瓣叶与前瓣环分离(图 5.17b)。然后将分离的瓣叶从中央分开 (图 5.17c,d)，并三角形切除每侧多余的瓣叶组织(图 5.17e)。将剩余的条状瓣叶(连同附着的初级和次级腱索)用带垫片的 2–0 ethibond 线重新连接到瓣环，并确保人工瓣膜置于瓣环上(图 5.17f)。该技术消除了折叠的残余前瓣叶造成左室流出道阻塞的风险。单纯前瓣叶折叠存在这种风险，不建议使用。

接下来处理后瓣。尽管可保留全部后瓣及其附着的腱索，但将后瓣叶从瓣环上分离，切除多余的瓣叶组织后再将其从中央切开，然后重新连接至瓣环可使瓣口面积最大化，有利于植入理想尺寸的人工瓣膜(图 5.17g)。

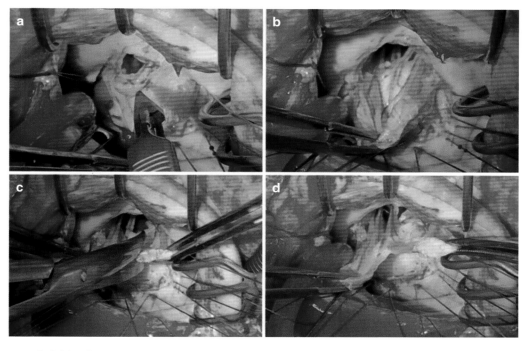

图 5.17　保留瓣下装置的二尖瓣置换术。(a)在前瓣叶中点做切口；(b)切口向前外侧和后内侧交界两个方向扩展；(c)沿中线劈开前瓣叶；(d)切开前瓣叶，直至腱索附着处的边缘；(e)切除大部分前瓣叶组织，仅保留腱索附着的瓣叶边缘；(f)用换瓣线将腱索重新连接到前瓣环上；(g)切除大部分后瓣叶组织，仅保留腱索附着的瓣叶边缘；(h)使用非外翻的水平褥式缝合，植入换瓣线(2–0 ethibond 线)，在缝合过程中折叠所有残余的瓣叶组织；(i)换瓣线穿过人工瓣膜缝合环；(j)"降落伞"式将人工瓣膜置于自体瓣环，保护装置保留在原位，以防缝线被瓣架卡住；(k)植入牛心包人工瓣膜，从生物瓣开口处可见保留的自体腱索；(l)已植入的二尖瓣生物瓣。(待续)

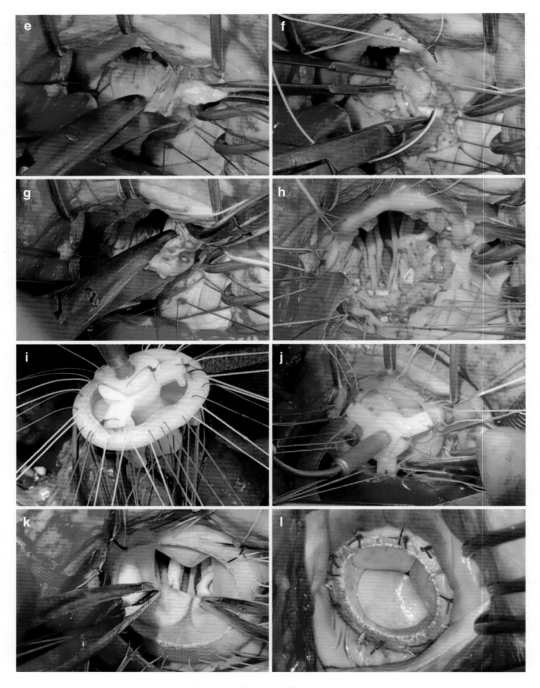

图 5.17(续)

如果瓣下有较大的钙化灶和融合腱索，应予以切除以保证人工瓣膜顺利植入和正常开合。分离后瓣叶也应距离瓣环约 2mm。必要时应清除瓣环钙化灶，以保证人工瓣膜与自体瓣环贴合。如果瓣环钙化明显，则应使用大块心包补片进行瓣环重建，以预防房-室分离，降低瓣周漏的风险。这些操作完成之后，可将裁剪后的条状后瓣叶(连同附着的腱索)重新与瓣环连接。正常腱索呈扇形,分布于瓣叶中线的两侧。将瓣叶从中线切开,切除瓣叶组织,用缝线将剩下的瓣叶边缘(连同附着的腱索)与瓣环重新相连,这些缝线还可同时用于固定人工瓣膜。换瓣线的缝合方法是:带垫片的 2-0 ethibond 线双头针间断、非外翻缝合,同一缝线的双头针间距 5~8mm,不同缝线的相邻两针间距 1mm(图 5.17h)。重要的是缝针要穿过瓣环的纤维部分,而不要进入心肌组织。缝针的进入要有足够深度,以免撕裂组织,但又不能伤及临近重要结构(如回旋支冠状动脉、主动脉瓣、传导组织或冠状窦)。然后,测量瓣口尺寸(使用瓣膜生产商提供的测瓣器),选择合适大小的人工瓣膜。缝线穿过人工瓣膜的缝合环(图 5.17i)。将人工瓣膜的缝合环分成 3 等份有助于分线,在 3 个分界点各缝一针,然后将其余缝线均匀分布在 3 等份中。当使用有瓣架的生物瓣时,切记要确保缝线不能卡在瓣架上。某些生物瓣带有保护装置,可降低这种情况发生的风险(图 5.17j)。另外,还要从左心室侧检查瓣膜,以确保没有未收紧的缝线(图 5.17k),最后将缝线打结(图 5.17l)。

人工瓣膜的选择取决于患者的年龄、意愿,以及在某种程度上他们对华法令治疗的需要。二尖瓣人工瓣膜植入采用间断、水平褥式、非外翻缝合技术,垫片放在左心室侧。这种缝合方法不会减少二尖瓣口面积,并且该技术所形成的"三明治"结构(垫片–瓣叶–人工瓣缝合环)密闭性良好,能够有效降低瓣周漏的风险。使用这种非外翻缝合技术可允许人工瓣膜以"环上瓣"的形式植入。与"环内瓣"相比,"环上瓣"可植入更大口径的人工瓣膜。另外,与"半连续"缝合技术相比,间断缝合可降低瓣周漏的概率。二尖瓣生物瓣植入时,瓣架的方向非常重要,瓣架应对准左、右纤维三角,目的是降低突出于左心

室流出道(LVOT)导致 LVOT 梗阻的风险。二尖瓣机械瓣植入时,其机械叶片的方向应该与瓣叶的生理解剖位置垂直,以保证进入左心室的血流量最大。另外,还要检查机械瓣叶是否正常开合,以免被保留的自体瓣叶妨碍其活动。

在二尖瓣叶和瓣下装置有明显钙化、挛缩或者纤维化的患者中,可能无法保留整个瓣下装置。在这部分病例中,可以考虑植入 Gore-Tex 人工腱索。后内侧乳头肌植入的 Gore-Tex 人工腱索缝置在二尖瓣瓣环的 2 点钟和 4 点钟位置,前外侧乳头肌植入的 Gore-Tex 人工腱索缝置在二尖瓣瓣环的 8 点钟和 10 点钟位置(图 5.18)。

三尖瓣手术技术

三尖瓣位于两个低压腔,即右心房和右心室之间,后者对容量变化非常敏感。因此,机体可以从容应对较大范围的容量变化。随着这种生理环境的改变,三尖瓣的形状也发生变化,从而给定义和理解三尖瓣反流(TR)带来困难。严重的三尖瓣反流是最极端的形式,往往伴有显著的心房和心室扩张。与左心系统的功能性二尖瓣反流相似,一旦右心室扩张超过某一临界点,则其很可能进入不可逆状态,部分学者认为,此阶段即使通过缩小瓣口面积来纠正瓣膜反流,心室的改变也是不可逆的。

如果没有病理学基础(例如,未处理的左心系统病变或者明显的肺动脉高压),轻微的 TR 不需要处理。但轻微 TR 至重度 TR 之间充满不确定性,因为在此阶段,难以评估其进展的可能性和 TR 的功能性含义。决定做什么和谁应该接受治疗始终难以明确,部分患者即使在手术时将三尖瓣修复完好,3~5 年之后又出现 TR 复发。尽管目前已采

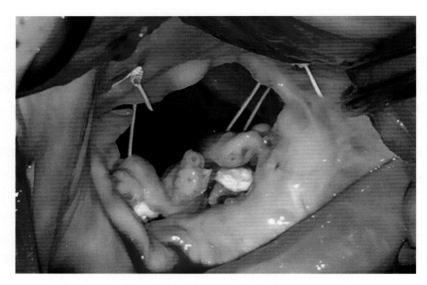

图 5.18　术中照片显示后内侧乳头肌植入的 Gore-Tex 人工腱索缝置在二尖瓣瓣环 2 点钟的位置，前外侧乳头肌植入的人工腱索缝置在 10 点钟的位置，该例为风湿性二尖瓣病变的患者，由于广泛纤维化、缩短和钙化，无法保留前瓣叶的瓣下装置。该病例后瓣叶的瓣下结构是保留的。

用瓣环尺寸参数作为预测因子，但仍需进一步探讨。尤其是在巴洛病的患者中，两个房室瓣膜的瓣口均明显大于其他非功能性二尖瓣反流的患者。

哪些患者应该接受三尖瓣修复术至今仍有争议，尤其是在缺乏 A 级证据水平的情况下。如果患者为持续性的中度至重度 TR，或者心脏直视手术时右心房饱胀、呈暗紫色（而不是软的、粉红色的正常大小的右心房）时，则应进行三尖瓣修复术。如果左心系统病变能够矫正治疗，那么将会提高三尖瓣修复术的中期成功率。

在这部分患者中收集有意义的数据总是比较困难的，因为 TR 程度变化可能非常明显，所以定义持续性中度 TR 几乎不太可能。运动和脱水程度都会对容量和血流产生影响，另外，心律和心率也会影响 TR 程度。

目前的趋势是降低 TR 修复的界限值，但这样做是否有意义还尚未证实。此外，瓣膜修复技术的多样性，实际上很少有外科医生非常熟悉这些技术，并且很少实施三尖瓣

修复术，这些都意味着我们在对这部分患者实施三尖瓣修复术时应该仔细和谨慎。一个反向论据是 TR 手术在严重右心室功能障碍的再次手术患者中，死亡率和并发症发生率都明显升高。

瓣环技术

缝线瓣环成形术

缝线瓣环成形术（图 5.19）可使用 Kay 成形术（二瓣化）或 De Vega 成形术。Kay 成形术是用带垫片的水平褥式缝合、折叠、压缩三尖瓣后瓣环，从而有效地将后瓣叶隔离在功能瓣口之外，同时也将"三叶式"三尖瓣变成"二叶式"三尖瓣。

在 De Vega 成形术中，用两道 4-0 prolene 线沿三尖瓣瓣环从前-隔交界至后-隔交界荷包缝合并缩紧。该方法有效地缩小了瓣环和瓣口面积，从而增加了瓣叶对合度。

虽然这两种技术相对简单和便捷，但它们的可重复性不如人工瓣环成形术。Kay 成

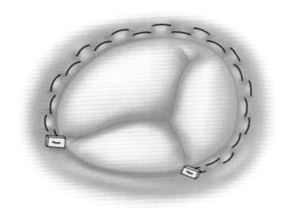

图 5.19　De Vega 成形术，用两道 4-0 prolene 线沿三尖瓣瓣环从前-隔交界至后-隔交界荷包缝合，环缩三尖瓣前、后瓣环。

形术不能解决前瓣环逐渐扩张的问题，而 De Vega 成形术则与缝线移位或破裂相关，因此，两种技术均容易出现三尖瓣瓣环继续扩张和反流复发。尽管缝线瓣环成形术以前是治疗 TR 最常用的方法，但由于早期失败率较高，近年来已受到严重质疑。

人工瓣环成形术

建议将人工瓣环成形术（图 5.20）作为瓣环扩张的首选治疗方法，与缝线成形术相比，其在缩小瓣环尺寸和维持瓣膜功能方面的可重复性和耐久性更好。三尖瓣人工瓣环通常是不完整的，以避免影响希氏束和房室结，房室结位于 Koch 三角顶点，毗邻三尖瓣隔瓣的内侧部分。在部分患者中可看到传导

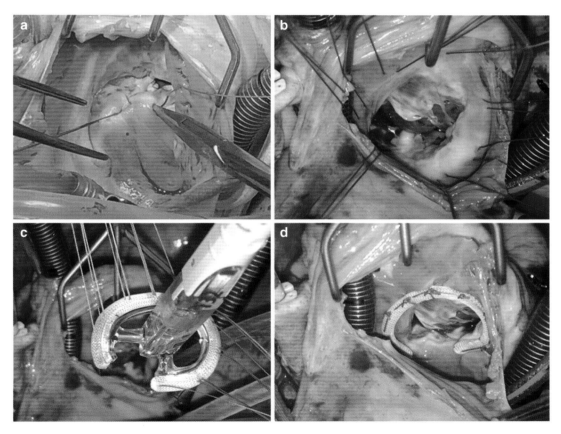

图 5.20　三尖瓣人工瓣环成形术。(a) 从隔瓣瓣环中点开始，间断水平褥式缝置瓣环成形线；(b) 逆时针缝至三尖瓣前-隔交界；(c) 瓣环缝线穿过人工瓣环；(d) 人工瓣环原位打结固定。

组织的位置，该区域组织呈黄色。由于瓣环扩张程度最大的是前、后瓣环部分，因此使用这些不完整的成形环可以使Ⅰ型病变的瓣环大小和瓣膜功能得到令人满意的恢复。沿三尖瓣瓣环水平褥式缝置 2-0 ethibond 线，宽度为 1cm，距瓣环边距约为 1mm。缝线起自隔瓣瓣环中点，缝置在隔瓣瓣环的外侧半部分，以及整个三尖瓣前、后瓣环。

确定合适大小的成形环有多种方法。一种方法是测量前隔交界至后隔交界的距离。另一种方法是根据前瓣叶的面积来确定瓣环大小，除非另外两个瓣叶也较大（通常见于巴洛病患者），在这种情况下，其他两个瓣叶的面积也要考虑在内。瓣环的大小确定后，成形环打结固定，然后用静态注水试验（阻断主肺动脉，用球形注射器将冷生理盐水注入右心室）来评估瓣膜对合情况。

瓣叶技术

"缘对缘"修复术

三尖瓣"缘对缘"修复术（"三叶草"技术）（图 5.21）的原则与二尖瓣的"缘对缘"技术相同，将三尖瓣的三个瓣叶的游离缘缝合在一起，产生一个"三叶草"形状的"三孔形"

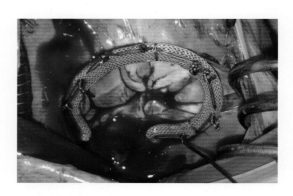

图 5.21　"缘对缘"修复术（"三叶草"技术）是将三尖瓣三个瓣叶的游离缘用 5-0 prolene 线缝合在一起，形成一个"三叶草"形状的"三孔形"瓣膜。

瓣膜。

瓣叶扩大

瓣叶扩大（图 5.22）通常用于瓣叶受牵拉的患者，作为增加瓣叶对合缘高度的辅助技术。瓣叶扩大的重要前提是所有的瓣叶都是柔软的，没有瓣叶或瓣环钙化。将受累瓣叶从其附着的瓣环上分离，范围从后-隔交界至前-隔交界。然后，缝置瓣环成形线改善显露，裁剪卵圆形自体心包或牛心包补片，5-0 prolene 线锁边缝合。需要强调的是，应使用稍大一点的补片，以确保瓣叶无张力，否则会导致瓣叶活动受限。

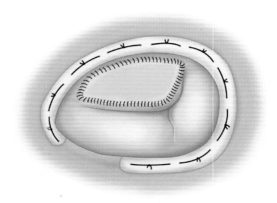

图 5.22　使用牛心包补片扩大三尖瓣前瓣叶。

瓣叶重建

在感染性心内膜炎导致瓣叶破坏的患者中，如果感染组织清创之后剩余的自体瓣叶组织足够，可考虑瓣叶重建（图 5.23）。即使是瓣体受累达 50%，只要瓣叶的前缘（沿对合缘线）是完整的，瓣叶修复通常也是可能的。在穿孔区域瓣叶的腱索附着处附近缝置牵引线（5-0 prolene 线）。轻拉牵引线，可以更容易地显露和处理瓣叶。如果认为瓣叶可以修复，清除所有赘生物、肉眼可见的感染和炎性组织，以确保剩余的自体瓣膜组织

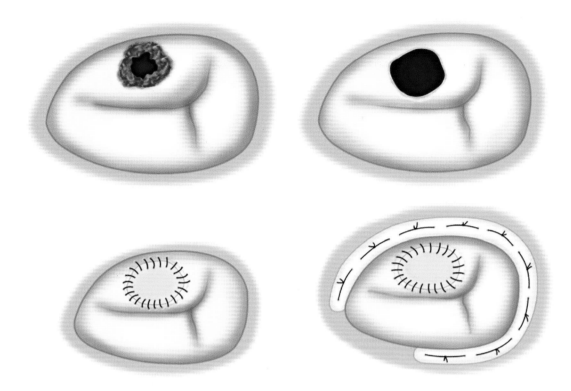

图 5.23　三尖瓣感染性心内膜炎的瓣叶重建。前瓣叶感染灶彻底清创后，用自体心包重建瓣叶，并植入人工瓣环。

无感染，以及剩余的瓣叶组织强度足够支持住缝线。瓣体的缺损可用戊二醛固定的自体心包或牛心包补片进行修补。缝合心包补片用 5–0 prolene 线锁边缝合，以避免"荷包样"缩紧补片。补片大小要略大于缺损区域，以确保瓣叶无张力，否则会导致瓣叶活动受限。瓣叶重建完成后，放置人工成形环以稳定三尖瓣瓣环。

腱索技术

腱索置换术

因腱索冗长或断裂所致的三尖瓣瓣叶脱垂或连枷状瓣叶，可使用人工腱索置换。病变腱索使用 Gore-Tex 聚四氟乙烯（PTFE）缝线（W.L. Gore & Associates，Flagstaff，AZ，USA）进行置换。由于不需要切除瓣叶组织，该技术保留了瓣叶的解剖学形态和活动度，并且最大限度地保留了三尖瓣的瓣口面积。腱索置换术的要点为 CV4 Gore-Tex 人工腱索的两端缝合穿过乳头肌头端的纤维部分，再穿过脱垂节段的瓣叶边缘（距瓣叶游离缘 5mm）。人工腱索的长度采用功能评估的方法确定（阻断主肺动脉，用生理盐水充盈右心室，然后根据所需的高度来确定新腱索的长度）。

三尖瓣置换术

对于瓣膜病变广泛而无法行修复的患者，如风湿性瓣膜病或类癌时瓣叶明显增厚、挛缩或钙化（图 5.24a），则需要三尖瓣置换术。机械瓣还是生物瓣的选择仍然存在争

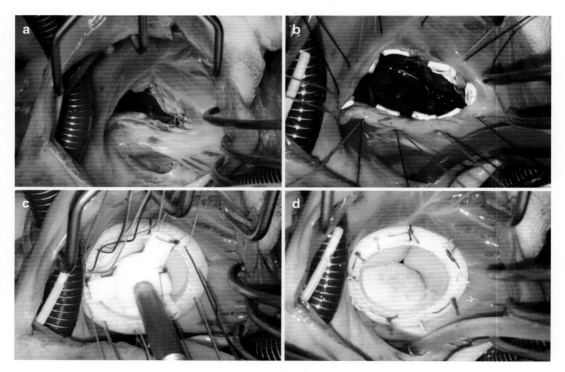

图 5.24 三尖瓣置换术。(a)风湿性三尖瓣病变,瓣叶纤维化、挛缩、瓣缘卷曲;(b)使用"非外翻"水平褥式缝合方法,沿瓣环缝置 2-0 ethibond 线,并折叠任何剩余的瓣叶组织;(c)"降落伞"式将人工瓣膜落座于瓣环上,保护装置保留在原位,以防止缝线卡在瓣架周围;(d)打结后的三尖瓣生物瓣。

议。尽管两种瓣膜在生存率方面结果相似,但机械瓣在低压的右心循环系统中容易发生血栓栓塞并发症。尽管机械瓣的耐久性更好,但有证据表明生物瓣在三尖瓣也具有良好的耐久性。

　　间断、"非外翻"沿瓣环缝置带垫片的双头针 2-0 ethibond 线,同一缝线的双头针间距 5~8mm,不同缝线的相邻两针间距 1mm(图 5.24b)。需要强调的是,缝线要垂直向上进入心肌,而不是水平进入心房或室间隔组织。缝合必须有足够深度,这样才不会造成撕裂。熟悉毗邻结构(如右冠状动脉、主动脉瓣、传导组织或冠状窦)的解剖位置是必要的。在三尖瓣隔瓣环的内侧,缝线应缝置在折叠的瓣叶上以免伤及传导组织(位于 Koch 三角的顶端)。然后,使用制造商提供的测瓣器测量瓣膜并选择合适大小的人工瓣膜。最后,将缝线穿过人工瓣膜缝合环,落瓣打结。对于生物瓣,要注意避免缝线卡在瓣架周围。某些生物瓣带有保护装置,可降低发生这种情况的风险(图 5.24c)。生物瓣的瓣架与三尖瓣的前-隔交界、后-隔交界对齐(图 5.24d)。机械瓣的叶片方向与瓣叶的生理解剖位置相反,以保证最大流量的血流直接进入右心室流出道。

心房颤动(房颤)手术

　　在开始房颤消融手术之前,应行经食管超声心动图检查,以确保左心房尤其是左心耳没有血栓。体外循环开始后,游离上、下腔静脉。然后在并行循环下进行肺静脉隔离,以及经肺静脉起搏以检验是否肺静脉隔离完全。右肺动脉和右肺上静脉之间的区域发育成斜窦。

钝性分离右上、下肺静脉并过带。使用双极起搏探头测定每根肺静脉的起搏阈值。然后，将双极射频钳（Atricure Inc.，West Chester，OH）置于与右肺静脉交界的左心房组织上（图 5.25a）。射频钳置于心房组织上，可降低肺静脉狭窄的风险。消融时间通过阻抗监测自动确定。通过轻微移动消融钳产生平行的消融线，重复消融过程，以确保左心房与肺静脉之间完全电隔离。电隔离是否完全可通过传出阻滞来验证，即来自任何一支肺静脉的电刺激均不能激动左心房。如果传出阻滞无法实现，那么需要增加额外的消融线。

将心脏翻向右侧，显露左肺静脉。钝性解剖左侧上、下肺静脉，包括 Marshall 韧带。左上、下肺静脉过带。每条肺静脉的起搏阈值确定后，将双极射频钳置于与左肺静脉交界的左心房组织上（图 5.25b），采用前述的消融方法，重复的消融线之间是平行的，电隔离是否完全可通过传出阻滞验证。

在右肺静脉前方游离 Sondergaard 房间沟，行标准左心房切口。为隔离整个左心房后壁，双极射频钳首先放置在左心房切口的下方，紧挨着右下肺静脉开口，横跨左心房后壁，朝向左下肺静脉开口（图 5.26a），然后将射频钳移至左心房切口上方，紧挨着右上肺静脉开口，横跨左房顶，朝向左上肺静脉开口（图 5.26a），从而完成完整的"盒式"消融线。

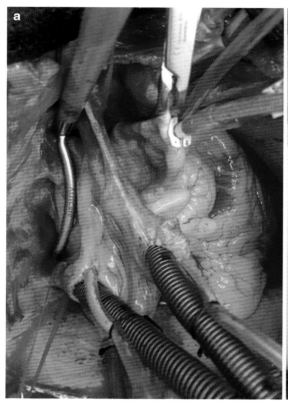
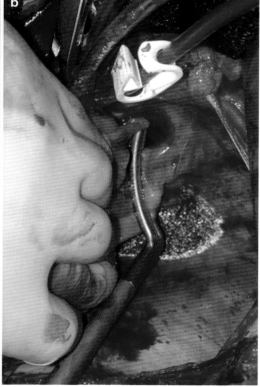

图 5.25　肺静脉隔离。双极射频钳放置在毗邻（a）右肺静脉和（b）左肺静脉的左心房上。

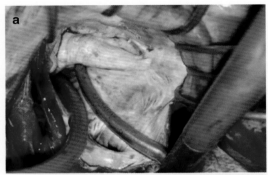

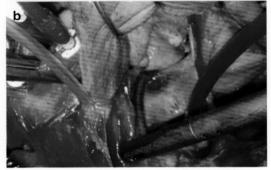

图 5.26　手术照片显示完成完整的左心房"盒式"消融线。(a)一条消融线连接右下肺静脉和左下肺静脉,横跨左心房后壁;(b)另一条消融线连接右上肺静脉和左上肺静脉,横跨左房顶。

下一步是完成二尖瓣峡部消融线,此处需要双极射频和冷冻消融相结合,因为二尖瓣瓣环处组织较厚,单纯使用双极射频钳无法达到透壁消融,且容易伤及冠状动脉回旋支。双极射频消融钳完成"从左心房切口朝向二尖瓣瓣环的左心房后壁"消融线(图 5.27)。需要强调的是,要避免伤及回旋支冠脉,后者走行于房室沟内,平行于二尖瓣后瓣环。因此,在到达二尖瓣瓣环的最后 1~2cm 距离时,建议使用冷冻消融完成(图 5.27b),并且在心外膜对冠状窦部位进行单独的冷冻消融。冷冻消融探头参数为−60℃、消融时间为 2min。探头取出前应解冻,以免撕裂组织。为避免伤及冠状动脉回旋支,在右优势型冠状动脉患者中,峡部消融线指向后瓣叶的 P2、P3 瓣小叶的交界处。在左优势型冠状动脉患者中,峡部消融线指向二尖瓣后–内侧交界。

再次抬高心脏,切除左心耳尖端。将双极射频钳置于左心耳残端内,形成的消融线与环左肺静脉的消融线相连接(图 5.28a),从而

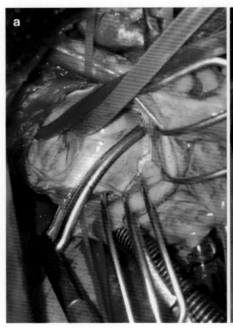

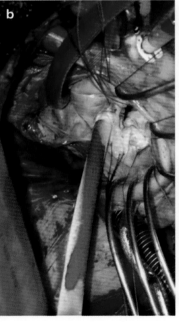

图 5.27　二尖瓣峡部消融线,(a)用双极射频钳经左心房切口至二尖瓣后瓣环的 P2、P3 区域和 (b) 用冷冻消融装置完成距二尖瓣瓣环最后 1~2cm 距离的消融线。

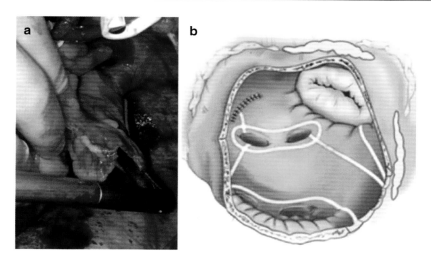

图5.28　(a)手术照片显示从左心耳到环左肺静脉消融线之间的连接。(b)图示完整的Cox-Maze IV左心房消融线。(Reprinted with permission from Weimar et al. The Coxmaze IV procedure for lone atrial fbrillation：a single center experience in 100 consecutive patients. *J Interv Card Electrophysiol*. 2011；31（1）：47-54.)

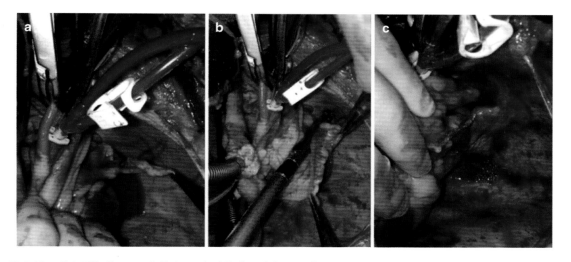

图5.29　左心耳切除。(a)牵拉左心耳,确认其基底部;(b)使用Echelon 6-0三层切割缝合器(Ethicon,Sommerville,NJ)切除左心耳;(c)评估切割缝合线有无出血。

完成左心房的所有消融线路(图5.28b)。

　　然后用切割缝合器切除左心耳残端(图5.29)。如果是左心耳隔离而非切除,则应行术中TEE检查是否有残余血流。对于左心耳切除患者,左心耳残端应<1cm。最后,用3-0 prolene线单层缝合关闭左心房切口。

　　另外,还可用特殊设计的装置进行左心耳隔离。使用专用的测量器测量左心耳基底部(图5.30a)。用镊子或Duval钳,将隔离装置小心地放置在左心耳上(图5.30b)。隔离装置放在左心耳基底部后,切断固定线,释放隔离装置,从而将左心耳隔离在血液循环之外(图5.30c)。

　　束紧上、下腔静脉套带之后,从房间隔

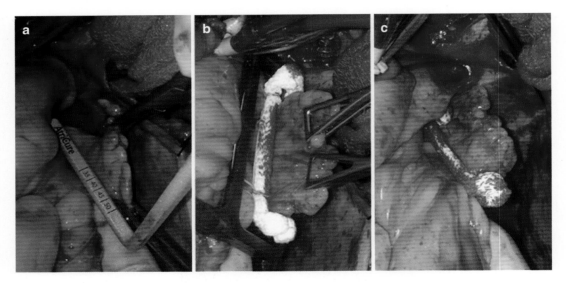

图 5.30 左心耳隔离。(a)测量左心耳基底部;(b)将 Atriclip 装置(Atricure Inc.,West Chester,OH)放置在左心耳基底部,以及(c)释放 Atriclip 装置。

向右侧房–室沟做右心房垂直切口, 切口位置与三尖瓣 2 点钟位置平齐。使用双极射频消融钳,从心房切口的外侧分别向上腔静脉(图 5.31a)和下腔静脉(图 5.31b)做消融线。使用冷冻消融装置,从心房切口的内侧向三尖瓣瓣环 2 点钟位置做消融线 (图 5.31c)。

然后,在右心耳做一个小的切口,用冷冻消融装置从右心耳至三尖瓣瓣环 10 点钟位置做消融线(图 5.31d),从而完成右心房的所有消融线路(图 5.31e)。4–0 prolene 线双层缝合关闭右心房和右心耳切口。

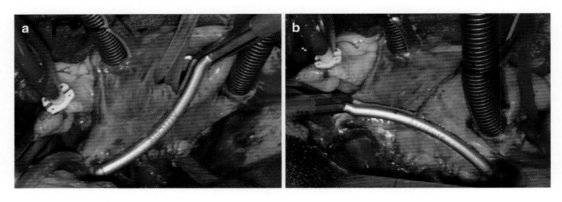

图 5.31 手术照片显示右心房消融线。(a)使用双极射频消融钳,从右心房切口向上腔静脉做消融线;(b)使用双极射频消融钳,从右心房切口向下腔静脉做消融线;(c)使用冷冻消融装置,从右心房切口向三尖瓣环 2 点钟位置做消融线;(d)使用冷冻消融装置,从右心耳到三尖瓣瓣环 10 点钟位置做消融线;(e)图示完整的 Cox-Maze IV 右心房消融线。 (Reprinted with permission from Weimar et al. The Cox-maze IV procedure for lone atrial fbrillation:a single center experience in 100 consecutive patients. *J Interv Card Electrophysiol.* 2011;31(1): 47–54.)(待续)

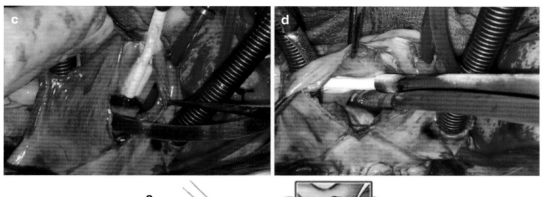

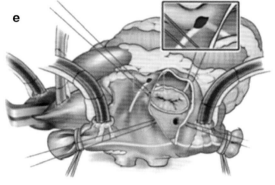

图 5.31（续）

（于涛 译）

第 **6** 章

瓣环扩张

关键词

瓣环扩张,功能性二尖瓣反流,左心房扩大,
左心室扩大,心房纤颤,特发性扩张型心肌
病,缺血性心肌病,瓣环成形术,瓣叶对位,
对合不良

病史

患者,男性,52 岁,表现为劳力性呼吸
困难加重,伴有间歇性心悸。既往无风湿热
或感染性心内膜炎病史,但正在随访心房
纤颤。医疗措施包括胺碘酮治疗和电复律,
电复律无法使房性心律失常得到持续缓解。
心导管检查未发现阻塞性冠状动脉疾病。

超声心动图表现

经胸胸骨旁长轴超声心动图显示,二尖
瓣瓣环明显扩张,二尖瓣瓣叶活动正常,没
有脱垂或受限的迹象(图 6.1a)。在心尖 4 腔
心切面上也观察到这一点(图 6.1b),可见二
尖瓣瓣叶在收缩期均到达了瓣环平面。二尖
瓣的多普勒血流图显示二尖瓣反流(MR)的
中央喷射,证实瓣环扩张是主要病变,对合

不良是反流的原因(图 6.1c)。

经食管探头获得的图像可对瓣叶进行
节段性分析,并且在食管中段 4 腔心切面
(图 6.2a)、2 腔心切面(图 6.2b)和长轴切面
(图 6.2c)视图中均显示瓣叶和瓣下装置无
潜在结构性病变。二尖瓣瓣环测量 48mm。

应用 PISA 方法对反流进行定量分析,
显示重度 MR,反流量为 68mL,反流分数为
59%,反流口宽度为 0.77cm。与此相关,左心
房明显扩张达 6.14cm,但左心室大小和功能
保持不变,左心室收缩末期直径 3.7cm,左心
室舒张末期直径 5.2cm,射血分数 67%。三维
(3D)超声心动图清楚显示二尖瓣瓣环扩张,
二尖瓣瓣叶活动正常(图 6.3)。

病理生理学

功能性二尖瓣反流(FMR)是指在没有
结构性二尖瓣病变的情况下发生的瓣膜功
能不全。在这种情况下,起因为瓣环扩张。传
统上,二尖瓣瓣环扩张仅被认为是在左心室
扩张后发生的,这是心室病变的结果,最常
见继发于缺血性或扩张型心肌病。然而近
来,继发于心房纤颤的左心房扩大被认为是
导致二尖瓣瓣环扩张和随后的二尖瓣反流
的原因。扩大的左心房内不断增加的血流量

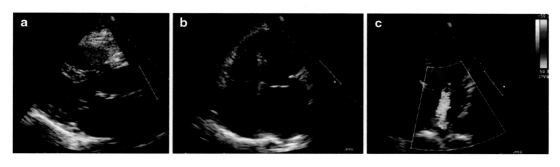

图 6.1　经胸超声心动图在(a)胸骨旁长轴切面和(b)心尖 4 腔心切面显示左心房扩大和伴对合高度不良的二尖瓣环扩张,导致在(c)彩色多普勒血流图显示重度二尖瓣中心性反流。

对房室结产生相当大的应力,从而拉开二尖瓣瓣口。大多数扩张发生在弹性较大的瓣环后下部(图 6.4)。心脏的纤维骨架限制了前瓣叶瓣环的扩张。

除了瓣环的大小,心动周期中二尖瓣瓣环收缩力受损也可能在功能性二尖瓣反流的发病机制中起作用。在功能性二尖瓣反流中,反流射流贯穿整个对合连线,而在退行性二尖瓣病变中常见到的是局部射流。

左心房扩大

尽管有充分的文献证明二尖瓣反流是心房纤颤的一个触发因素,继发于左心房容积超负荷和随后的腔室扩大,但是心房纤颤最近被认为是功能性二尖瓣反流的原因之一。心房纤颤引起左心房壁张力和压力升高,导致心房重塑和随后的腔室扩大,并作为恢复正常心房内压力的代偿机制。心房肌有纤维浸润,进而更容易伸展。在一段时间内,正常的二尖瓣可以应付由并列瓣叶的对合高度所导致的缓慢的瓣环扩张。随着左心房容积的增加,二尖瓣瓣口扩大导致瓣叶对合减少,从而在结构正常的二尖瓣中产生功能性反流。此外,长期心房纤颤的患者可能会出现左心室损害,这也与二尖瓣瓣环扩张有关。

左心室扩大

功能性二尖瓣反流更常见于左心室扩张后,常与缺血性心脏病或特发性扩张型心肌病有关。一般认为功能性二尖瓣反流存在于超过 50% 的左心室明显受损的患者中,并且普遍存在于终末期心肌病患者中。在这些患者中,左心室进行性容积超负荷导致腔室扩大,随后二尖瓣环伸展。随着需要用于覆盖瓣口区域的瓣叶组织越来越多,但是可用于对合区域的却越来越少,直至最终瓣叶对位丧失,接着出现了反流。除了二尖瓣瓣环扩张,受损的左心室变得更接近球状,而非更复杂的圆锥体的正常心室。随后出现的收缩力丧失导致二尖瓣环部分改变减少,扰乱了正常的乳头肌功能,进一步导致功能性二尖瓣反流。在扩张型心肌病患者中,乳头肌的顶端移位导致瓣叶收缩和随后的对合受损,这也导致了中心性的功能性二尖瓣反流。在缺血性心肌病患者中,后内侧乳头肌的额外侧移导致二尖瓣后叶的不对称栓系和限制性活动,并导致了偏心的后向反流(见第 11 章)。有人认为,扩张型心肌病合并功能性二尖瓣反流与二尖瓣环扩张有关,而缺血性心肌病与心室扩大、后内侧乳头肌侧向移位和二尖瓣后叶活动受限有关。

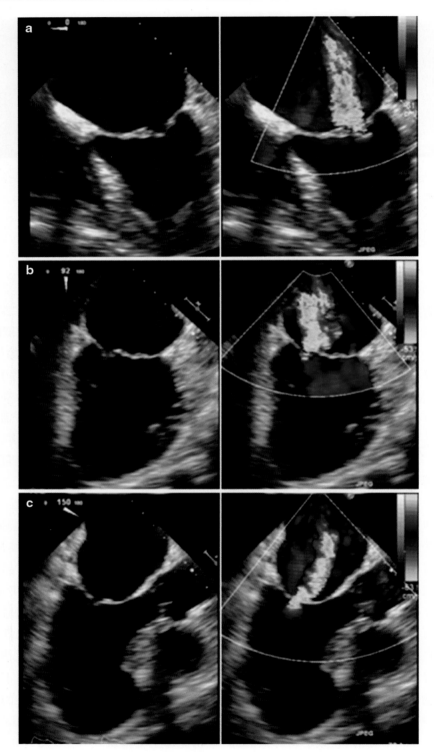

图 6.2   经食管中段超声心动图。(a)4 腔心切面；(b)二腔心切面；(c)长轴切面显示瓣环扩张和扁平导致瓣叶对位减少和相应彩色多普勒血流图显示的重度中心性二尖瓣反流。

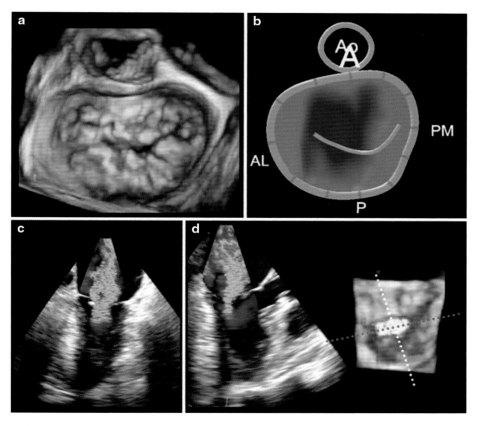

图 6.3　三维经食管超声心动图显示二尖瓣环扩张继发功能性反流。(a)中心显示瓣叶对合最小的三维手术视图;(b)二尖瓣的三维重建,显示瓣环扁平和瓣叶活动减少(与进入左心室的瓣环平面下瓣叶位置相对应的深蓝色区域);(c-e)从两个正交平面得到的左心室侧可见椭圆形反流瓣口的三维彩色评估,与图像(c)对应的红色虚线沿反流瓣口长轴,与图像(d)对应的白色虚线沿反流瓣口短轴。

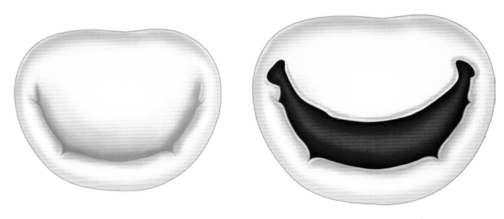

图 6.4　二尖瓣环,特别是后瓣环的扩张。

与功能性二尖瓣反流相关的左心室前向搏出血流量减少触发了神经激素的激活，并在充血性心力衰竭的进行性螺旋下降中进一步重塑左室，与预后不良相关。需要注意的是，功能性二尖瓣反流可导致左室射血分数的高估，因为它没有把收缩期反流进入心房的血流量计算在内。

手术策略

在功能性二尖瓣反流患者中，确定其潜在的病理生理机制是制订手术干预计划的重要环节。如果反流的病因与继发于心房扩大的单纯瓣环扩张有关，则仅植入瓣环成形环就可以缩小瓣环大小，从而获得良好的长期效果。如果病因是心室重塑、乳头肌的顶端或侧向移位（如缺血），则可能需要修复技术，包括瓣叶增大、腱索剪切或乳头肌移位（见第11章），或心室重塑，如动脉瘤折叠或切除等。越来越多的人认为，置入不带腱索的瓣膜是一个效果稳定和令人满意的术式。有观点认为对功能性二尖瓣反流施行二尖瓣置换术效果不好，并无有意义的证据，随着随机数据的出现而消失。需要注意的是，所有的瓣下连接都应该被保留或重建。

瓣环成形环植入术的主要目的是恢复瓣叶对位8~10mm的对合区。此外，瓣环成形环的植入可防止瓣环进一步扩张，恢复瓣环的几何形状（3:4的比例），可降低瓣叶上的张力，从而保持了瓣叶的机动性（图6.5）。

有许多瓣膜假体可供植入。大体上，它们按软硬度（硬质、半硬质、软性）、形状（扁平、马鞍形或后叶部分抬高）和完整性（全环，或从三角区延伸到三角区而不是从交界到交界的"C"形带）进行分类。半硬质全环的一个常用例子是Physio Ⅱ瓣环成形环（Edwards Lifesciences, Irvine, CA, USA），它有一个硬质的前部和一个更软的后部。常用的软性不完全环是Cosgrove环（Edwards Lifesciences, Irvine, CA, USA）或Taylor环（Abbott, St Paul, MN, USA），这是一个可被断开变成"C"形带的软性全环。

由于瓣环成形环决定了环的大小，而对于硬质或半硬质环，还决定了修复后瓣环的形状，所以选择合适的假体大小很重要。针对二尖瓣反流的病因，对于最合适成形环的争论由来已久，但事实上，这是一个"无数据

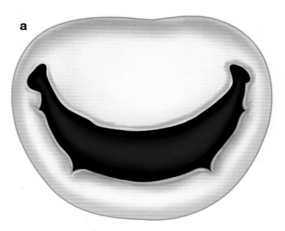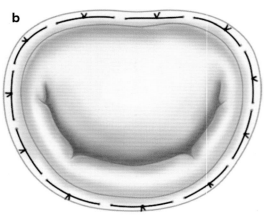

图6.5 （a）二尖瓣环几何结构变形伴瓣环扩张，尤指后瓣环；（b）瓣环成形环的植入恢复了正常二尖瓣环的几何结构（3:4的比例）。

区"！任何现存的数据充其量都是 C 级证据。因此，或许可以公平地说，目前还没有就在某种情况下使用哪种瓣环成形环最合适达成共识。关于瓣环成形环的使用和最合适选择的原因背后的理论基础的更详细分析，可见 2014 年 Khamooshian 等在 *Innovations* 发表的文章。

尽管硬质环能够纠正瓣环扩张和恢复对合，但硬质或半硬质环的固定形状会影响心动周期中二尖瓣环的正常结构变化。在活动过程中，这些硬质环与通过瓣膜的峰值速度增加有关，因此可能更容易产生某种程度的二尖瓣狭窄。弹性瓣环成形环允许瓣环在心动周期中发生形状（非平面）和大小的变化，收缩期瓣环周长和面积减小，舒张期瓣口面积增大，对正常的二尖瓣活动影响较小。此外，由于缝线张力降低，瓣环裂开被认为是不太可能的。有人认为，硬质环可以恢复瓣叶对位，弹性环允许瓣环在心动周期中动态变化，而半硬质环可能能够在二者之间提供一个平衡，尽管几乎没有确凿的证据支持这一点。

如果使用硬质环，推荐非平面马鞍形环，因其可以更好地保持正常瓣环的几何结构，但这是否可转化为临床结果的改善尚待确定。一些非平面瓣环成形环，专门为乳头肌移位引起的功能性二尖瓣反流而设计，其前后径明显减小，鞍形更大，可以改善对合的表面积。然而，几乎没有证据支持这些说法。

由于环带附着在三角区，前瓣环不受约束，因此不完全环被认为可进一步减少对心动周期中瓣环结构变化的干扰。不完全环尤其适用于可能产生二尖瓣前叶收缩期前向运动的患者。然而，不完全环在减小瓣环尺寸方面可能不太有效，因为即使附着在纤维骨架上，前瓣环仍然能够扩张。对于缺血性二尖瓣反流患者尤其如此，在这种情况下，一般不建议使用不完全环。

选择适当大小的瓣环

这一步相当重要，不能掉以轻心。首先要说的是，不应该再普遍使用"缩减"一词，而应该突出"适当"的概念。有一种观点认为，使用一个小尺寸的成形环可弥补修复过程中的所有不足之处，并且通过简单地强行增加对合面积即可解决所有关闭不全的问题。这在关于矫治缺血性二尖瓣反流的讨论中特别常见，而在修复退行性二尖瓣反流中也有应用。首先，如果做得不好或不完全，这将无法解决瓣叶修复的不足。其次，它常常会产生二尖瓣狭窄。再次，它的真正风险是强行迫使后叶朝向隔瓣环，导致瓣叶对合过早发生，进而导致前叶向后弯曲进入流出道，导致通过主动脉瓣的血流受阻（二尖瓣前叶收缩期前向运动，即 SAM 征）。

一些心脏的几何结构使它们很容易出现这个问题（见第 15 章），因此，准确选择瓣环成形环的尺寸至关重要。同样，有相当多的意见分歧和陈述推定事实。每个制造商都会描述他们认为适合他们产品的方法。尊重他们的描述是重要的，但也要考虑所提供信息的有效性，因为不同的制造商采用不同的尺寸策略，而这些策略并不总是基于科学证据。

瓣环成形环的大小有以下选择。它可以利用测量器上切迹到切迹的距离来测量交界之间的距离；利用测量器的前后径测量二尖瓣前叶的高度或者收缩末期完全对合时前叶和后叶的高度，或者利用测量器的表面积测量二尖瓣前叶的面积或者整个二尖瓣口的面积（即二尖瓣前叶和后叶的面积之和）。然而，对于一些瓣环成形带的大小，需要使用三角间距离，因此，阅读每个成形环上所附的制造商说明是很重要的。

手术技巧

在这个病例中，二尖瓣是通过瓣叶和瓣下装置的节段性分析来评估的，这些信息与经食管超声心动图检查结果相关。超声心动图可见瓣环明显扩张而瓣叶正常，未见瓣叶脱垂或受限。瓣环成形缝线(2-0 ethibond线)水平褥式缝合放置在二尖瓣周围，宽度为5mm，从三角到三角相距约1mm(图6.6a)。然后根据整个二尖瓣口的表面积(即二尖瓣前叶和后叶的表面积加在一起，图6.6b)，选择一个29mm的Taylor弹性瓣环成形带(Abbott,St Paul,MN,USA)，检查了用标记笔勾画的对合线的对合高度为8~10mm。缝线穿过瓣环成形带(图6.6c)，并在原位打结固定。

通过静态测试，用球囊注射器将冷生理盐水注入左心室，评估二尖瓣的功能。用生理盐水扩张左心室（使主动脉根部变得紧张），用无菌标记笔标记二尖瓣叶的心房面，以评估对合的深度，测量结果9mm。没有瓣叶受限或脱垂的迹象(图6.6d)。

术后超声心动图

修复后经食管超声心动图(图6.7)证实：

(1)二尖瓣复合体的正常生理功能，无残余二尖瓣反流。

(2)二尖瓣环的直径减小到30mm。

(3)无二尖瓣狭窄或二尖瓣叶收缩期前向运动(SAM征)进入左心室流出道，导致左心室流出道梗阻(LVOTO)的迹象。

(4)瓣叶对合深度为9mm。

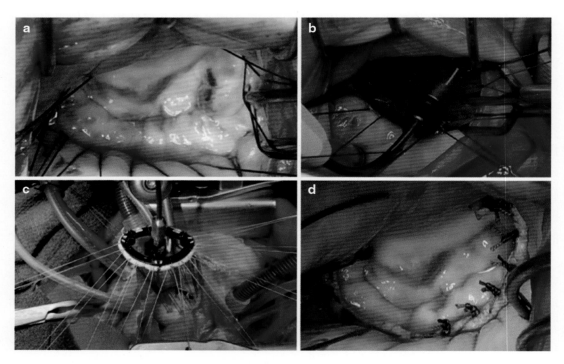

图6.6　手术图像显示(a)孤立的瓣环扩张，无瓣叶脱垂或受限的迹象；(b)通过测量二尖瓣前叶和后叶的表面积来确定二尖瓣环的大小；(c)缝线穿过29mm的Taylor弹性瓣环成形带(Abbott,St Paul,MN,USA)；(d)经静态测试合格的二尖瓣。

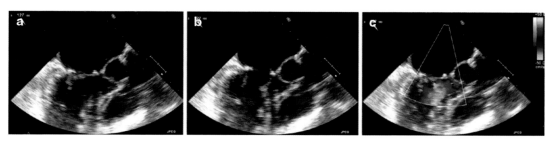

图 6.7　搭桥术中经食管长轴超声心动图显示 (a) 收缩期和 (b) 舒张期前叶和后叶之间无 SAM 征和有 9mm 的对合深度；(c) 彩色多普勒显示二尖瓣功能正常，无残余二尖瓣反流。

手术小贴士

1. 确定潜在的病理生理机制，以确定仅植入瓣环成形环或带是否足够。

2. 根据功能性二尖瓣反流的潜在原因，选择合适的瓣环成形环假体。

3. 精确测量整个二尖瓣口的面积。

4. 获得足够的对合深度 (>8mm) 对于手术的长期耐久性很重要。

总结

二尖瓣瓣环成形术治疗功能性二尖瓣反流的疗效与病因密切相关。对于因心房纤颤引起左心房扩大而导致二尖瓣瓣环扩张的患者，瓣环成形术治疗效果良好，住院死亡率 <1%，围术期并发症发生率低。术后二尖瓣反流无复发 (术后 100% 无反流或 18 个月 1+反流)，无须再手术 (18 个月 100%)，生存率高 (18 个月 100%)。

对于继发于特发性扩张型心肌病的功能性二尖瓣反流患者，短期和长期预后明显较差，因为他们完全依赖于潜在的左心室功能。对于术中射血分数 <30% 的患者，尽管大多数患者症状改善，但术后第一年死亡率高达 30%，二尖瓣反流复发率 3 年达 50%，5 年达 50% 以上 (见第 11 章)。

(陈天博　译)

推荐阅读

Bothe W, Miller DC, Doenst T. Sizing for mitral annuloplasty: where does science stop and voodoo begin? Ann Thorac Surg. 2013;95(4):1475–83.

Khamooshian A, Buijsrogge MP, de Heer F, Gründeman PF. Mitral valve annuloplasty rings: review of literature and comparison of functional outcome and ventricular dimensions. Innovations (Phila). 2014;9(6):399–415.

Komeda M, Kitamura H, Fukaya S, Okawa Y. Surgical treatment for functional mitral regurgitation. Circ J. 2009;73(Suppl A):A23–8.

Manabe S, Kasegawa H, Fukui T, Tabata M, Shinozaki T, Shimokawa T, Takanashi S. Do semi-rigid prosthetic rings affect left ventricular function after mitral valve repair? Circ J. 2013;77(8):2038–42.

Ring L, Dutka DP, Wells FC, Fynn SP, Shapiro LM, Rana BS. Mechanisms of atrial mitral regurgitation: insights using 3D transoesophageal echo. Eur Heart J Cardiovasc Imaging. 2014;15:500–8.

Tanimoto M, Pai RG. Effect of isolated left atrial enlargement on mitral annular size and valve competence. Am J Cardiol. 1996;77:769–74.

Vohra HA, Whistance RN, Magan A, Sadeque SA, Livesey SA. Mitral valve repair for severe mitral regurgitation secondary to lone atrial fibrillation. Eur J Cardiothorac Surg. 2012;42:634–7.

第**7**章

二尖瓣后叶脱垂

关键词

二尖瓣后叶脱垂,黏液瘤样变性,纤维弹性组织缺乏,巴洛病,Gore-Tex新腱索,三角形切除,四边形切除,滑动成形术,瓣环成形术,二尖瓣反流

病史

患者,男性,78岁,表现为短暂的不适及运动时呼吸困难加重。无风湿热或活动性的感染性心内膜炎病史。最近发现收缩期杂音后已多次行超声随访。

超声心动图表现

经胸心脏彩超3腔心切面显示二尖瓣后叶脱垂(图7.1a)。在4腔心切面中也观察到这一点(图7.1b),在心脏收缩期后叶脱垂超过瓣环位置。二尖瓣多普勒血流图显示有一处二尖瓣反流引起的前向喷射血流,明确了后叶脱垂为主要病变。

医生可通过经食管探头获得的图像对后叶功能障碍进行节段分析,显示食管中段孤立性P2节段升高脱垂,在食管中段的2腔心切面(图7.2a)、4腔心切面(图7.2b)、长轴切面(图7.2c,d)及经胃的短轴切面(图7.2e),都有伴随前向的二尖瓣反流显示于相应的彩色多普勒图像中。可应用PISA方法量化反流,显示瓣膜重度反流,有效反流面积51mm²,反流量65mL,反流分数56%。左房扩张至5.17cm,但左室大小并未扩大。左室收缩末(LVIDs)内径3.7cm,而左室舒张末(LVIDd)内径5.2cm,射血分数67%。三维超声清楚地显示后瓣P2脱垂部分有相关的腱索断裂。

病理生理学

二尖瓣脱垂的特征是在心室环平面(房室交界处)以外的瓣叶在收缩期的过度活动,导致二尖瓣反流。这与多余的瓣叶组织有关,通常但不排除两个瓣叶都存在多余组织。大面积的后叶脱垂会导致前叶失去支撑,一旦后叶的病理性病变得到解决,其功能会恢复正常。瓣叶在高度上出现畸形且常伴有深达瓣环的深度裂隙。它们从未正常发展过,起源于深达瓣环的裂隙的瓣叶边缘上的腱索可以证明这一点。组织学上,二尖瓣以黏液瘤样变性为特征,由破坏的结缔组织和胶原碎片间的黏液样物质沉积组成。随着

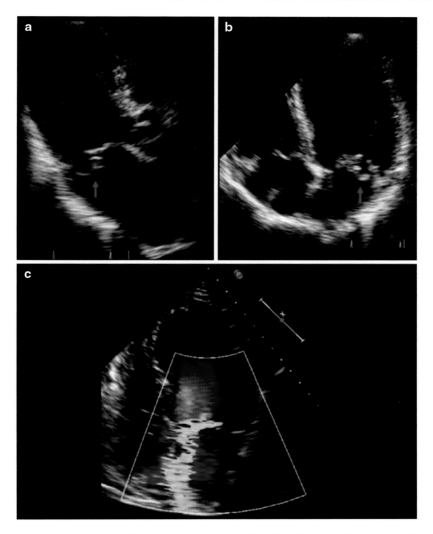

图 7.1　经胸心脏彩超显示二尖瓣后瓣的 P2 区域脱垂(a),继发断裂的腱索在(b)3 腔心切面及 4 腔心切面的视图,导致(c)严重二尖瓣反流的前向偏心喷射样彩色多普勒。

时间的推移, 这些组织学变化很可能发生,因为畸形的瓣膜受到异常应力的影响,不能正确地分布在瓣叶表面。实际上,这些组织学改变可能是瓣膜长时间损伤的结果。

　　在退行性二尖瓣病变患者中,腱索断裂并不总是存在的。如果存在,它可能是继发于腱索的机械性弱化,由于瓣膜的冗余和深裂隙处产生的异常血流动力学应力使瓣膜上的相当多的收缩力不能正常分摊。

　　在组织学上,退行性二尖瓣病变代表着两种截然不同的表型,分别是纤维弹性组织缺乏症和巴洛病(弥漫性的黏液瘤样变性)。纤维弹性丧失的特征是结缔组织减少,胶原、弹性蛋白和蛋白聚糖缺乏,导致瓣叶变薄、光滑、半透明,没有多余的组织,腱索轻度拉长,瓣环只会中度扩大。有趣的是,受影响的瓣叶部分会出现跟巴洛综合征一样的黏液样变性,这部分瓣膜是特征性的浅蓝色组织,它们不会脱垂或受损,即前叶。这表明这种解释存在一个问题。事实上,在这一组

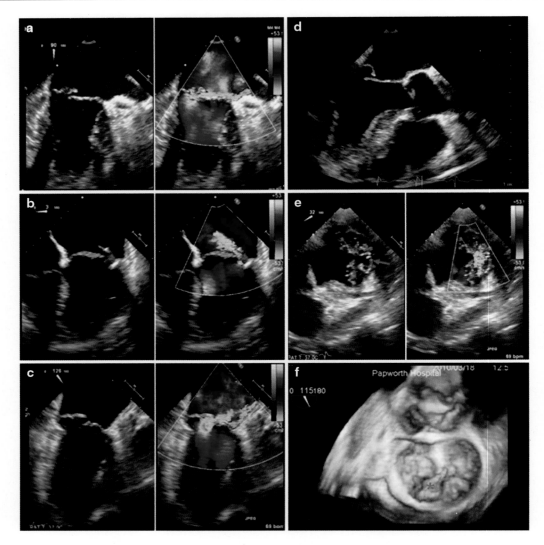

图 7.2　经食管心脏彩超示二尖瓣后瓣 P2 区脱垂,继发腱索断裂在 (a)2 腔心切面;(b)4 腔心切面;(c,d)长轴切面,以及 (e)经胃切面的图像,导致严重二尖瓣反流的前向偏心喷射样彩色多普勒,在 (f)三维手术视角 P2 连枷段(红星所示)可见两条腱索断裂。

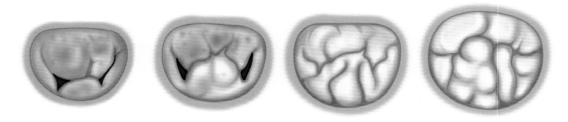

图 7.3　一系列二尖瓣退行性变,从单纯的纤维弹性组织缺乏症到巴洛瓣膜疾病,随着继发黏液瘤样变性逐渐增加,影响更多的瓣叶,并使瓣口面积增大。

中,脱垂部分的两侧都有深深的裂痕,表明这一部分已经与阀门的其他部分隔离开来,并且必须承受与阀门的其他部分相同的每平方厘米的力,这样才能更满意地分配作用于它的力。后叶深裂、支撑不良的部分承受不正常的负荷一段时间后,常常导致之前所描述的继发性组织学改变。其组织学特征是黏液样沉积增加、内皮增厚和胶原纤维断裂,由此产生后叶的增厚瓣叶边缘挛缩。然而,非脱垂的部分没有表现出这些变化,并且以薄而半透明的小叶组织为特征。

如果只有一个裂隙,它通常位于上侧脱垂(在外科医生看来是左侧),在这种情况下,后内侧乳头肌发育异常几乎总是存在的,导致该区域腱索延长。这些都指向这些病变是先天性原因。

患者有腱索断裂和连枷样病变,通常见于气短(如有)的老年患者,这表明该部位是由长时间的创伤导致的病变。巴洛病的患者通常更年轻,他们通常表现为长期的心脏杂音病史,或已知的二尖瓣反流,多为更加弥漫的先天性瓣叶畸形。虽然有双叶畸形(巴洛病)和孤立的后叶脱垂的患者,但患者也可能在这两个极端之间,瓣膜在任何地方均可出现病态解剖,这再次支持这一观点,即这些都是最复杂的结构的先天性畸形。

在二尖瓣反流患者中,最常见的病变是孤立的二尖瓣后叶 P2 段脱垂,约占 60%。在这些患者中,为了实现生理修复,最重要的是明确导致所在瓣叶脱出部位的潜在特征。如果二尖瓣反流未得到纠正,随着左心室容积负荷过重,左心室增大及瓣环扩大会随之发生。

手术策略

处理后叶脱垂的手术策略可以在瓣叶水平上进行分类,包括折叠(McGoon 技术)和切除(三角形切除,四边形切除,"滑动"成形术或楔形切除术)。或者从腱索水平进行分类,包括腱索的植入/替换(Gore-Tex 新腱索)、腱索转移及乳头肌重新定位。处理这些病变的外科医生需要熟悉所有的技术,因为不是所有的瓣膜都能适应一种技术,手术策略需要根据每个患者的情况进行调整。

腱索的植入/置换

该技术手段(图 7.4)包括植入最常用的 Gore-Tex 聚四氟乙烯(PTFE)缝合线的人工合成腱索(W.L. Gore & Associates,Flagstaff,AZ,USA)。该技术的最大优势在于不需要切除瓣叶组织。这项技术的保存了瓣叶组织和还原了瓣叶解剖结构。因此,后叶的活动能力及表面积得以还原,以及与瓣膜功能相适应的二尖瓣最大瓣口面积得以恢复。随着时间推移,这些新腱索可能会被正常纤维组织及内膜覆盖,而血源性成纤维细胞可嵌入这种复杂的材料中的孔隙。腱索置换是通过双头的 CV4 或者 CV5 的 Gore-Tex 腱索线穿过乳头肌纤维部分,为脱垂的后叶提供腱索支持,这些缝线上可以使用垫片,但如果新腱索要重置,这些垫片必须回收,以免掉入心室带来脑梗死的风险。因此,一些外科医生放弃使用垫片,新腱索的双侧分别从脱垂部分的瓣叶游离缘 5mm 的地方穿出。虽然植入 Gore-Tex 新腱索相对简单且可重复,但决定线的长度很有挑战性,因为线太短会导致瓣叶活动受限,而线太长会导致残余瓣叶脱垂,两者都与持续性二尖瓣反流有关。已有多种技术被描述用于确定 Gore-Tex 新腱索的高度,包括:

(1)通过注入生理盐水使左室膨胀做生理评估,以调整新腱索的高度。

(2)用卡尺来测量从乳头肌插入点到脱

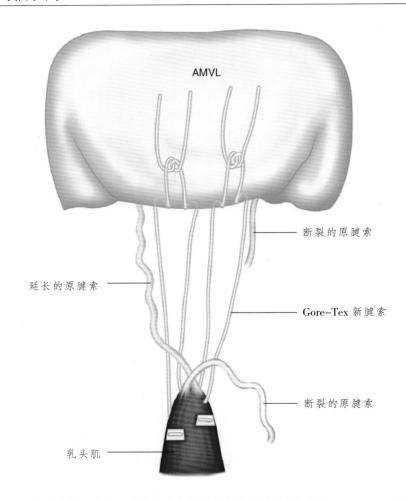

AMVL

断裂的原腱索

延长的原腱索

Gore-Tex 新腱索

断裂的原腱索

乳头肌

图 7.4　Gore-Tex 新腱索插入术用于减少由自然腱索延长或断裂引起的脱垂。AMVL,二尖瓣前叶。

垂部位游离缘在瓣环水平的距离。

（3）找一个固定位点,作为指导新腱索正确长度及张力的参考。

- 有正常长度后瓣的患者的后瓣环。
- 如脱垂部位被拉扯延长,则选择后叶非脱垂部位(P1 或者 P3),由于 P1 比 P3 更接近纤维骨架,因此 P1 更不容易脱垂,可作为参考点。
- 二尖瓣后叶的对合点位于对合线上。

笔者偏爱于评估未脱垂部分的高度,并与脱垂部位相配对,然后用生理盐水使心室膨胀并用亚甲蓝标记物标记出对合线。

三角形切除

三角形切除(图 7.5)是一种有更多限制的成形法,主要用于处理后叶脱垂部位。对比四边形切除,三角形切除更能保留二尖瓣的几何结构及生理功能,还能保留较大的瓣口面积及对合表面积。三角形切除的第一步是用 5-0 prolene 线放置于脱垂区域两侧的正常腱索周围。轻柔地牵拉,可使需要切除的扇形脱垂组织的边缘被清晰地暴露出来。这有利于评估切除后剩余组织的大小。三角形切除的程度取决于脱垂的程度。对于切除后残

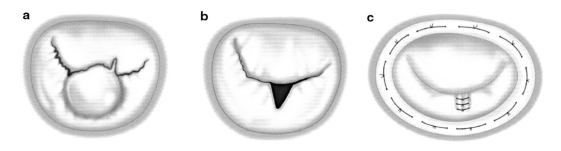

图 7.5　(a)二尖瓣后叶脱垂；(b)用三角形切除法治疗脱垂部分；(c)植入瓣膜成形环进一步支撑。

余组织的大小和质量，要确保有足够的残余组织以完成后瓣的无张力重建。切除以脱垂游离缘作为底部，三角形的顶部指向后叶瓣环位置，不要到达瓣环位置。对有不对称脱垂或高位扇形脱垂的患者，可能需要额外的楔形切除，以形成对称的二尖瓣后瓣，后瓣高度不低于 1.5cm，切除边缘两侧预留 5mm 的脱垂组织，以完成后瓣的无张力重建。

瓣叶折叠

　　瓣叶折叠(McGoon 技术)(图 7.6)是最早描述用于治疗后叶小面积脱垂的方法之一，这包括用一系列间断的 5-0 prolene 线翻转冗余的脱垂节段，产生类似于有限的三角形切除但不切除瓣叶组织的结果。对于二尖瓣黏液样退行性变组织过多的患者，可能不

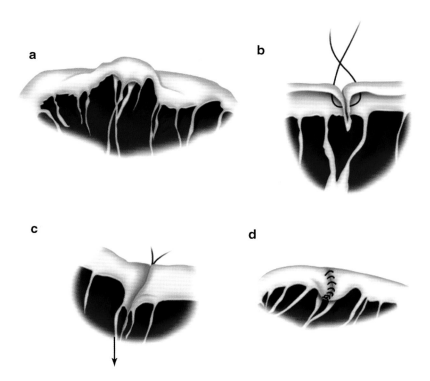

图 7.6　(a)二尖瓣后瓣扇形脱垂行瓣叶折叠术(McGoon 技术)；(b)多余的组织被翻转；(c)用线缝合固定；结果是(d)没有脱垂的 P2 区，跟其他相邻的后叶区同一高度。

应使用瓣叶折叠术,因为组织体积大,在这种情况下三角形切除可能是更好的选择。

四边形切除

四边形切除(图 7.7 和图 7.8)后瓣 P2 扇形脱垂合并后瓣瓣环折叠,是由 Alain Carpentier 教授提出的经典手术方法。通过用 5-0 prolene 线将毗邻的正常腱索与无脱垂部分的后瓣相连,从而明确脱垂部位的边界,然后脱垂部位可以被四边形切除,四边形由前环的中心到后环的虚拟线构成(图 7.7)。这导致被切除的节段在对合缘距离上比在瓣环边缘上的要短,这就减少了在切除边缘缝在一起时的前叶边缘张力。

切除边缘之间的残余间隙的宽度,将决定是否需要水平瓣环环缩或"滑动"成形术,水平垫片 2-0 ethibond 线可用于消除后瓣环上的病变。这样做的目的是把剩余的边缘连接起来,以获得后叶的无张力缝合。值得注意的是,这种方式的过度折叠会有旋支扭结的风险。

如果切除部分宽度>1.5cm,"滑动"成形术是一个更能近似还原瓣叶的方法(图 7.8)。为了达成这一效果,剩余的瓣叶在每个方向上与瓣环切除分离约 2cm。将 ethibond 线缘切除的边缘水平缝合,打结后缝线会减少后瓣环的周长,因此减少残余后叶的张力。

瓣叶边缘用 4-0 prolene 线缝合在一起,同时瓣膜边缘的线也在几何位点正确的地方穿过瓣环。该线可沿新后瓣环边缘将瓣叶与新环重新连接。第二根线由侧缘开始缝合,并最终回到初始缝合处打结。后瓣瓣叶边缘可用 5-0 prolene 线连续缝合在一起,由游离瓣缘向瓣环,或用方向间断缝合,在一个较低的瓣叶高度时,间断缝合比连续缝合更能减少紧缩的压力。这是最小紧缩压力的

锁定缝合技术。但该手术会使后叶变僵硬,如果过度还会影响正常的前叶功能,实际上,二尖瓣狭窄并不常见于之后的随访中。

虽然新腱索重建技术的出现在很大程度上取代了切除术,但仍有一些情况需要用上切除术中的技巧,包括心内膜破坏瓣叶组织的病例。腱索植入或三角形切除的主要优势在于它们保留原二尖瓣的几何形状,保持了正常的瓣膜生理。它们保留了正常的表面积,如能选择合适大小的瓣膜成形环可消除 SAM 征的风险。

二尖瓣重建的主要目的是恢复瓣叶的功能,但这时研究重点已经发生了变化,转变为希望恢复两个瓣叶接近正常的生理活动。这种对修复方法的重新评估带来了新腱索应用的迅速增加,Robert Frater 在 1982 年首次描述了这个观点。

在决定用哪种技术时,需要考虑的很重要的因素是原组织的数量和质量、脱垂部位的大小及产生"SAM"征的可能性。在几乎所有的后叶脱垂的患者,植入新腱索后瓣叶功能可得到恢复。瓣叶组织越多,就越容易恢复功能且拥有很好的对合高度。如果脱垂部分的高度和对立的前瓣一样高或更高,降低瓣叶的高度是明智的,使用上面所描述的技术降低 SAM 征风险,单用新腱索植入也可以预防 SAM 征,通过过度矫正脱垂并将瓣叶拉至接近乳头肌的尖端,尽管这难以避免地会麻痹瓣叶的活动能力。偶尔,乳头肌在心室壁上的位置很高,导致瓣叶边缘至乳头肌尖端的距离不足,使瓣叶高度下降幅度不够。在这种情况下,切除后瓣以减少它的高度是必要的。在新腱索植入技术中另一个引人注意的地方是,虽然瓣叶上的裂痕并不是一个问题,在切除术中,通常会留下一片薄薄的瓣叶并在切除的另外一侧留下深凹陷,这经常会导致重建不整齐,并导致需要切除

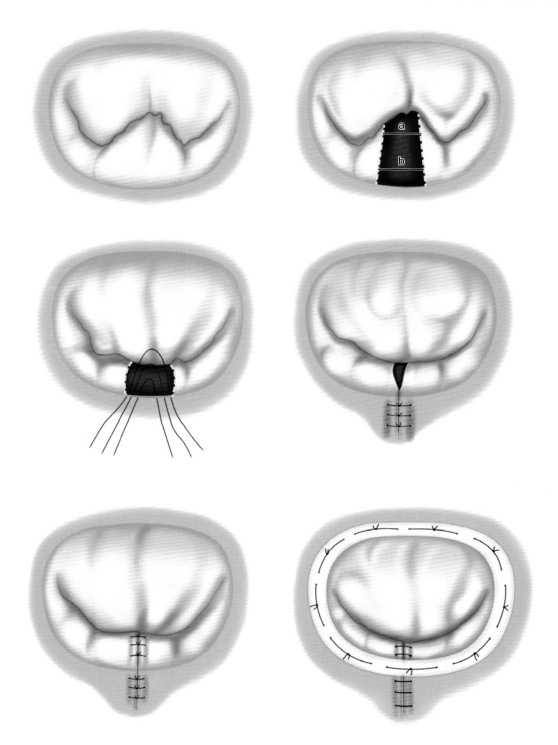

图 7.7 二尖瓣后瓣脱垂采用四边形切除脱垂节段,用水平压缩缝线和瓣环成形术作为支撑。注意:四边形切除的宽度在左叶基底部(b)比在游离边缘(a)更宽。

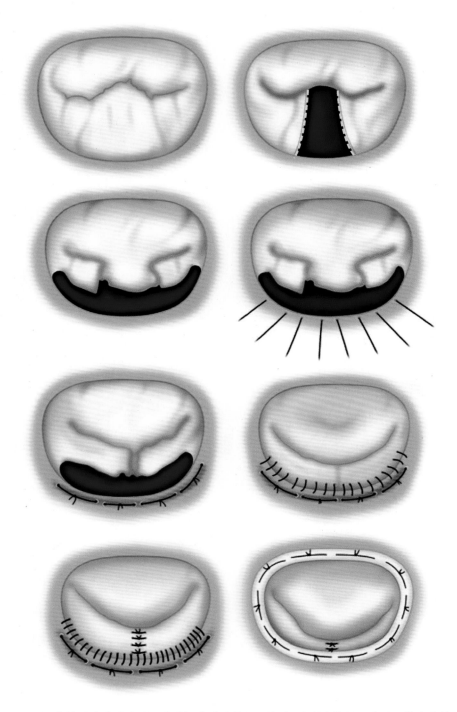

图 7.8   二尖瓣后叶脱垂采用四边形切除脱垂节段，"滑动"成形术并植入成形环作为支撑。

比预期更多的组织。如有离散、多余的瓣叶组织，三角形切除可获得非常满意的效果，明智的做法是在修复后的游离缘再植入一条新腱索，以进一步稳定其良好的长期效果。

在瓣叶较大的病例中，仍有可能用到四边形切除，这将带来合适的瓣膜和稳定的成形效果。很多外科医生对这项技术最为满意，那些对新腱索应用经验有限的人应该学会掌握它。同样，应用"滑动"成形术，这项优秀的技术使后瓣有机会降低瓣叶高度且恢复瓣叶功能。这两种手术操作会产生后瓣瓣叶硬化，在前文已有提及，如果切除面积过大还会引起二尖瓣狭窄，特别是在瓣环较小时（<30mm），用全环的话风险最大。必须强调，所有的病例中所选择瓣环的大小，对于预防 SAM 征和（或）二尖瓣狭窄是非常重要的。

手术技巧

任何二尖瓣修复的关键在于识别并解决其存在的问题，值得注意的是，虽然实时经食管心脏彩超的检查质量是最高的，但继发性病变依然经常未被发现，要么是在检查中被忽略，要么是缺乏认知。在进行超声检查时，容易仅关注反流区域和相关的脱垂，而忽略了与脱垂相关的区域，它们不一定引起反流束，但未经妥善处理的话它们会进一步进展。而且，确保术前已经采集到最高质量的超声图像是最明智的。由于手术台上收集的信息受患者麻醉及相对脱水的因素影响，这两个因素都会减少心室充盈，降低左室后负荷。

在这类特殊患者中，深裂隙的存在及腱索的支持不足导致二尖瓣后叶负荷分配异常及随后的孤立的脱垂。水平垫片瓣环线（2-0 ethibond 线）缝至二尖瓣环周围，每针5mm 宽且间隔 1mm。这样使它们能够提供更

好的二尖瓣入路及二尖瓣及瓣下结构视野，有利于随后的修复。

通过瓣环成形线将瓣膜提升至一个均匀的平面，并通过对瓣叶及瓣下结构进行节段性的分析，对二尖瓣进行评估。结合食管超声结果行二尖瓣成形术。该患者后瓣 P2区的明显脱垂被发现与后内乳头肌来源的一条腱索断裂有关。后瓣 P2 区过高（高出3cm），与二尖瓣剩余区域组织缺乏有关。考虑到这点，对患者二尖瓣脱垂的 P2 区进行了有限的三角形切除，以降低后叶的高度并保持对合线后位。另一种方法是，单纯使用新腱索法，从后瓣环中脱离、切除约 25%的瓣叶高度，并重新附着于后环。如有必要，任何的钙化沉淀在切除区的底部，在二尖瓣后叶瓣环上，都可在这阶段切除。

在脱垂段有多余的组织时，第一步是对组织做三角形切除，切除的范围根据脱垂的程度，以及剩余组织的数量及质量来决定，以确保有充足的组织被保留下来，在后叶重建时行无张力缝合。牵引线放置在 P2 扇形脱垂区周围两侧的正常腱索上，温柔的牵拉牵引线能清晰地将后叶上切除的边缘轮廓暴露出来，并可对切除后的剩余组织的数量进行评估（图 7.9a）。P2 脱垂段用 11# 刀片行三角形切除（图 7.9b）。三角形的基底部在脱垂段的游离缘，三角形的顶点指向后叶的瓣环（图 7.9c）。三角形的顶不能达到瓣环位置。在切除边缘的两侧留出约 5mm 的脱垂组织，以完成后叶的无张力重建（图 7.9d）。

根据切除部位两侧剩余的原有腱索的插入点和瓣叶切除的程度，在重建区的游离缘行 Gore-Tex 新腱索植入可能是有必要的，使修补更加坚固，特别对于缺乏腱索支持的患者。在切除部位两侧出现深裂隙情况下，可以部分闭合这些裂隙，以恢复整个后瓣更均匀的负荷分布和能量共享。为了使后叶保

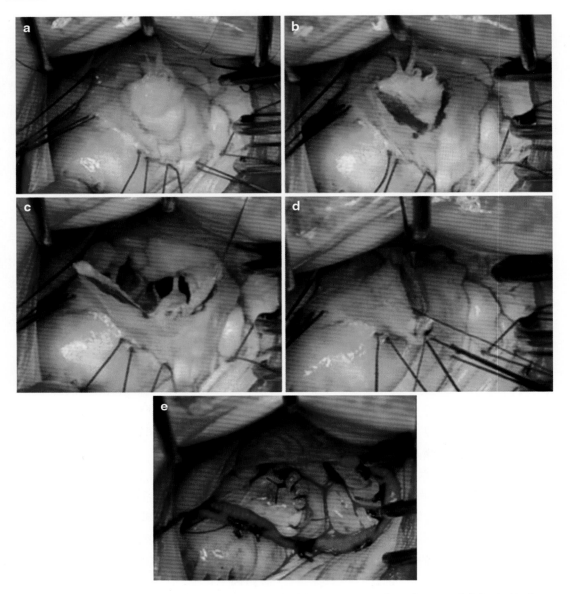

图 7.9   手术照片显示了三角形切除法。(a)二尖瓣节段分析显示后叶 P2 扇形脱垂是由腱索断裂引起的；(b) 切除线的划分；(c)对 P2 脱垂部分进行三角形切除；(d)将剩余的 P2 瓣叶组织用连续锁定 5-0 prolene 线缝合的双层无张力吻合术关闭剩余的 P2 瓣叶组织，并植入成形带(e)。

留正常的移动功能，这些裂隙仅关闭到其高度的一半或 2/3，在左室面做翻转缝合。在大多数患者中的大部分裂隙，尤其是小的裂口是不会闭合的，因为它们有助于二尖瓣叶的正常生理活动。然后后叶上剩余的部分被重新缝合以恢复瓣叶的连续性，采用双层无张力缝合术，使用 5-0 prolene 线做连续锁定缝合，自瓣叶游离缘开始，并到瓣环上进行打结，用单层缝合或间断缝合也是可以接受的。

下一步是评估二尖瓣功能，可通过用球形注射器将冷盐水注入左心室来评估是否有残余脱垂、限制或反流。主动脉根部有紧绷感表明左室充分充盈并处于一定压力当中。未充盈的左心室可能会误导外科医生,以为修复已顺利完成但实际并非如此。用生理盐水扩张左心室时,通过无菌标记笔标记心房面的二尖瓣来评估瓣叶对合深度,然后将生理盐水从左心室抽出。然后对合高度就可以清晰地可视化了,如有必要,可通过植入 Gore-Tex 新腱索使对合长度达到至少8mm。

一旦后瓣叶完成重建,瓣环成形环或成形带就要被植入。这对于超声确认有二尖瓣瓣环扩大的患者是特别重要的。瓣环/瓣带的大小取决于二尖瓣前瓣及后瓣的表面积(当心室充盈受压且有好的对合高度时)。这避免了二尖瓣瓣口在短轴面被低估,保持了前、后瓣叶的正常几何关系和正常的瓣口面积,并减少了随后的二尖瓣前向运动风险(SAM 征)。此外,用该方法测量的瓣环大小可避免造成瓣膜狭窄,瓣环/瓣带成形术会进一步阻止瓣环扩大并通过优化对合区域减轻瓣叶压力。成形线穿过瓣环/瓣带,然后原位打结固定。

成形带植入之后,再次注入冷生理盐水,可对二尖瓣功能、足够的对合深度(>8mm)及对合的均匀性进行评估。在一些特殊的情况下,一些残余分流通过对合面的边缘上的缺口出现,可用 5-0 prolene 线封闭解决。

术后超声心动图

成形术后经食管心脏彩超确认(图 7.10):

(1)正常生理功能的二尖瓣无二尖瓣反流。

(2)二尖瓣后瓣高度<15mm。

(3)无二尖瓣收缩期前向运动(SAM征),前瓣进入左室流出道,导致左室流出道梗阻。

(4)瓣膜对合高度>8mm。

手术小贴士

1.在切除患者的二尖瓣组织之前,确保有足够的剩余组织用于无张力吻合重建二尖瓣,且维持后叶正常的生理活动。

2.将切除部位的两侧的深裂隙缝闭至其高度的 2/3,可改善整个瓣叶收缩负荷的分布。

3.确保后瓣的高度不超过前瓣高度的50%,以减少成形术后二尖瓣 SAM 征。

4.有必要的话,用新腱索进一步支持三角形切除瓣叶,以及合并瓣环/瓣带成形术。

5.获得足够的对合深度(>8mm),对于手术的长期耐用性是非常重要的。

总结

后叶脱垂三角形切除的二尖瓣手术术后显示出良好的结果,住院死亡率低于1%,且围术期并发症发生率低。中长期的预后结果也较好,二尖瓣反流复发率低(95%无或五年 1+MR),无须再手术率高(5 年 99%)及生存率高(5 年 98.5%)。

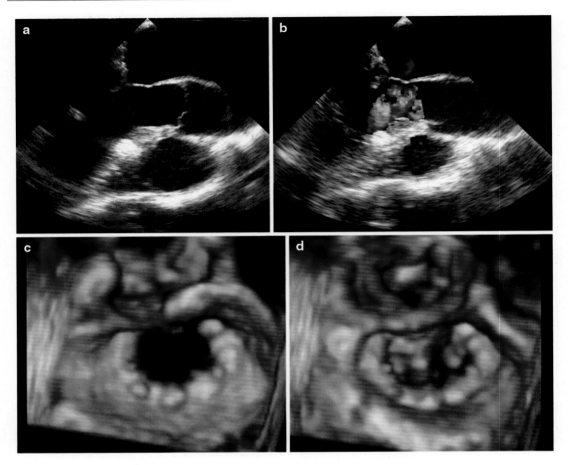

图 7.10　成形术后经食管心脏彩超图像显示 (a) 前叶与后叶之间有 10mm 的对合高度且在食管中段长轴面上未见 SAM 征；(b) 在相应的彩色多普勒超声心动图上二尖瓣完好，未见残余分流；舒张期 (c) 及收缩期 (d) 的三维图像显示成形带在原定的位置，瓣叶切面向下延伸至左心室水平以下，未见 P2 区残余脱垂。

（刘菁　黄成锋　译）

推荐阅读

Gazoni LM, Fedoruk LM, Kern JA, Dent JM, Reece TB, Tribble CG, Smith PW, Lisle TC, Kron IL. A simplified approach to degenerative disease: triangular resections of the mitral valve. Ann Thorac Surg. 2007;83(5):1658–64.

George KM, Mihaljevic T, Gillinov AM. Triangular resection for posterior mitral prolapse: rationale for a simpler repair. J Heart Valve Dis. 2009;18(1):119–21.

Milano A, Codecasa R, Le-Carlo M, Nardi C, Tartarini G, Verunelli F, Bortolotti U, Wells FC, Northrup W. Mitral valve annuloplasty for degenerative disease: assessment of four different techniques. J Heart Valve Dis. 2000;9(3):321–6.

Moorjani N, Viola N, Janusauskas V, Livesey S. Adjusting the length of artificial polytetrafluoroethylene chordae in mitral valve repair by a single loop technique. J Thorac Cardiovasc Surg. 2009;138(6):1441–2.

Padala M, Powell SN, Croft LR, Thourani VH, Yoganathan AP, Adams DH. Mitral valve hemodynamics after repair of acute posterior leaflet prolapse: quadrangular resection versus triangular resection versus neochordoplasty. J Thorac Cardiovasc Surg. 2009;138(2):309–15.

Ring L, Rana BS, Ho SY, Wells FC. The prevalence and impact of deep clefts in the mitral leaflets in mitral valve prolapse. Eur Heart J Cardiovasc Imaging. 2013;4:595–602.

第 **8** 章

二尖瓣前叶脱垂

关键词

二尖瓣前叶脱垂，腱索置换术，腱索转移术，后叶翻转术，瓣叶切除术，瓣叶折叠术，"缘对缘"技术，乳头肌复位术，Gore-Tex人工腱索

病史

患者，男性，63 岁，临床表现为逐渐加重的劳力性呼吸困难，既往无风湿热及感染性心内膜炎病史，连续数年超声心动图随访证实二尖瓣反流。

超声心动图表现

经胸超声心动图心尖 3 腔切面显示二尖瓣前叶脱垂(图 8.1a)。胸骨旁长轴和心尖 4 腔切面同样观察到二尖瓣前叶脱垂(图 8.1b-c)，收缩期瓣叶跨过瓣环平面。彩色多普勒血流频谱显示经二尖瓣瓣口的偏心性后向贴壁反流束直达右肺静脉(图 8.1d)。

经食管超声二尖瓣前叶节段分析显示，经食管中段 5 腔切面、2 腔心切面及长轴切面均提示单纯的 A2 区脱垂(图 8.2a-c)。上述切面中的多普勒血流频谱显示二尖瓣的反流束是由前向后的，说明前叶的脱垂为主要病变(图 8.2a-c)。采用 PISA 法进行量化测定，结果显示有效反流口面积 48mm²，反流容积 68mL，反流分数 59%，缩流颈 0.78cm，提示为重度反流。左心房扩大，内径 5.24cm；左心室大小和功能正常，左心室收缩末期内径 3.9cm，左心室舒张末期内径 5.4cm，左室射血分数 63%。三维(3D)超声心动图清晰显示二尖瓣前叶 A2 区脱垂(图 8.2d)。

手术策略

治疗前叶脱垂比后叶脱垂更为困难。前叶本就有更大的瓣叶面积和更高的瓣叶高度，因此提供一个足够高而且均匀的对合缘最为重要。所以，病变后的前叶很难获得足够的对合缘，这就使得前叶病变修复的远期疗效不如后叶病变。以下技术可用于前叶脱垂的矫治，根据处理部位的不同可以分为：

(1)腱索置换术、腱索转移术和后叶翻转术。

(2)瓣叶切除术、瓣叶折叠术、"缘对缘"技术。

(3)乳头肌复位术。

涉及乳头肌或腱索的技术避免了切除

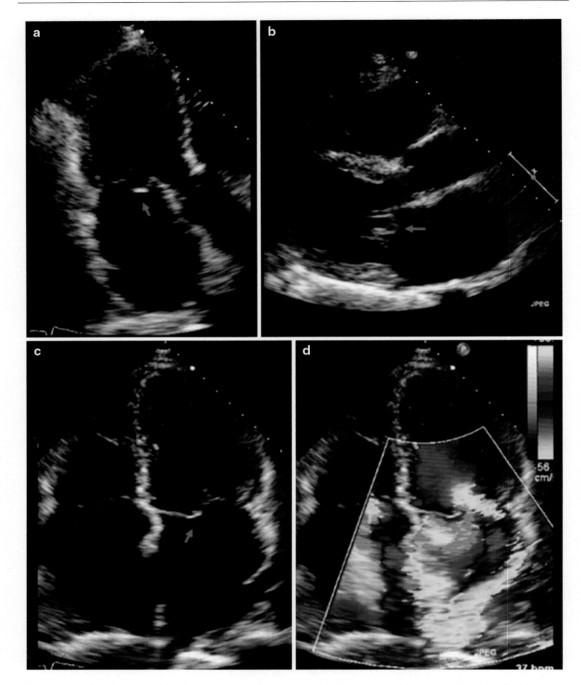

图 8.1　经胸超声心动图证实继发于腱索断裂的二尖瓣前叶 A2 区脱垂，引起偏心性的后向贴壁反流束延伸至右肺静脉。(a)3 腔切面；(b)胸骨旁长轴和(c)心尖 4 腔切面；(d)心尖 4 腔切面彩色血流多普勒。

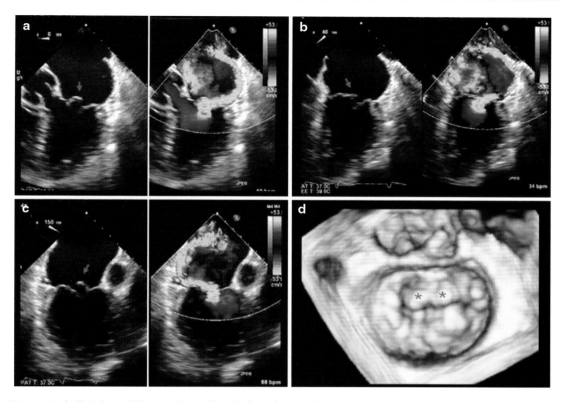

图 8.2　经食管超声心动图显示继发于腱索断裂(红色箭头所示)的二尖瓣前叶 A2 区脱垂,引起彩色血流多普勒所示的后向重度二尖瓣反流。(a)食管中部 5 腔切面;(b)2 腔心切面和(c)长轴切面;(d)三维(3D)手术切面重建证实大面积 A2 区脱垂(红星所示)。

瓣叶,在瓣膜下装置层面解决病变问题。目前临床上最常用的矫治前叶脱垂的技术是腱索置换术(最常见)、腱索转移术和翻转术。

腱索置换术

　　腱索置换术的重点是用 Gore-Tex 聚四氟乙烯 (PTFE) 缝线 (W.L. Gore & Associates,Flagstaff,AZ,USA) 置换病变、延长或断裂的腱索。这种技术的优点是它能够保留瓣叶的表面积,进而保留瓣叶解剖结构和瓣叶的活动度,从而实现二尖瓣瓣口面积的最大化。Gore-Tex 人工腱索即使在植入后 10 年仍然能够保持其柔韧性,因为植入后其表面被纤维组织和内皮细胞覆盖,不会发生钙化。植入 Gore-Tex 人工腱索的操作相对简单

且重复性较好,成功的关键在于准确确定人工腱索的长度(图 8.3)。多种方法可用于确定人工腱索的长度,包括:

　　(1)通过注射生理盐水膨胀左心室的同时调整人工腱索的长度,以获得足够的前后瓣对合高度。

　　(2)预先测定人工腱索环("loop"技术),即术前使用超声心动图加上术中采用刻度卡尺测量乳头肌纤维端至脱垂区域游离缘在瓣环水平的距离。

　　(3)将前瓣瓣环作为参考,植入正确长度和张力的人工腱索。

腱索转移术

　　腱索转移术是将后叶正常的腱索转移

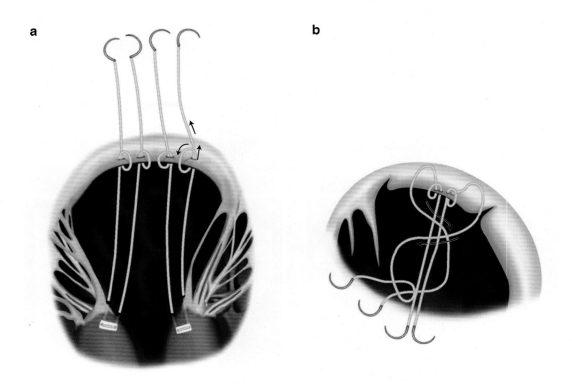

图 8.3   应用简单的"loop"技术植入 Gore-Tex 人工腱索。(a)带垫片 CV4 Gore-Tex 水平褥式缝合穿过乳头肌，然后分别从左室面向左房面连续两次穿出前叶游离缘；(b)确定人工腱索的长度之后，人工腱索的游离端分别绕过拉直的人工腱索后在瓣叶的左室面打结固定。

到前叶，替换冗长或者断裂的前叶腱索。也可以通过转移一块带腱索的正常后叶组织来完成(图 8.4)。腱索转移术的优势在于，自然状态下前叶脱垂区域的瓣叶是由具有适宜长度的前叶腱索所支撑的，而这一支撑可以从未脱垂的后叶获得。但是这将留下相应的后叶部分需要修复，因此只能用于单纯前叶脱垂，且后叶和后叶瓣下装置正常的患者。对于游离缘一级腱索冗长或者断裂的患者，可以在瓣叶基底部切下二级腱索并缝合到瓣叶边缘进行腱索转移。

后叶翻转术

位于前叶脱垂区域正对面的后叶四边形区域被小心地从后叶上切除，从后瓣游离下来(图 8.5)，然后连同附着的腱索一起翻转并缝合至前叶脱垂区域的心房面，切下来的后叶上所有附着于心室表面的腱索都可以保留。与腱索转移术一样，该技术的主要优点是转移的腱索具有适当的长度。后叶留下的间隙采用环形折叠缝合加上后叶残余瓣叶的重建来修复(详见第 7 章)。对于脱垂区域较宽的患者，除了可以进行矩形切除外，还可以进行"滑动"瓣环成形术，但并不推荐这样做，因为这样会大大减少瓣膜的开口面积。新型的腱索为这些患者提供了更好的解决方案。

腱索缩短术

过去曾有人描述和实施过直接的腱索缩短术，但效果很差，经常出现术后早期反流复发。通过重新在乳头肌内植入腱索可以

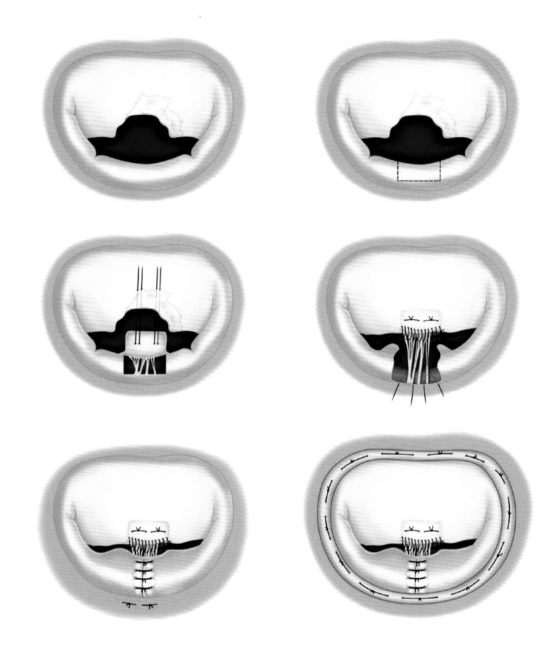

图 8.4　腱索转移技术,是将一段正常的后叶组织与腱索联合转移,用 5-0 prolene 线缝合到前叶脱垂区域的心室面。后叶缺损部位采用矩形切除、水平加压环形缝合进行修复,最后再植入成形环。

达到降低瓣叶高度的目的,同时可以缩短一组冗长的腱索。这项技术的方法为,从冗长腱索起源的乳头肌的顶端向乳头肌的基部做一纵向切口(图 8.6),接着将冗长的腱索折叠到切口的底部并缝合固定。尽管这项技术直接解决了冗长腱索的潜在病理学问题,但其远期效果不可预测,有报道称术后会发生腱索断裂和脱垂复发。

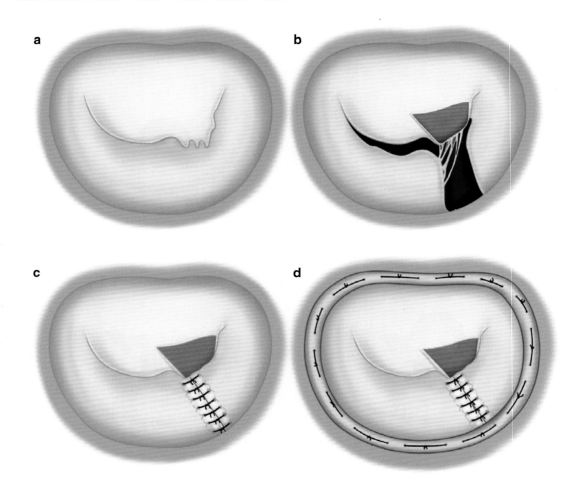

图 8.5　腱索翻转术操作步骤。(a) 从前叶脱垂部位所对应的后瓣环上分离矩形后瓣瓣叶；(b) 连同附着腱索翻转瓣叶；(c) 缝合至前叶脱垂区域瓣叶心房表面，修补后叶缺损；(b) 植入成形环。

乳头肌复位术

对于所有冗长的腱索均来自单个乳头肌头部的患者，可以通过行乳头肌侧方的楔形切除来复位乳头肌末端，从而使冗长的腱索收紧 (图 8.7)。采用 4-0 prolene 线间断缝合闭合楔形切除后的切口。楔形切除的宽度将决定乳头肌顶端重新定位的程度，从而决定术后腱索的紧张程度。

瓣叶切除术

与治疗后叶脱垂的技术一样，可以切除前叶脱垂区域过多的瓣叶组织。瓣叶切除是从前瓣瓣环中心画出的放射线进行的三角形切除术，而非矩形切除术。前叶切除术并不太可靠，有术后早期反流复发的报道。在实践中，这种切除术通常只适用于前叶组织过多且腱索长度适当的患者。腱索冗长或断裂的患者仍需要额外腱索的支撑来完成修复 (图 8.8)。

瓣叶折叠术

指征较窄，可应用于脱垂且有小裂隙的前叶，过多的瓣叶组织可以通过裂隙塞入游

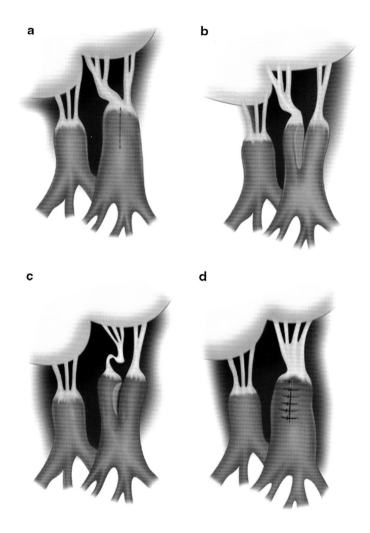

图 8.6　腱索缩短术。操作步骤包括(a)识别冗长腱索的起源;(b)沿乳头肌的顶端向基部做纵行切口;(c)将冗长的腱索折叠至切口底部;(d)缝合、固定冗长腱索,使得与周围正常腱索等长。

离缘的下方。

"缘对缘"技术

Alfieri 的"缘对缘"技术主要适应证就是前叶脱垂,即将脱垂前叶的游离缘固定至对应后叶区域的游离缘上(图 8.9)。"缘对缘"技术是二尖瓣的功能性修复,而非解剖性修复。该技术的关键步骤是准确地确定反流射束的来源,以获得最佳的缝合位置,并确定相应后瓣叶上的对应点,以避免瓣膜扭曲和

残余反流。该操作的结果是形成"双孔"二尖瓣,两个开口的大小可能相等,也可能不相等;可能对称,也可能不对称。重要的是,这两个孔总面积应>2.5cm²,以避免术后二尖瓣狭窄。可于术中使用 Hegar 扩张器进行瓣膜狭窄测试,并且可以通过生理盐水膨胀左心室来静态测试二尖瓣的闭合情况。这项技术操作相对简单,可重复性较好,且体外循环缺血时间较短。但是它的名称容易造成误导,因为缝合点不是在瓣叶的"边缘",而是

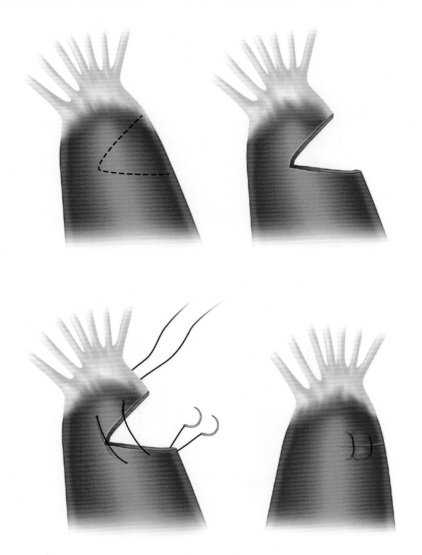

图 8.7　乳头肌复位术,包括在冗长腱索所附着的乳头肌末端做楔形切口以收紧冗长的腱索,采用不带垫片的 4-0 prolene 线间断缝合闭合楔形切除的切口。

在距离边缘 5~6mm 的地方。如果分两层进行,则更加安全。

　　除了治疗前叶脱垂,这项技术也可以作为二尖瓣瓣环严重钙化患者的抢救技术。与治疗前叶病变的其他操作一样,"缘对缘"技术通常需要用瓣环成形术来支撑,以避免将来瓣环扩张。需要特别指出的是,"缘对缘"技术所使用的瓣环直径不得小于 30mm,以免将来发生二尖瓣狭窄。

手术技巧

　　首先是瓣环成形线的缝合,可以明显改善二尖瓣瓣叶、瓣下装置的暴露和视野;接下来结合经食管超声心动图检查的结果,通过对瓣叶和瓣下装置的节段性分析,对二尖瓣病变进行综合评估。在这名患者中,可以看到前叶 A2 区明显脱垂,并伴有腱索

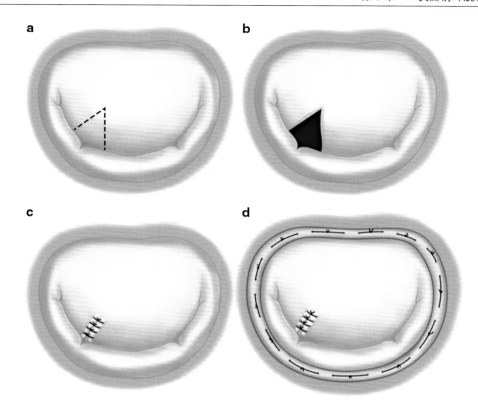

图 8.8 瓣叶切除术，包括(a)识别脱垂区域；(b)在前叶脱垂部位的游离缘行一小的三角形切除；(c)5-0 pro-lene 线间断缝合切缘；(d)植入成形环。

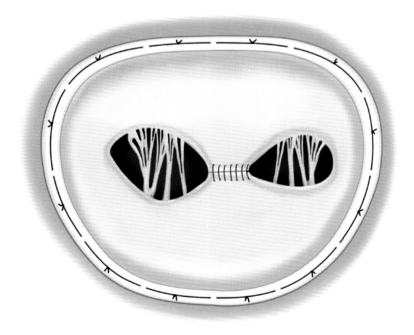

图 8.9 "缘对缘"技术修复二尖瓣反流之后形成的"双孔"二尖瓣。

断裂，腱索起源于前外侧和后内侧乳头肌（图 8.10a）。

在前叶脱垂区域两侧正常腱索附着的瓣叶上，沿脱垂区域的前缘缝合固定线（5-0 prolene 线），固定线的确切数量（通常为 2 或 3 条）取决于脱垂区域的宽度。在这些固定缝线上轻轻牵拉，可以清楚暴露出前叶脱垂区域的边缘，进而评估所需的人工腱索的数目以及确定腱索植入的部位。

有时暴露乳头肌比较困难，但可以通过使用牵开器、瓣叶拉钩、较大的机械瓣换瓣所用的测瓣器、吸引器吸头或神经钩对前叶进行机械牵拉来改善暴露。选择植入人工腱索的乳头肌时，可根据解剖结构进行判断，并以冗长或断裂的腱索的起源作为参考来决定使用哪一组乳头肌。A2 区的固有腱索起源于后内侧和前外侧乳头肌，因此，如果一组乳头肌头部较小，则选择外观最结实的那一组。

用简单的 U 形缝合将 CV-4 Gore-Tex 线的两头穿过乳头肌的纤维部分，放置腱索。部分外科医生认为有必要在缝线上加垫片，但没有证据支持这种观点，而且如果需要更换缝线，则需要取回垫片，以免垫片脱落引起栓塞。也没有必要在乳头肌纤维部缝合处打结。不打结可以使缝线的两头张力均匀分布，而打结的话如果不注意适当地调整缝线的长度，一头可能会变得很紧，而另一头可能会松动。随后将 Gore-Tex 线的一头在距脱垂区域边缘约 5mm，距正常瓣叶边缘 2~3mm 的地方来回两次由心室面穿至心房面；同样的方法缝合另一头缝线（图 8.10b）。

将后瓣的高度和瓣环水平作为参考，确

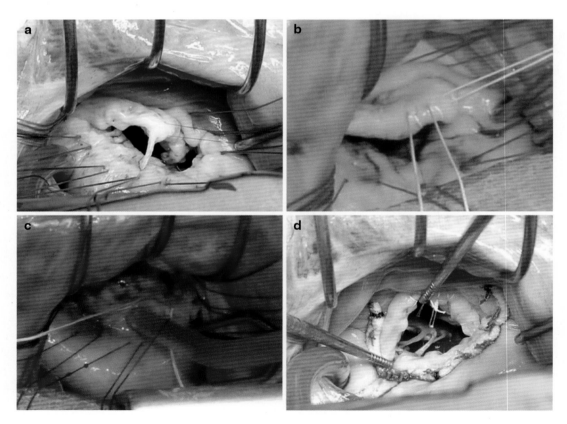

图 8.10　手术操作图示。(a)二尖瓣的节段性分析显示，继发于腱索断裂的单纯 A2 区脱垂；(b)植入 Gore-Tex 人工腱索；(c)通过墨汁标记和左心室生理盐水扩张评估对合缘的高度；(d)置入成形环（半环）。

定 Gore-Tex 新腱索的临时长度,然后用球囊注射器向左心室注入冷生理盐水,以静态测试的方法评估二尖瓣瓣口的闭合情况,并最终确定植入的人工腱索的正确长度和张力。生理盐水扩张左心室的同时,用无菌标记笔标记二尖瓣瓣叶的心房面来评估对合缘的高度 (图 8.10c)。通过调节瓣叶下 Gore-Tex 线的长度,可以增加对合缘的高度以达到至少 8mm 的最佳高度。根据整个二尖瓣口的表面积(即前叶和后叶的表面积)选择合适大小的半环或全环,然后植入成形环(图 8.10d)。虽然并非总是必要,但仍有部分外科医生认为应该在成形环植入后再固定人工腱索。将缝合线的两端锁定在瓣膜下方的两段缝线周围,可防止结的滑动,使打结更加可靠和牢固。

最后再注水确定二尖瓣的闭合情况及对合线位置。如果对合缘处前叶或后叶的裂隙存在残余反流,则可以用 5-0 prolene 线缝合处理。

术后经食管超声心动图

术后经食管超声心动图(图 8.11)确认:

(1)二尖瓣生理功能正常,前叶无任何残余脱垂,瓣叶无活动受限。

(2)二尖瓣无残余反流。

(3)二尖瓣无收缩期前向运动。

(4)瓣叶对合高度>8mm。

手术小贴士

1.乳头肌纤维端的暴露是植入 Gore-Tex 人工腱索时至关重要的操作,可以通过机械性牵拉前叶获得更好的暴露。

2.保留二尖瓣的解剖学结构,植入 Gore-Tex 人工腱索时应选择冗长或者断裂的腱索起源的乳头肌,更要选择看上去更为结实的乳头肌头部作为植入腱索的位置;

3.前瓣环或后瓣环可以作为确定人工腱索大概长度和张力的参考,然后再通过注入生理盐水扩张左心室后的功能性评估进行微调。

总结

二尖瓣前叶脱垂在治疗上比后叶脱垂更具挑战性,因为前叶的几何结构特殊,使

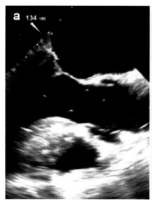 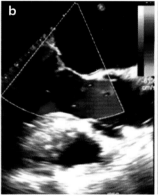 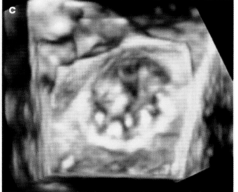

图 8.11　术后食管超声心动图显示(a)食管中段长轴切面显示前叶和后叶良好的对合高度,无 SAM 征现象;(b)相应的彩色血流多普勒显示二尖瓣对合良好,无残余反流;(c)三维(3D)手术视角的重建显示成形环位置固定良好,前叶位于瓣环平面以下,不再脱垂。

得成形远期效果不佳。鉴于此，目前的前叶修复技术倾向于避免切除，而将重点放在瓣下装置上。前叶脱垂行人工腱索置换术后效果良好，住院死亡率<1%，围术期并发症发生率低。对前二尖瓣叶脱垂行人工腱索置换术后的长期观察结果也显示，术后良好，无二尖瓣反流复发（85%无或 15 年 1+MR），无须再手术率高（15 年 92%）。在一组 608 例患者的随访中，没有一例修复失败是由 Gore-Tex 线人工腱索的衰败引起的。事实上，在再次手术的患者中，取出的 Gore- Tex 仍保持其柔韧性，没有任何钙化的迹象。

（向道康　胡旭　译）

推荐阅读

Kasegawa H, Shimokawa T, Shibazaki I, Hayashi H, Koyanagi T, Ida T. Mitral valve repair for anterior leaflet prolapse with expanded polytetraflu- oroethylene sutures. Ann Thorac Surg. 2006;81:1625–31.

Morimoto H, Tsuchiya K, Nakajima M, Akashi O. Mitral valve repair for anterior leaflet prolapse: surgical techniques review and 16-year follow-up results. J Card Surg. 2008;23:426–30.

Pfannmüller B, Seeburger J, Davierwala P, Mohr FW. Repair of the anterior mitral leaflet prolapse. Expert Rev Med Devices. 2014;11(1):89–100.

Phillips MR, Daly RC, Schaff HV, Dearani JA, Mullany CJ, Orszulak TA. Repair of anterior leaflet mitral valve prolapse: chordal replacement versus chordal shortening. Ann Thorac Surg. 2000;69:25–9.

第 **9** 章

双瓣叶脱垂

关键词

双瓣叶脱垂，收缩期前向运动(SAM)，Gore-Tex人工腱索，瓣叶高度降低，瓣叶切除，Alferi缘-缘技术，巴洛病，黏液样变性，瓣环成形术，二尖瓣反流

病史

患者，男性，40岁，主诉长期进行性的劳力性呼吸困难，伴随运动耐量下降，仅能行走182m。无风湿热或感染性心内膜炎病史。查体可闻及全收缩期杂音（收缩期晚期增强），杂音向腋窝传导。

超声心动图表现

经食管超声心动图(TEE)2腔心切面和长轴切面均显示二尖瓣前瓣和后瓣脱垂，在收缩期瓣叶脱出于二尖瓣环平面之上（图9.1a,b)。这些图像显示复杂的重度二尖瓣反流：整个二尖瓣对合缘线存在多处二尖瓣反流(MR)位点，符合双瓣叶脱垂改变（图9.1a,b)。这些情况在三维(3D)外科切面（图9.1c)和三维(3D)重建图像（图9.1d,e)中也可以看到。

左心室功能受损，射血分数（EF值）47%。反流定量(PISA法)显示重度二尖瓣反流，有效反流口面积56mm²，反流分数67%，缩流颈0.85cm。左心房和左心室均扩张（左心房直径5.32cm，左心室收缩末期直径4.6cm，左心室舒张末期直径6.2cm)。

手术策略

巴洛病患者的二尖瓣手术是具有挑战性的。这些患者通常比较年轻，一般年龄在20~40岁，对于这些患者而言，他们在发病前常常就知道自己有心脏杂音。巴洛病的特征是明显的瓣叶冗余，这些冗余的瓣叶局限在一个大的二尖瓣瓣口内，瓣口直径通常可达40mm，甚至50mm以上（在两个瓣叶交界之间的平面测量)。二尖瓣后瓣的高度通常与前瓣相同，有时甚至会高于前瓣。在主动脉长轴切面中，根据主动脉-二尖瓣前瓣之间的夹角，可以看到在这些患者中发生二尖瓣收缩期前向运动(SAM)可能性增加。如果二尖瓣后瓣的高度过高，那么在收缩期二尖瓣闭合时，后叶就会较早地推挤前瓣，导致前瓣突出于左室流出道，从而造成左室流出道狭窄。此时，经过左室流出道的加速血流会

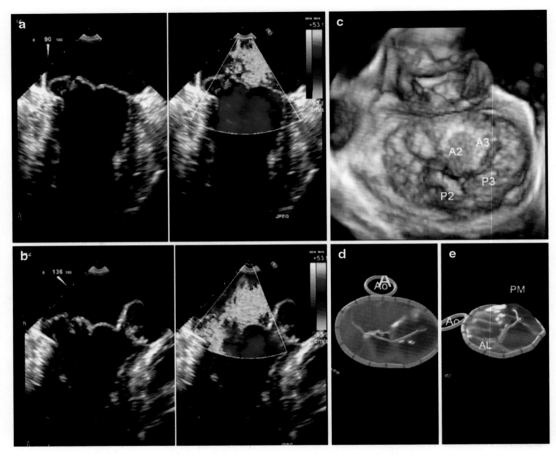

图 9.1　经食管超声心动图显示明显的双瓣叶脱垂,两个瓣叶均超过瓣环平面,在(a)食管中部 2 腔心切面和(b)长轴切面上,可见复杂的严重反流束,在相应的彩色血流多普勒图像上有多个反流位点。(c)三维手术切面显示 P2、P3、A2、A3 和后内侧交界脱垂,以及继发于腱索断裂的连枷状 P2。(d,e)脱垂对应区域的三维重建图像(红色)。

将瓣叶进一步带向左室流出道,产生瓣叶与室间隔接触,导致左室流出道梗阻和二尖瓣反流。

　　这类患者二尖瓣的乳头肌通常也有明显异常,伴有多头状的乳头肌及乳头肌在心室壁的起点位置非常高。后内侧交界乳头肌经常分属许多部分。这些异常导致腱索的长度发生巨大变化。另外,还可见瓣叶有多个节段,这些节段之间的裂隙经常深达瓣环。这经常导致二尖瓣瓣环钙化,钙化灶可能沿着后瓣环从一个纤维三角延伸到另一个纤维三角,但累及瓣环的室间隔部分则罕见。

过度的瓣叶运动通常会导致心房内膜"沟槽样"的部分分离和含铁血黄素染色(蓝绿色物质沿着瓣环沟槽沉积)。由于瓣环的自然发育改变和继发的瓣口扩张(心室扩张导致),因此这类患者的二尖瓣瓣口是扩大的。

　　尽管术前超声心动图图像可能提示两个瓣叶都有脱垂,但通常情况下前瓣脱垂是由于失去后瓣叶支撑所致。一旦后瓣脱垂被纠正,合适的瓣叶对合恢复,前瓣脱垂可能会消失。

　　修复双瓣叶脱垂的关键原则包括:

　　(1)最重要的一点是,识别两个瓣叶中

脱垂的所有结构。

(2)决定是否需要降低后瓣叶的高度，以消除 SAM 征的风险，见前述及其他章节（见第 15 章）。

(3)用 Gore-Tex 人工腱索恢复脱垂节段至正常瓣叶对合位置。

(4)如果有必要，可采用"裂缺缝闭""前叶小的三角形切除""Gore-Tex 人工腱索"，或者"交界缝闭"等技术对修复进行"微调"。

(5)植入成形带或成形环以支撑瓣环，避免后期的瓣环扩张。

修复这些瓣膜的第一步是通过经食管超声心动图和术中直视观察(使用注水实验或使用神经钩评估)对二尖瓣进行全面的节段分析，这将有助于识别哪些瓣叶节段和交界需要修复，不过脱垂可能累及两个瓣叶的所有节段。多数情况下 P1 段是没有脱垂的，为正常高度。在这种情况下，可以将 P1 段作为参考点，用于判断其余瓣叶节段的适合高度。如果瓣叶所有的节段都有脱垂，则可将二尖瓣环形平面作为"参考点"，以确定各节段脱垂的程度和人工腱索的高度。另外，还要检查瓣叶或瓣环有无钙化，必须识别和处理任何钙化或纤维组织对瓣叶造成的限制。同时，患者也常常会伴有乳头肌异常，必须加以识别。此外，一些继发性和三级病变在超声心动图检查时可能被忽略，但这些病变也需要处理，因为如果残留有一定程度的瓣叶对合不良，后期有可能会加重。反流束喷射所导致的左心房后壁增厚改变可有助于鉴别脱垂节段的位置。

经验表明，在双瓣叶脱垂的情况下，首先处理后瓣叶，这将有助于术者判定是否前瓣叶也需要处理。如前文所述，先将后瓣叶恢复到均衡和正常的对合平面，术者可以直观地评判是否存在前瓣叶脱垂。首先需要评估后瓣叶的高度和脱垂节段的数量，后瓣

过高将会增加 SAM 的风险，可采用瓣叶切除或人工腱索降低后瓣叶高度的方法来解决，后者可以形成良好的闭合线，而且可以明显限制后瓣叶的活动范围。切除时，适当调整后瓣叶高度能够产生更好的个体化结果。

瓣叶切除技术的重点是后瓣叶，包括切除两个交界之间对应瓣叶最高部分的后瓣叶基底部，可供使用的技术包括四边形切除（使用或不使用滑行技术）、有针对性楔形切除或者多个三角形切除。如何选择这些切除技术取决于后瓣叶组织的数量，尤其是各个扇形瓣小叶的高度，目的是通过这些修复技术，再造一个对称的(所有扇形瓣小叶在同一高度)、高度 <1.5cm 的后瓣叶。

为降低二尖瓣修复术后 SAM 风险，术者通常使用的技术是降低后瓣叶的高度。将后瓣叶从靠近后瓣环的部位分离，并切除适当的瓣叶组织(靠近瓣环部位的)，然后再将剩余的瓣叶重新缝合到后瓣环上(图 9.2)。在巴洛病患者中，后瓣叶的不同节段的高度通常是不对称的，因此需要不对称地切除瓣叶组织，目的是再造对称的后瓣叶。根据重新缝合后瓣时缝线距离瓣叶边缘的缝合深度，采用这种简单的分离和重新连接方法可以将后瓣叶的高度降低 3~6mm。经过这些处理，可以使前后瓣叶的对合线移向后瓣环，从而降低了 SAM 的风险。瓣叶的游离缘可能会有腱索延长或断裂，这需要通过植入人工腱索来矫正。另外，选择合适尺寸的瓣环成形带或环对预防 SAM 也很重要。

Gore-Tex 人工腱索还可以使瓣叶向下方移动，进而预防瓣叶脱垂和显著降低瓣叶高度。人工腱索用这种方式把脱垂、隆起的瓣叶变成了接近垂直的方向，与左心室后壁平行，正对于前瓣叶关闭的位置。完成后瓣叶修复之后，可以进一步评估前瓣叶，以识

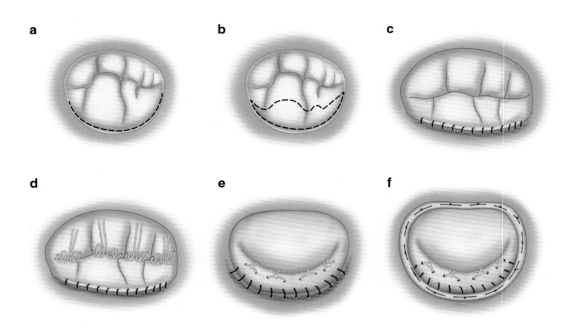

图9.2　通过降低后瓣叶高度修复双瓣叶脱垂。(a)将后瓣叶从瓣环上分离；(b)切除后瓣叶的基底部分；(c)重新缝合后瓣叶与瓣环；(d)在明显脱垂的后瓣叶部位植入 Gore-Tex 人工腱索；(e)Gore-Tex 人工腱索打结；(f)行人工瓣环成形术。

别前瓣叶的脱垂是由于单纯失去后瓣叶支撑的原因，还是腱索过长引起的。然后，使用瓣环成形技术（用成形环或成形带）以稳定修复效果，成形环的大小根据整个二尖瓣瓣口面积来确定。

一旦原发病变被修复，继发病变可能就会显现出来。发生这种情况的原因是主要病变掩盖了位于不同平面上的次要病变，导致次要病变被忽视。重要的是要纠正前后瓣不规则对合线处的瓣叶凸起。修复的目的是使瓣叶功能正常：没有或很少残留瓣叶波浪样变形、足够的对合缘高度、前后瓣缘的闭合线是对称的且平行于二尖瓣后瓣环、没有 SAM 征。可通过静态测试来评估瓣膜对合情况，即在足够大的压力下向左室注射生理盐水，使主动脉根部扩张，并用亚甲蓝墨水标出对合缘。左室充分充盈后测量对合缘深度，理想高度应在 8~10mm。

用于修复双瓣叶脱垂的另一项技术是 Alferi 缘-缘技术（图 8.8），该技术可以简化修复过程。大约在瓣环平面的水平缝合二尖瓣的 P2 和 A2 的中央位置，该技术可以消除相当数量波浪样变形和脱垂的瓣叶组织，因此可以消除或明显减少反流的程度。植入成形环对于完成二尖瓣修复是重要的。如果使用 Alferi 缘-缘技术不能消除反流，建议进行全瓣下结构保留瓣膜置换。

在一些中等程度双瓣叶脱垂引起二尖瓣反流的患者中，如果没有腱索延长或断裂，那么简单地植入成形环就可能阻止后瓣环（左心室基底部）的外向运动，从而消除瓣叶脱垂。

手术技巧

在本例患者中，沿后瓣环水平褥式放置

2-0 ethibond 缝线, 缝针宽距 5~10mm, 瓣环边距约 1mm。直视下采用节段分析法评估瓣叶和瓣下结构, 并与经食管超声心动图结果相比较。观察到前后瓣叶各节段明显脱垂, 并伴有起自前外侧和后内侧乳头肌的腱索延长。在前后瓣叶上放置 5-0 prolene 线, 可为 Gore-Tex 人工腱索植入提供良好的瓣下装置显露(图 9.3a)。

轻柔牵拉后瓣叶的牵引线和后瓣环成形缝线, 分别对 P1、P2 和 P3 的高度进行评估, 以确定后瓣叶上是否存在过多的瓣叶组织(将会增加 SAM 的风险)。使用 11# 手术刀片, 在后瓣叶与瓣环交界处的中点, 水平切开后瓣叶(图 9.3b)。然后, 继续平行于后瓣环延伸切口, 仅略低于两个瓣叶交界, 从而将后瓣叶与瓣环分离(图 9.3c)。因为 P2 高

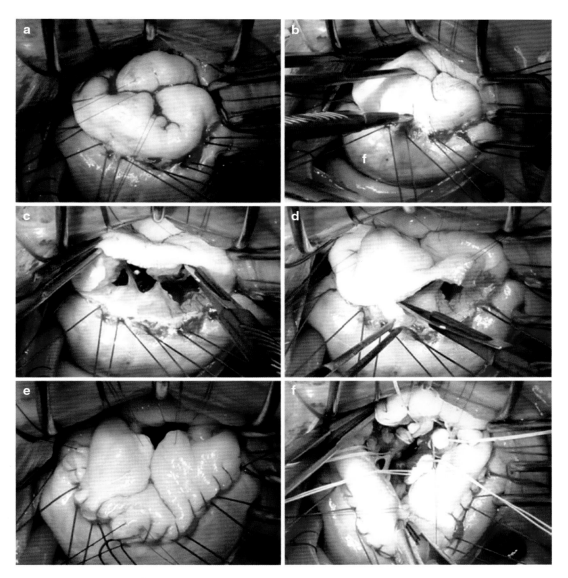

图 9.3 手术图片显示(a)二尖瓣节段性分析, 显示明显的二尖瓣脱垂;(b)后瓣叶中央部位近瓣环附着处做切口;(c)延伸切口, 略低于前外侧和后内侧交界;(d)切除后瓣叶基部瓣叶组织, 降低其高度;(e)用 4-0 prolene 线将后瓣叶重新缝合至后瓣环;(f)Gore-Tex 人工腱索植入前外侧和后内侧乳头肌。

度为 28mm，所以切除后叶基部（图 9.3d），以降低其高度。这些修复措施可使前后瓣的对合缘线向后移动，从而降低了 SAM 和左心室流出道梗阻的风险。后瓣叶切除的范围取决于后瓣叶组织的冗余程度，确保修复后的整个后瓣叶的高度<15mm。瓣环上的任何钙化组织均应予以清除。

用 4-0 prolene 线将后瓣叶重新缝合到后瓣环上（图 9.3e），后瓣叶高度降低后，重新评估前后瓣叶的脱垂程度。在该例患者中，很明显的是，Gore-Tex 人工腱索只须用于后瓣叶。轻柔牵拉前后瓣叶的牵引线，可显露前外侧和后内侧乳头肌。采用水平褥式技术将带垫片的 CV-4 Gore-Tex 人工腱索穿过乳头肌的纤维部分（图 9.3f）。放置在后瓣叶右侧的 Gore-Tex 人工腱索锚定在后内侧乳头肌上，后瓣叶左侧的 Gore-Tex 人工腱索则锚定在前外侧乳头肌上。也可以利用自体腱索作为指引，以确定在哪个乳头肌上植入新的人工腱索。然后，使用"单圈"技术将新腱索穿过距离游离端约 5mm 的位置。

用注水实验（使用球囊注射器将生理盐水注入左心室）静态评估二尖瓣的对合情况。当二尖瓣对合情况满意后，将 Gore-Tex 人工腱索的游离端打结（在瓣环平面水平或恰在瓣环平面以下）。打结数为 12 个（每个方向 6 个），以确保 Gore-Tex 线结不会松开。

注水实验待左心室注满生理盐水后，用无菌笔标记二尖瓣的心房表面，以评估对合缘的高度，对合缘的理想高度至少 8mm。然后，根据整个二尖瓣口的表面积（即前后瓣叶的表面积）选择一个适当的成形环，将其穿过预留的瓣环缝线，打结。成形环植入后，再次进行注水实验评估二尖瓣对合情况：足够的对合缘高度、对合缘与后瓣环是否平行、后瓣环高度约 15mm。用 5-0 prolene 线缝合任何存在残余反流的瓣叶裂隙。

需要说明的是，该例患者在矫正后瓣叶后不需要对前瓣叶做任何处理。这种术前看到的"假性"前瓣脱垂，后瓣叶修复之后就会消失。

术后超声心动图

术后经食管超声心动图（图 9.4）证实：

1. 二尖瓣恢复正常的生理功能，没有残余二尖瓣反流。

2. 瓣叶对合缘高度>8mm。

3. 后瓣叶高度<15mm。

4. 无二尖瓣前瓣收缩期前向运动征（SAM）或左心室流出梗阻（LVOTO）。

手术小贴士

1. 双瓣叶脱垂的修复在技术上是可行的。

2. 二尖瓣的节段分析是关键，有助于清晰辨别需要修复的瓣叶节段。

3. 使用多条 Gore-Tex 人工腱索可以保留二尖瓣瓣叶组织，增加对合缘面积。

4. 通常情况下，降低二尖瓣后瓣叶高度对于减少 SAM 风险是重要的。

5. 使用成形带（或环）将起到稳定二尖瓣后瓣环的作用，以预防后续的瓣环扩张。

6. 足够和均衡的对合缘高度（8~10mm）对于保证修复的远期效果是重要的。

总结

双瓣叶脱垂的二尖瓣修复手术效果良好，住院死亡率<1%，围术期并发症发生率低。虽然与单纯后瓣叶脱垂相比，双瓣叶脱

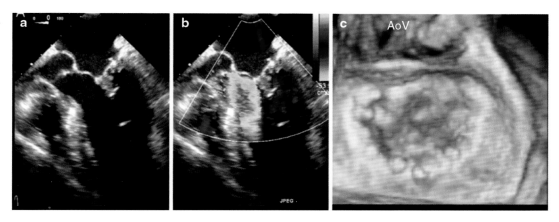

图 9.4　术后经食管超声心动图显示（a）食管中段 5-腔心切面显示前后瓣叶之间良好的对合缘高度，无 SAM；（b）该切面的彩色多普勒图像显示二尖瓣对合良好，无残余反流；（c）收缩期三维外科切面显示，人工瓣环在原位，无残留瓣膜脱垂。AoV，主动脉瓣。

垂的手术效果略差，但大多数已发表的结果显示良好的中长期结果：随访 8 年，无复发率（<2+ MR）为 90%，无须再手术率为 95%，生存率为 89%。

（于涛　黄克立　译）

推荐阅读

Bellitti R, Petrone G, Buonocore M, Nappi G, Santé P. Anatomic reconstruction in degenerative mitral valve bileaflet prolapse: long-term results. Ann Thorac Surg. 2014;97(2):563–8.

David TE, Ivanov J, Armstrong S, Christie D, Rakowski H. A comparison of outcomes of mitral valve repair for degenerative disease with posterior, anterior, and bileaflet prolapse. J Thorac Cardiovasc Surg. 2005;130:1242–9.

Jouan J, Berrebi A, Chauvaud S, Menasché P, Carpentier A, Fabiani JN. Mitral valve reconstruction in Barlow disease: long-term echographic results and implications for surgical management. J Thorac Cardiovasc Surg. 2012;143(4 Suppl):S17–20.

Miura T, Ariyoshi T, Tanigawa K, Matsukuma S, Yokose S, Sumi M, Hisatomi K, Tsuneto A, Hashizume K, Eishi K. Technical aspects of mitral valve repair in Barlow's valve with prolapse of both leaflets: triangular resection for excess tissue, sophisticated chordal replacement, and their combination (the restoration technique). Gen Thorac Cardiovasc Surg. 2015;63(2):61–70.

Okada Y, Nasu M, Koyama T, Shomura Y, Yuzaki M, Murashita T, Fukunaga N, Konishi Y. Outcomes of mitral valve repair for bileaflet prolapse. J Thorac Cardiovasc Surg. 2012;143(4 Suppl):S21–3.

第 **10** 章

二尖瓣交界处脱垂

关键词

交界处脱垂,乳头肌,交界缝闭,Gore-Tex人工腱索,乳头肌缩短,交界处切除和重建,交界处瓣膜成形术,二尖瓣反流,环瓣成形术

病史

一位 62 岁女性患者,主诉长期乏力伴有劳力性呼吸困难。她没有风湿热和感染性心内膜炎的病史。她既往已被确诊为患有二尖瓣关闭不全,并且通过系列超声心动图随访监测了几年时间。

超声心动图表现

经食管中段超声心动图检查 4 腔心切面提示,腱索断裂致二尖瓣后叶内侧交界处脱垂(图 10.1a)。彩色多普勒证实大量偏心性反流束穿过二尖瓣(图 10.1b)。使用 PISA 法对反流进行定量检查,发现重度的二尖瓣反流(MR),反流面积为 $62mm^2$,反流分数为 54%,射流紧缩面宽度为 0.73cm(VC 法,射流紧缩面法)。左心房及左室均增大,左心房直径达 4.84cm,左室(收缩末径 4.5cm,舒张末径 6.8cm)。左室收缩功能受损,射血分数为 52%。食管中段 2 腔心切面(图 10.c)及术中三维(3D)视图(图 10.1d)可证实。

手术策略

瓣叶交界处脱垂可能仅限于前叶或后叶,但通常两者同时受累。后内侧交界处是最常见的部位。超声心动图诊断交界处脱垂可能很困难,甚至可能会被遗漏,尤其在巴洛病的情况下,会被更为突出的病变所掩盖。因此,仔细的术中检查非常重要。

瓣膜交界处的瓣叶组织通常由腱索"扇形"的特征性组织支撑,这些腱索自"马蹄形"的乳头肌发出(图 1.10)。然而,后内侧乳头肌及与其相连接的腱索常出现显著的先天性解剖差异。这减少了瓣叶在该区域所需的机械支撑。变异的部位可能累及单侧瓣叶或双侧瓣叶,其腱索和相连的乳头肌最常见的临床病变是腱索延长或断裂。虽然腱索病变是明显的,但常伴有瓣膜部分畸形,例如,隆起的乳头肌通常有多个头,其中几个可能很小。它们可能完全缺乏腱索的支撑(图 10.2)。

感染性心内膜炎还可能导致瓣膜组织损坏,并出现交界处脱垂。该病变通常与上述的先天性解剖学变异类型相关。

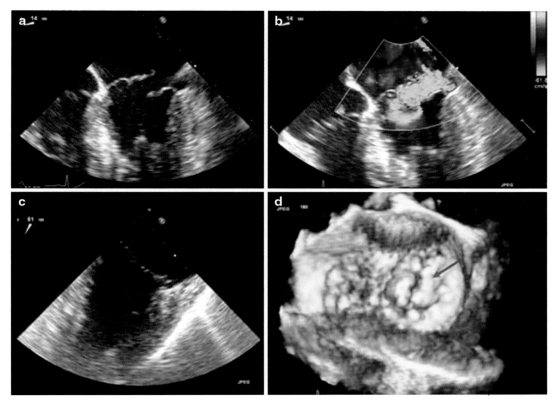

图 10.1 经食管超声心动图显示在(a)食管中段 4 腔心视图可见腱索断裂后,继发后叶脱垂;(b))彩色多普勒血流图显示大量偏心的反流,相应的水平喷射穿过二尖瓣前叶;(c))食管中段 2 腔心视图;(d)三维手术视图显示后内侧交界处脱垂(红色箭头所示)。

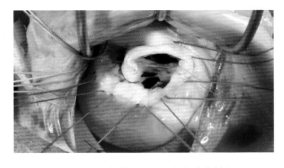

图 10.2 二尖瓣后叶交界处腱索缺如。

业界普遍认为交界处脱垂病变难以取得令人满意的修复效果,但在这一章节我们将描述多种技术来恢复瓣膜功能,这些技术具有极佳的长期临床效果和超声心动图结果。这些技术之间的选择取决于潜在的病因和所产生的解剖病变本质。

对于局限性病变,采用反向缝合法联合缝闭可取得满意的效果。Carpentier 将这一类技术称为"魔术"针迹。对于缺乏或先天性腱索缺如的广泛性脱垂病变,将 Gore-Tex 人工腱索植入一或两个瓣叶边缘时,可以取得很好的效果。在某些情况下,局部切除(通常限于后叶交界部分),无论是瓣叶前移成形术还是瓣环成形术都将获得良好的效果。乳头肌移位或缩短技术已在一些外科医师中重新流行,不过早期结果显示的由 Carpentier 提出的乳头肌缩短的长期临床疗效不稳定。对于双叶交界处脱垂,心室内乳头肌抬高伴细长的腱索或短腱索是采用这项技术的理想病理类型。有时会发生一些状况,乳头肌尖端与瓣叶边缘之间的距离太小,以至于无法使用人工腱索。

交界缝合术

　　这项技术也被称为交界处瓣叶对边修复或改良的"魔术"缝合线,提供了一种简单的功能性(而非解剖性)方法来处理局部交界处脱垂的患者,尤其是对于二尖瓣瓣口面积大合并交界处脱垂的患者。处理方法包括使用 5-0 prolene 缝合线在距叶瓣边缘 5mm 处,将瓣叶边缘在交界处脱垂部位缝合,从而恢复瓣膜功能(图 10.3)。用该方法处理时可能需要不止一次缝合。当使用这项技术时,重要的是要考虑交界缝合后二尖瓣的有效瓣口面积,避免产生二尖瓣狭窄。

人工腱索

　　对于二尖瓣前叶或后叶脱垂来说,植入人工腱索的目的是恢复正常的瓣叶对合高度和正常的平面闭合。用 Gore-Tex 聚四氟乙烯(PTFE)缝合线(W.L. Gore & Associates,Flagstaff,AZ,USA)代替延长的腱索或断裂的腱索。该技术的主要优点是不需要切除瓣膜组织,从而保留了瓣叶的形态、瓣叶的活动性和二尖瓣最大的瓣口面积。人工腱索的植入是先将带垫片或不带垫片的 CV4 Gore-Tex 缝线两头穿过乳头肌头部的纤维肌部分,可为交界处的膨出部位提供牵引支撑,然后穿过瓣叶组织(图 8.2),应用前文描述的单环技术(第 8 章)。术者通过升高或降低瓣叶上缝线的高度来调节 Gore-Tex 人工腱索的高度,然后可以用左室充盈试验来评估修复效果。当左室充盈时,用无菌笔标记对合边缘的高度和均匀性。如前文所述,获得满意的位置时,用 12 个结交锁固定 Gore-Tex 缝线。

瓣叶切除术

　　在瓣膜重建过程中,有时候在瓣叶交界区对局部无支撑的部分瓣叶组织的切除非

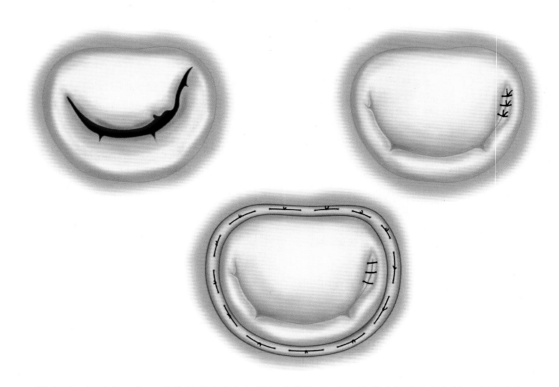

图 10.3　用 5-0 prolene 缝线行交界缝合与瓣环成形技术,处理腱索功能不全引起的二尖瓣脱垂。

常有用，特别是当瓣叶组织明显过多时，比如在 Barlow 综合征时（图 10.4）。这包括局部的楔形切除及四边形切除，其中瓣环距离要大于边缘距离，以防止在重建的瓣叶边缘上产生张力，几乎都需要使用简单的人工瓣环成形技术或瓣叶前移技术（见第 7 章）。交界区的缝合需要足够支撑新的交界区。

乳头肌缩短术

这项技术可用于由起源于同一乳头肌的多条腱索延长所致的交界处脱垂。乳头肌向下位移可通过在乳头肌头顶端做一个楔形切除来实现，楔形切除的大小根据脱垂的距离而定（图 8.6）。接着用带垫片的 4-0 prolene 缝线将乳头肌头部固定在楔形凹槽内。另一项可选的技术是将乳头肌纵向切开，然后将其头端用缝线固定缝合在乳头肌较低的位置上。这种方法似乎要比 Carpentier 所描述的最初的缩短腱索方法更好，因为移位的肌肉会愈合到乳头肌的其他部位上，而叠瓦状的乳头肌重建则不会。

在这些不同技术之间进行选择的基本原则取决于交界处脱垂的类型和程度、存在多余瓣叶组织的程度及二尖瓣瓣口面积的大小。虽然交界区缝合是一项简单且可重复的技术，它是修复小的交界处脱垂最常用的方法，但这是一种非生理性修复的方法，它减少了有效瓣口面积。为了获得更多的生理

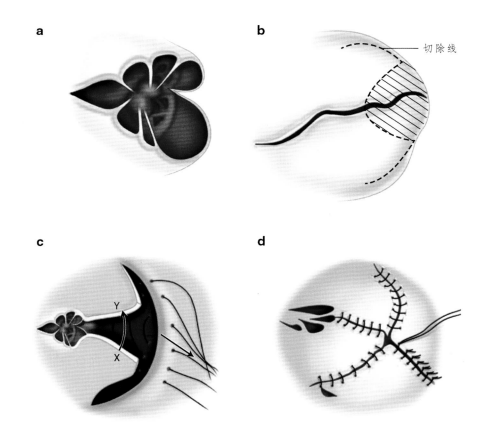

图 10.4　交界处切除和重建。(a)后内侧交界处脱垂；(b)交界四角形切除术联合前后叶滑动成形术；(c)压缩瓣环成形术缝线；(d)交界处重建。

性修复,局限性交界处脱垂的患者可仅通过局部的瓣叶切除进行治疗,只要腱索能够支撑起剩余的瓣叶组织,并能够被良好地接合即可。对于广泛的二尖瓣交界处脱垂,植入人工腱索是一种很好的选择。对于单纯的后叶交界处脱垂,推荐采用部分瓣叶切除,并使用瓣环成形技术或瓣叶前移术。对于起源于同一个乳头肌的多条腱索延长所致的交界处脱垂患者,特别是存在短腱索并伴有心室壁乳头肌高起源的患者,腱索缩短治疗可能是治疗此类交界处脱垂和恢复瓣膜功能的理想技术。对于感染性心内膜炎造成广泛瓣叶组织破坏并导致交界处脱垂的患者,可用自体心包、牛心包、自体三尖瓣后叶或二尖瓣同种异位移植来修复缺损。评估剩余部分二尖瓣瓣叶区的功能很重要,因为交界处脱垂常常与前叶或后叶其他部位的脱垂一起出现。修复交界处脱垂后,可植入人工瓣膜成形环,完成整个手术流程。

手术技巧

术中对二尖瓣功能的评估采用瓣叶分段及瓣下结构的评估,并与经食管超声心动图结果相比较。在本例中,我们观察到二尖瓣后内侧交界区明显脱出,伴有腱索断裂,该腱索起源于后内侧乳头肌的多个头部。另外,瓣叶组织过多。

用 2-0 ethibond 缝线水平褥式缝合在二尖瓣瓣环上,宽度 5mm,间距 1mm,为随后的修复提供对二尖瓣瓣下结构更好的评估与观察视野。将牵引提吊缝线(5-0 prolene 线,用于牵引提吊组织以便操作与观察)放置在后内侧交界处脱垂区域两侧正常的腱索周围。在这些牵引线的柔和牵引力作用下,交界处脱垂的边缘可以被勾画出来,并便于评估瓣下组织。可见断裂的腱索起源于后内侧乳头肌的不同头部(图 10.5a)。

鉴于此,本例交界处脱垂采用人工腱索重建修复,将两条 CV-4 Gore-Tex 缝合线穿过后内侧乳头肌前头部肌纤维,采用 U 形结构建人工腱索 (W.L. Gore & Associates, Flagstaff, AZ, USA)。其中一条 Gore-Tex 缝线在离瓣叶边距约 5mm 处穿过二尖瓣前叶交界处脱垂的部位, 与正常瓣叶边距为 2~3mm,从心室侧到心房侧再穿一次。另一条人工腱索采用同样的方法构建 (图 10.5b)。第二条 CV-4 Gore-Tex 人工腱索穿过后内侧乳头肌后头部肌纤维,并以类似的方式穿过后瓣叶交界处脱垂部位。

将使用的人工瓣环大小作为人工腱索临时的高度参考,以指导植入合适的人工腱索长度和张力。使用球形注射器向左室注入冰生理盐水, 对二尖瓣静态功能进行评价。用无菌笔标记心房面的二尖瓣瓣叶表面来评估对合深度。 通过调整瓣叶下方的 Gore-Tex 缝合线的长度, 可以增加对合深度, 以达到至少 8mm 的深度为宜。

根据二尖瓣瓣口面积,本例患者选择爱德华 Physio Ⅱ 34mm(Edwards Lifesciences, Irvine, CA)成形环,测试完成后打结固定(图 10.5c)。固定完成后,再次用冰生理盐水充盈左室,以评估二尖瓣是否有足够的对合深度、对称的结合线以及后内侧交界区有无残留脱垂(图 10.5d)。

术后超声心动图表现

二尖瓣修复后的经食管超声心动图(图 10.6)证实:

(1)二尖瓣整体生理功能正常,后内侧交界区无二尖瓣反流或任何程度的二尖瓣狭窄。

(2)后内侧交界区无残余脱垂。

(3)瓣叶对合深度>8mm。

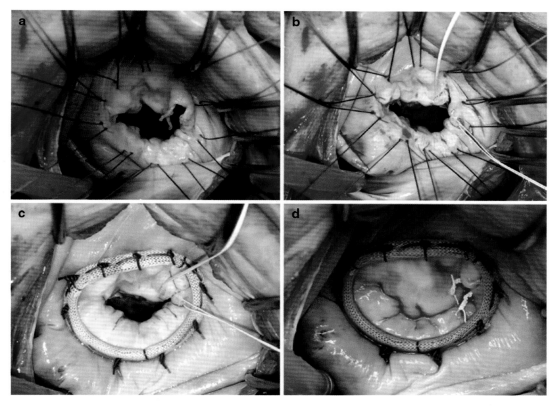

图 10.5　手术图示。(a)术中瓣叶分段探查,提示病变是继发于腱索断裂的二尖瓣后内侧交界处脱垂;(b))在瓣叶后内侧交界区植入 2 个由 Gore-Tex 缝线构建的人工腱索;(c)植入二尖瓣人工瓣环并打结固定;(d)Gore-Tex 人工腱索打结固定后,向左心室注入冰生理盐水使左心室充盈,检查修复后的二尖瓣功能。

手术小贴士

1. 有多种不同的手术方法可以用于治疗二尖瓣交界处脱垂,在它们之间做出选择的原则取决于交界处脱垂的类型和程度、乳头肌与瓣叶的距离、出现的多余瓣叶组织的程度及二尖瓣瓣口面积大小。

2. 如果二尖瓣交界处脱垂是由腱索延长引起的,而且乳头肌没有处于异常的高位,则人工腱索的植入可作为首选的修复方法。

3. 人工腱索的植入需要以植入人工瓣膜成形环作为支撑。

总结

我们采用的多种技术修复二尖瓣交界处脱垂的手术结果均显示良好的临床预后,院内死亡率<2%,围术期并发症发生率低。长期临床随访观察数据还显示,二尖瓣反流复发率低(在 10 年随访中 91.4%患者为低于中度二尖瓣反流),无须再次手术率高(10 年92.5%)且生存率高(10 年 96.7%)

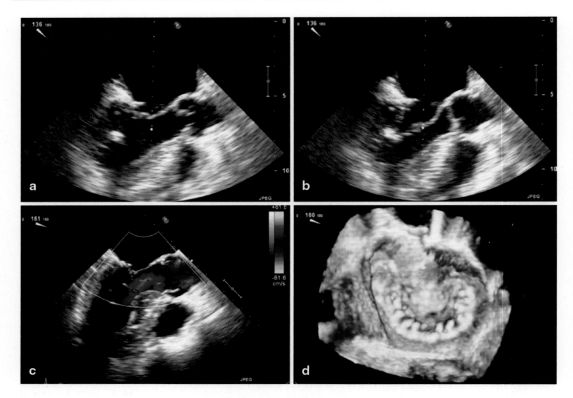

图 10.6   开放自身循环且心脏复跳后,经食管超声心动图的长轴图形显示无 SAM 征且(a)收缩期和(b)舒张期的二尖瓣前叶及后叶之间的对合深度为 9mm,以及二尖瓣开关功能正常;(c))彩色多普勒超声检查显示没有残余的二尖瓣反流;(d)三维超声心动图显示二尖瓣开关良好,无后内侧交界脱垂。

(李小辉 林钊明 译)

推荐阅读

Aubert S, Barreda T, Acar C, Leprince P, Bonnet N, Ecochard R, Pavie A, Gandjbakhch I. Mitral valve repair for commissural prolapse: surgical techniques and long term results. Eur J Cardiothorac Surg. 2005;28(3):443–7.

De Bonis M, Lapenna E, Taramasso M, Pozzoli A, La Canna G, Calabrese MC, Alfieri O. Is commissural closure associated with mitral annuloplasty a durable technique for the treatment of mitral regurgitation? A long-term (≤15 years) clinical and echocardiographic study. J Thorac Cardiovasc Surg. 2014;147(6):1900–6.

Shimizu A, Kasegawa H, Tabata M, Fukui T, Takanashi S. Long-term outcomes of mitral valve repair for isolated commissural prolapse: up to 17-year experience. Ann Thorac Surg. 2015;99(1):43–7.

第**11**章

缺血性二尖瓣反流

关键词

缺血性二尖瓣反流,冠状动脉疾病,心肌梗死,冠状动脉搭桥术,瓣环缩窄,限制瓣叶活动,乳头肌移位,瓣叶增宽术,二尖瓣置换术,乳头肌移位

病史

患者,男性,67岁,有劳累后呼吸困难逐渐加重的病史,运动耐力降低为400码(编者注:1码=0.9144m)。既往曾发生心肌梗死,导致左心室功能受损。查体发现收缩期杂音,向腋下放射,并发生侧移性心尖冲动,以及双侧外周性中度水肿。冠脉造影显示严重的三支病变,以及右冠状动脉闭塞。

超声心动图表现

经胸超声心动图的胸骨旁长轴和心尖3腔切面显示,二尖瓣前瓣和后瓣均活动受限,伴有二尖瓣瓣环扩张(图11.1a,b)。这种"帐篷效应"导致缺血性二尖瓣反流时二尖瓣前叶在超声上呈现特征性"海鸥"征,弯曲角度>45°。经二尖瓣多普勒流束显示为二尖瓣反流(MR)的后向射流,这与心肌梗死后左室壁缺血性纤维化引起的后叶活动受限(图11.1c,d)相关。在三维超声图像上也观察到了这一点,可以看到瓣叶间粘连,尤其是在P2~P3区域(图11.1e,f)。

使用PISA方法对反流进行定量,显示重度MR,有效反流面积为43mm²,反流量为63mL,伴随腔静脉直径收缩0.72cm。左心房(直径6.1cm)和左心室(收缩末期直径5.1cm,舒张末期直径6.7cm)扩张,伴有左心室功能受损,射血分数为39%。同时使用了连续波多普勒检测二尖瓣峰值流速,反映二尖瓣闭合力的大小。

需要注意的是,用于定义缺血性MR严重程度的多普勒超声阈值与退行性MR所用的阈值并不相同。严重缺血性MR的指征是有效的反流孔面积≥20mm²,反流体积(RV)>30mL/次,腔静脉收缩宽度≥4mm。

在2017年更新的AHA指南中,缺血性MR的定义标准已调整为与退行性MR保持一致,严重缺血性MR的特征是有效反流口面积≥40mm²,反流量>60mL/次,腔静脉收缩宽度≥7mm。

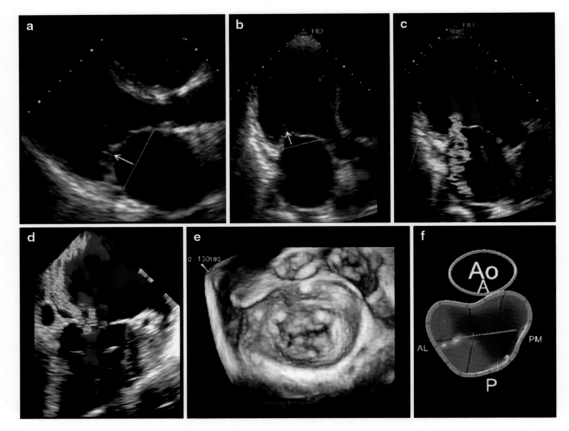

图 11.1   经胸超声心动图显示二尖瓣前叶及后叶的粘连和活动受限,从环形平面(虚线)开始测量的瓣膜前后叶组成的瓣膜隆起高度增加(白色箭头所示),胸骨旁长轴切面(a)和心尖三腔切面(b)能看出下基底壁变薄,在相应的心尖 3 腔切面上引起严重的后向二尖瓣反流(c)。经食管超声确认食管中部两腔心视图上偏心的后向反流(d),以及三维视图上的瓣叶牵拉和增厚(e)。三维重建显示,瓣叶融合平面主要是因为 P3 的粘连而被拉入左心室,但也累及 A3、A2 和 P2(深蓝色区域)(f)。A,前叶;P,后叶;Ao,主动脉;AL,前外侧乳头肌;PM,后内侧乳头肌。

病理生理学

慢性缺血性二尖瓣关闭不全(IMR)是一种心肌病。左心室壁梗死和乳头肌异常会使瓣叶功能发生改变。而瓣叶和腱索是正常的。将此类患者与非缺血性 MR 合并冠状动脉疾病(CAD)的患者区分开是重要的,不过 MR 与 CAD 之间没有必然的关联。同样,尽管 MR 合并扩张性心肌病在病理生理学上与 IMR 有一定的相似性,但病因截然不同,可以鉴别。此外,急性 IMR 可能继发于乳头肌缺血和断裂。

慢性 IMR 是一个复杂的病理生理发展过程,通常由心肌梗死后的全心或局部的心肌重构进展而来,它包括舒张末期 LV 容积增大、球形度增高及心室壁的压力增加,并继发心肌扩张。

梗死的乳头肌出现纤维化和萎缩,局部心肌重构导致乳头肌从环形平面向后外侧移位,造成腱索的牵拉、瓣叶牵拉及继发影响瓣叶收缩形态(图 11.2)。

尽管通常在心室重构过程中两侧乳头肌都会移位，但 IMR 通常与左室下后壁的透壁梗死有关，因此主要累及后内侧乳头肌。尽管后内侧乳头肌一半附着在二尖瓣前叶（A2/A3），一半附着在后叶（P2/P3），但由于前叶的瓣环相对适应性更好，因此乳头肌位移在后叶（P2/P3）上体现会更加明显（图 11.3）。

广泛弥漫性心室缺血会导致左室整体扩张及二尖瓣瓣环扩张和乳头肌顶部移位，从而造成两个瓣叶牵拉。环形扩张通常发生在室间隔-侧壁直径增加到超过瓣叶两侧交界处直径时，二尖瓣瓣环会变得更像圆形。这与正常的非平面鞍形二尖瓣瓣环变平有关。正常瓣环的三维形状在室间隔中部有明显的峰，瓣叶交界处有最低点，这对整个瓣叶的应力分布很重要。尽管大多数扩张发生在后瓣环，但前瓣环同样也有扩张，只是程度较小。

左室整体和局部的重构导致不同类型的瓣叶牵拉（图 11.4）。瓣叶不对称活动受限的特征是左室局部重构，后内侧乳头肌移位，引起后叶活动受限和偏心性 MR 反流束。对称性瓣叶牵拉通常是由于左室整体重构、乳头肌的顶部移位和瓣环扩张引起的，这种情况通常会导致中央性 MR 反流束。不对称活动受限通常与下壁或后壁心肌梗死有关，而对称性活动受限通常与前壁心肌梗死或前、后壁广泛心肌梗死有关。

继发于收缩功能不全的二尖瓣闭合力下降也会促进反流。二尖瓣关闭不全会随着容量超负荷的增加而持续加重，进一步加快左室重构，导致乳头肌移位程度增加及瓣环扩张，进而引起更加严重的二尖瓣关闭不全。尽管二尖瓣在心室缺血的病理过程中是"无辜的旁观者"，但对这些患者瓣叶的组织学分析显示，异常拉伸会导致瓣叶的结构发生改变。

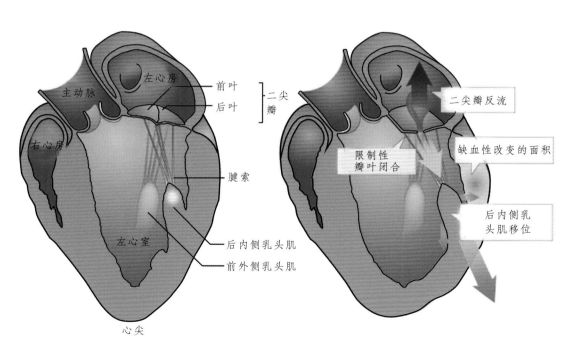

图 11.2　心肌梗死后乳头肌移位，导致瓣叶牵拉及瓣叶自适性降低，继发缺血性二尖瓣反流。（Reprcduced with permission from Taramasso M，et al. Valvular disease：Functional mitral regurgitation：should all valves be replaced？ *Nat Rev Cardiol.* 2016；13（2）：65–6.）

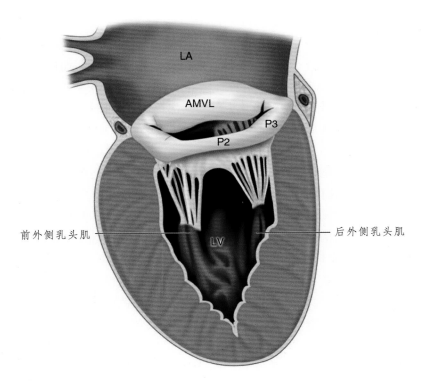

图 11.3　由瓣叶牵拉引起的缺血性二尖瓣关闭不全，在 P2 和 P3 瓣叶区域更为突出。LA，左心房；AMVL，二尖瓣前叶；LV，左心室。

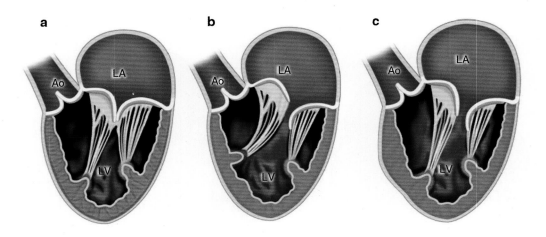

图 11.4　(a)正常的 LV 形状和大小可形成良好的二尖瓣叶闭合，没有反流。(b)左室局部重构导致的后内侧乳头肌侧向移位、不对称性瓣叶牵拉和二尖瓣偏心性反流束。(c)左室整体重构导致瓣环扩张，乳头肌的顶部移位，对称性瓣叶牵拉和二尖瓣中央反流束。LA，左心房；LV，左心室；Ao，主动脉。

手术策略

慢性 IMR 作为心肌梗死并发症在心肌梗死患者的发生率高达 50%，超过 10%的患者发生中度或重度反流，这与预后不良有关，死亡率随着二尖瓣反流的严重程度增加而升高。轻度 IMR 患者的 5 年生存率为

47%，中度或重度IMR 患者为 29%。尽管二尖瓣手术取得了进步，但 IMR 的最佳治疗方法仍存在争议，导致 IMR 的病理生理机制的同质性，意味着不能对所有患者采用同一种策略。在 IMR 的治疗中，不同的外科手术方式包括单独行冠脉移植术，或者冠脉移植术和瓣膜修复术同时进行，如瓣环缩窄成形术、腱索或乳头肌相关手术、瓣叶增大术、心室重建术、瓣膜置换术等。然而，需要注意的是，二尖瓣反流仅是影响这些患者的最终临床转归的部分因素，如果出现进行性心室重构和心室收缩力恶化，可能意味着这些患者最终将无法从任何二尖瓣手术中受益。

冠脉移植术

尽管当前的 ACC/AHA 指南建议在重度 IMR 患者行 CABG 时对二尖瓣进行同期干预，但中度 IMR 时的手术指征尚不明确。在经血管重建恢复心肌供血的患者中，仅行 CABG 就有可能通过恢复局部室壁运动来逆转 IMR，尤其是在轻度反流患者中。在中度或重度反流的患者中，因为心室肌纤维会增大，反流很可能会持续并且随着心室不断扩张而变得更加严重。一项大型前瞻性随机研究证实了这些结果，与接受 CABG 联合二尖瓣成形术相比，仅接受 CABG 的中度 IMR 患者的二尖瓣反流会更加严重。

进行完整的 CABG，尤其是尽可能地在缺血性 LV 区域行 CABG，对于恢复心室收缩能力非常重要，因为有不完全的 CABG 术后导致 IMR 加重的报道。术前评估左心室存活状态非常重要，因为无法存活的瘢痕心肌将会影响术中二尖瓣的干预方案。中度至重度 MR 伴随不可逆缺血性结构损害的患者，最好采用人工瓣膜（通常是生物瓣）来治疗，并将腱索吻合至瓣环以保留瓣膜下组织。

瓣环缩窄

患有轻度或中度二尖瓣反流且有心肌血流可恢复证据的患者可以单独行 CABG，或者对于并非轻度 MR 的情况可进行瓣环成形术。目的是在瓣叶之间恢复良好的接合高度。这是通过使用比治疗退行性瓣膜病变时更小的二尖瓣成形环来实现的。文献描述了使用减小 1~2 个型号的成形环。大小应根据主动脉瓣的表面积和三角区间的距离。一般来说，应使用完整的、刚性的或半刚性的成形环，而不是使用可弯曲的环，以减小二尖瓣瓣口的前后（室间隔－心室侧壁）直径，从而恢复二尖瓣瓣环的几何形状并增加接合的表面积。

该技术仅处理瓣环扩张，但并未解决 IMR 的其他主要病理生理机制，如瓣叶牵拉。实际上，由于瓣环成形术把后瓣环向前牵拉，可能会使后瓣叶的活动受限进一步恶化。瓣环成形术需要将相对受限的前叶与相对可活动的后叶对合，以维持瓣膜功能。意料之中的是，这些患者中有很大一部分由于进行性左心室扩张而在中期（5 年时高达 30%~50%）出现复发性中度或重度二尖瓣反流。与此同时，没有证据证明通过瓣膜成形术修复二尖瓣能给 IMR 带来任何生存优势。此外，据报道，患者使用较小的成形环后，会出现二尖瓣狭窄。

我们列出了瓣环成形术术后复发 MR 的几个相关危险因素（图 11.5），可能需要采取其他的外科手术技术预防 MR 复发（表 11.1）。

此外，人们认为扁平的成形环使瓣叶交界处更靠近心房，这增加了后叶和乳头肌之间的距离，从而潜在地加重了后叶的活动受限，因此出现了经过专门设计的全新 IMR 成

表 11.1　瓣环缩窄术后二尖瓣反流复发的危险因素

前、后叶受牵拉角度[①]	>45°
前叶偏移角度[②]	<35°
前叶弯曲角度	>25°
瓣叶对合距离[③]	<4mm
瓣膜隆起高度/对合深度[④]	>10mm
隆起区域面积[⑤]	>2.5cm²
收缩期乳头肌间距	>20mm
二尖瓣瓣环直径	>3.7cm
左室收缩末期容积	>145mL
左室收缩末期直径	>65mm
左室球形指数[⑥]	>0.7
左室舒张末期指数[⑦]	>3.5cm/m²
室壁运动分数	>1.5
心肌做功分数	>0.9

[①]前、后叶受牵拉角度表示二尖瓣环与二尖瓣前、后叶之间的角度。

[②]前叶偏移角度是前叶在收缩和舒张期之间的角度，代表瓣叶受限制的程度。

[③]瓣叶对合深度是二尖瓣在收缩期对合部分的距离，通常>8mm。

[④]瓣膜隆起高度/对合深度是收缩期从二尖瓣环到瓣叶接合线的距离，通常<6mm。

[⑤]隆起区域面积是收缩中期二尖瓣环和瓣叶之间面积。

[⑥]左室球形指数是长轴与短轴的比值，用作于左室重构不良导致二尖瓣活动受限时的替代指标。

[⑦]左室舒张末期指数是左室舒张末期直径除以体表面积。

形环，该环同时具备了两个优点，既可减少室间隔-侧壁径，又由于自身鞍形能够减少后叶 P2/P3 的区域，从而恢复瓣环的三维形状以保持瓣叶应力正常，并且可以将交界间距离和前叶大小恢复到正常尺寸(图 11.6)。目前，这种瓣环的远期结果仍然值得期待。

修复缺血性二尖瓣的手术方式必须考虑病理生理学的所有方面。因此，已经开发出了新的辅助手术技术，其主要针对瓣膜下组织，包括腱索、乳头肌和左心室游离壁，以试图解决 IMR 的潜在病理生理机制并获得更好的长期效果。然而，确定哪些患者将从瓣膜下修复中受益仍然是一个挑战。在左心室已经受损的患者进行 CABG 时，需要考虑进行更加复杂的修复技术，以延长桥血管通畅的时间。

瓣叶增宽术

有人建议将后叶增宽术作为解决瓣叶牵拉、增加瓣叶曲率(替代瓣膜应力的替代方法)和增加瓣叶对合深度的辅助手段。该手术重要的适应证是，两个瓣叶都应柔软，没有瓣叶或瓣环钙化。从 P2 区域的中部直至瓣叶交界处，将后叶在其环形边缘处切开，使用 4-0 或 5-0 prolene 缝线连续缝合植入长卵形心包补片(约 1cm×4cm)(图11.7)。这样

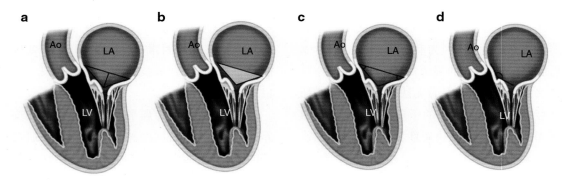

图 11.5　在超声心动图中量化评估瓣叶牵拉时的标记，包括(a)瓣膜隆起高度；(b)隆起区域面积；(c)前、后叶牵拉角度和(d)前叶弯曲角度。LA，左心房；LV，左心室；Ao，主动脉。

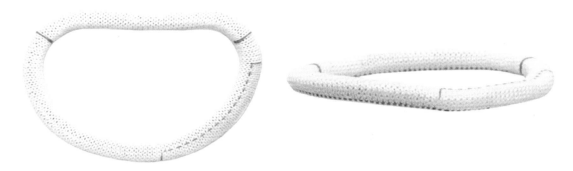

图 11.6　Carpentier-McCarthy-Adams IMR ETlogix 成形环，具有更小的前后径和不对称的设计，并且减小了 P2~P3 曲率。(Reproduced with permission from Edwards Lifesciences, Irvine, CA, USA.)

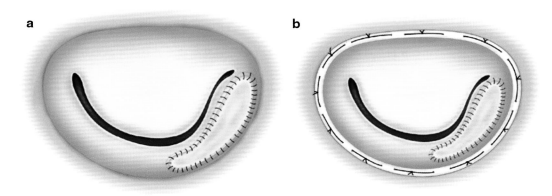

图 11.7　(a)植入牛心包膜以扩大二尖瓣后叶活动受限的 P2/P3 区域，然后(b)植入成形环。

在瓣环修复时就可以植入一个真实尺寸的成形环，它能够准确匹配交界间距离和前瓣叶大小，从而显著增加了受腱索牵拉影响最大的区域的对合深度。将 P2 和 P3 区域向外延伸约 1cm 可以保证安全性，以预防心室进一步扩大和乳头肌移位。需要长期随访以确定牛心包片是否具有维持足够的瓣叶运动的柔韧性。

切断腱索

二尖瓣次级腱索是坚固的"承重墙"，在 IMR 中，由于它们的大小和强度不同，它们是导致瓣叶牵拉的主要原因。瓣叶的这种束缚会导致在超声心动图上的"海鸥征"。

一些外科医生提倡切断次级腱索，以纠正与 IMR 相关的瓣下几何形状改变，即切断来源于受累乳头肌并连接前、后叶和交界处的次级腱索，保留正常乳头肌来源的次级腱索。这减少了瓣叶上腱索的束缚，改善了瓣叶的活动并增加了对合深度。也有人担心切除次级腱索后，会导致瓣叶结构性支撑减少、破坏瓣膜-心室连续性，可能会导致进行性左心室扩张和瓣叶脱垂。因此，次级腱索可以移至瓣叶的外缘(图 11.8)，也可以通过插入 Gore-Tex 新腱索进一步加强。初级和三级腱索保留在原位，以保持瓣膜-心室的连续性。

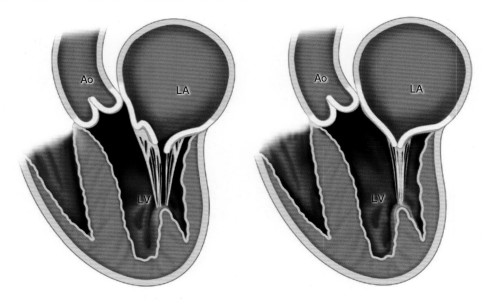

图 11.8　二尖瓣前叶次级腱索从瓣叶体部向瓣叶边缘移位,从而减少了 IMR 中的瓣叶牵拉。

乳头肌重定位

此技术基于二尖瓣环与后乳头肌之间的距离是瓣叶牵拉的重要决定因素这一观点。移位的后乳头肌可使用缝线经心室重新定位,使其接近二尖瓣环,并抵消 IMR 所引起的瓣膜下几何形状的改变。通过解剖,乳头肌可以在后内侧交界处定位,以接近二尖瓣环(图 11.9)。

另一种替代方法是通过主动脉切口进入后乳头肌的头部,然后将带垫片的 CV4 Gore-Tex 缝线穿过前瓣环的中点,即主动脉瓣的无冠瓣和左冠瓣接合处下方,然后穿出主动脉壁(图 11.10)。接下来可以在超声引导下将缝合线绑在复跳的心脏中,以将移位后的乳头肌向前瓣环的中点重新定位。这项技术不会影响瓣膜成形环的植入。

乳头肌悬吊术

该技术包括在两只乳头肌的根部周围放置一个 4mm 的 Gore-Tex 线。然后拉紧吊索,以减小两根乳头肌之间的距离,从而重

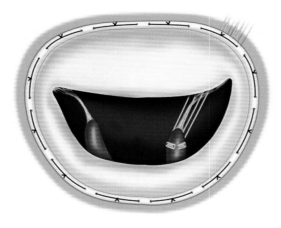

图 11.9　使用 CV4 Gore-Tex 缝线经心室缝合乳头肌,使后内侧乳头肌在二尖瓣接合水平更加靠近二尖瓣环。

新排列乳头肌并减少腱索上的张力。同时还植入了尺寸适中(30mm)的瓣膜成形环。该技术的替代方法包括简单地将乳头肌的头部缝合在一起,以减少乳头肌移位和瓣叶牵拉(图 11.11)。

心室手术

为了解决导致 IMR 的心室重构,已经提

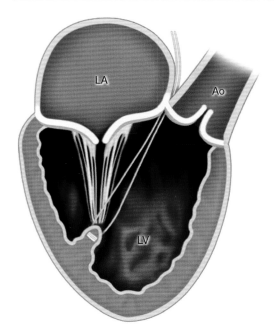

图 11.10　使用 CV4 Gore-Tex 缝线经心室缝合乳头肌，使后乳头肌距离二尖瓣环更近。缝线通过主动脉壁穿出，可以固定在跳动的心脏上。LA，左心房；Ao，主动脉；LV，左心室。

出了几种"心室"技术。这些技术包括外科手术修复心室（图 11.12），该修复使用心室内补片来旷置梗死的前室壁，从而恢复心室椭

圆形态，并减少左室体积、乳头肌移位和随后的二尖瓣反流。梗死区域折叠术（图 11.13）使用带有 Teflon 垫片的缝线褥式缝合折叠左心室梗死下壁，使移位乳头肌靠近二尖瓣；外部压缩装置，如 Acorn Corcap（图 11.14a）和 Coapsys 装置（图 11.14b），它们同样降低了室壁应力并恢复了左室的椭圆形态，从而减少了乳头肌移位。

二尖瓣置换术

　　历史上，IMR 患者是通过二尖瓣置换术治疗的，且未保留瓣膜下组织。由于瓣膜–心室连续性破坏和随后的左室扩大及收缩力受损，长期预后很差。最近，在一项针对严重 IMR 患者的大型多中心前瞻性随机对照试验中，已将二尖瓣置换联合保留瓣膜下组织与二尖瓣修复联合瓣环缩窄成形术进行了比较。结果表明，两组之间在主要不良心脏或脑血管事件或 12 个月生存率方面无显著差异，但瓣膜置换后对二尖瓣关闭不全的纠正更为持久，能够减少心力衰竭症状的复发率和再次住院概率。

　　保留瓣膜下组织能够通过维持瓣膜–心

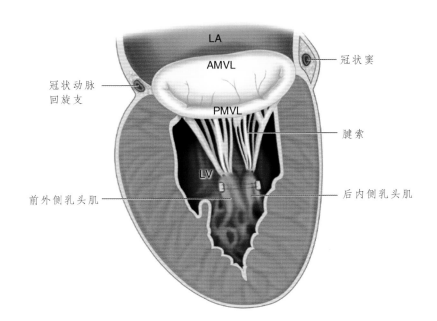

图 11.11　使用带垫片的 4-0 prolene 缝合线将乳头肌缝合靠近。LA，左心房；LV，左心室；AMVL，二尖瓣前叶；PMVL，二尖瓣后叶。

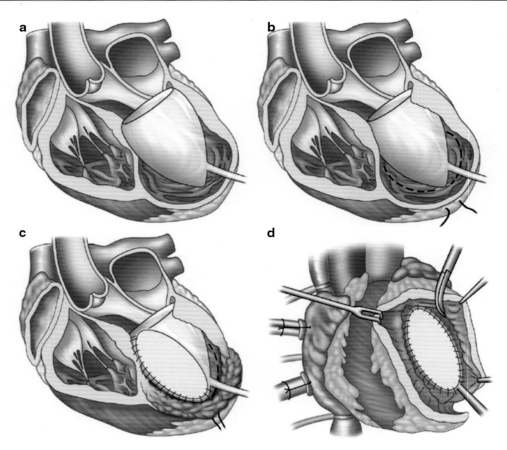

图 11.12　心室手术修复。(a)插入心室球囊,用于标记术后左心室容积(50mL/m²);(b)在瘢痕纤维化心肌与正常收缩性心肌的交界处放置心室缝合线(Fontan stich);(c)植入牛心包膜以闭合心室壁的残余缺损,以及(d)关闭心室切口。

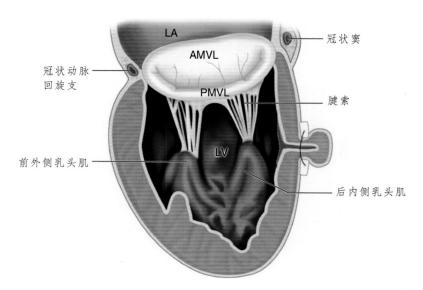

图 11.13　用于减少乳头肌移位的梗死区域折叠术。LA,左心房;LV,左心室;AMVL,二尖瓣前叶;PMVL,二尖瓣后叶。

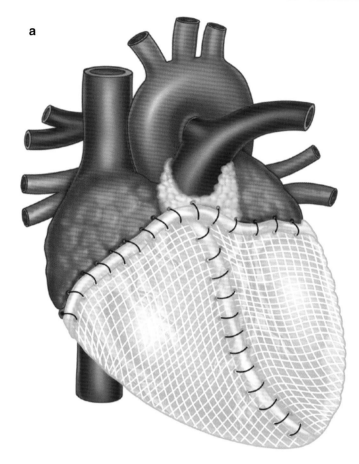

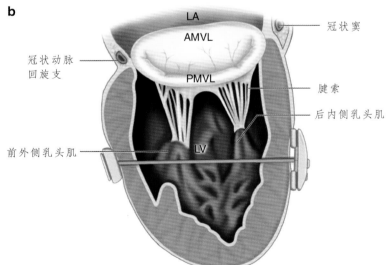

图 11.14　使用 (a)Acorn CorCap 和 (b)Coapsys 装置对缺血性心肌病的左心室进行外部压迫，以减少心室扩张和乳头肌移位。AMVL，二尖瓣前叶；PMVL，二尖瓣后叶；LA，左心房；LV，左心室。

室的连续性并由此支撑心室壁来恢复正常的心室几何形状。先将前叶从瓣环上游离（图 11.15a），将每个乳头肌和腱索支配的瓣膜区域分离（图 11.15b）。切除没有腱索支配的瓣叶组织的三角形部分（图 11.15c），将瓣膜缝合线穿过剩余瓣下组织并穿过瓣环，为

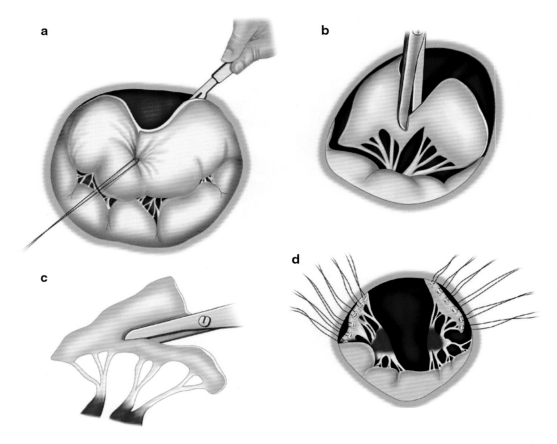

图 11.15   保留腱索的二尖瓣置换术。(a)从瓣膜上分离前叶；(b)将每个乳头肌和腱索支配的瓣膜区域分离；(c)切除没有腱索支配的瓣叶组织的三角形部分；(d)将瓣膜缝合线穿过剩余瓣下组织并穿过瓣环。

瓣膜置换做准备(图 11.15d)。

如果后叶较窄，则可留在原位，仅仅用缝线缝合瓣叶和瓣环调整。如有必要，可以通过将后叶的整体游离下来，在中部将其分离，然后重新缝合至瓣环，用同样的方法对前叶进行操作，来最大化置换瓣膜的尺寸。这使得后叶周长能够充分利用。如果不能保留天然腱索，则可以使用 Gore-Tex 新腱索将乳头肌重新附着到二尖瓣环上，不过这在 IMR 的情况下并不常见。与部分保留相比，保留所有腱索可保持更大的正常心室容积和更好的收缩功能。

通常，无论年龄大小，都会植入生物瓣，因为 IMR 患者的中位生存期为 5 年，从而避

免了与抗凝相关的不良事件。人们普遍认为在保留瓣膜下组织的情况下植入人工生物瓣优于修复瓣膜，特别是在获得次优结果时，因为人工瓣膜将提供更持久的二尖瓣反流矫正。对于患有多种合并症，复杂的反流束(多于一个反流束)或前、后叶均有严重牵拉的患者，二尖瓣置换术是更好的选择。

决定是否干预缺血性二尖瓣关闭不全，以及如果干预的话，是瓣膜修复还是瓣膜置换，非常具有挑战性。医生需要考虑许多因素，包括二尖瓣关闭不全的严重程度，二尖瓣关闭不全的病因(环形扩张、瓣叶运动受限或同时存在)，左室功能不全的严重程度，患者的年龄及是否存在严重的合并症。重要

的是要意识到,在 IMR 的情况下二尖瓣修复并不能纠正反流的根本原因,并且修复后进行性左心室扩张可能导致乳头肌进一步移位和 MR 复发。

(1)CABG 仅用于轻度至中度 IMR 但具有明显心肌存活力的患者,他们将在血运重建后经历反向重构并改善 LV 收缩力。

(2)对于中度 IMR 且有心力衰竭症状或左室下侧壁瘢痕/坏死的症状的患者,可以考虑用 CABG 联合保留瓣下组织的二尖瓣修复,单独进行 CABG 不能改善这种情况。对 IMR 进行二尖瓣修复时,重要的是要确定引起 IMR 的确切机制,以便采取适当的手术方式来恢复瓣膜功能。

(3)CABG 联合保留腱索的二尖瓣置换可用于重度 IMR 患者,或中度 IMR 合并高复发风险的患者(如复杂的 IMR 反流束,前、后瓣叶均受牵拉)和多种合并症。目前正在进行进一步的研究,以更加明确地定义可考虑瓣膜修复的重症 IMR 患者的情况。这些患者包括那些没有明显复发危险因素的患者(表 11.1),例如左心室收缩末期容积增加,牵拉角度和瓣膜隆起高度。

对于继发于乳头肌破裂的严重 IMR 患者(图 11.16),也可能需要更换二尖瓣,并保留尽可能多的瓣膜下组织。

手术技巧

由于病变对于功能的影响,最好在术前用经食管超声心动图评估 IMR 患者的病变情况。尽管术中使用盐水注入和神经钩对二尖瓣进行分区式分析,可以将术前超声暴露的问题变成更加直观的可视化状态,但它无法取代心脏专家术前通过经食管超声精确地评估二尖瓣状态这一步骤,因为后者可以对病理解剖结构进行最佳评估,并制订手术计划。

瓣环平面常被用作确定每个分区的受牵拉程度的"参考点",同时,检查瓣膜钙化、瓣膜下病变或瓣环扩张也很重要,因为这些病变可能导致瓣膜功能不全。喷射血流束的存在可能有助于识别反流的方向。

在本例中,观察到后叶的 P2~P3 节段受到后外侧乳头肌腱索明显牵拉,以及二尖瓣环扩张。围绕二尖瓣水平褥式缝合二尖瓣环成形线(2-0 ethibond),宽度为 5~10mm,相距约 1mm 以改善瓣膜的形态。放置在二尖瓣后瓣环 P2~P3 段区域内的缝合线必须非常牢固,并在心室肌中有足够的深度,以应对由心

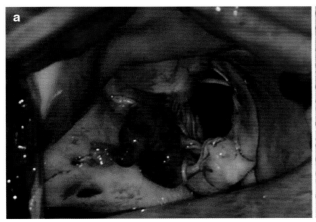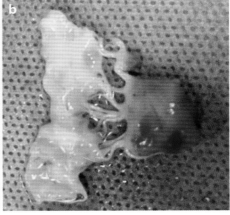

图 11.16　(a)急性下壁心肌梗死后破裂的后内侧乳头肌和(b)切除的附有腱索和二尖瓣后叶 P2 区域的乳头肌。

室变形在区域中产生的张力。

针对继发于后乳头肌并附着于前叶、后叶和后内侧瓣叶交界的次级腱索，在其附着于瓣叶的心室侧下方位置切开，并用 5-0 prolene 线将其缝合于瓣叶的游离缘。为了重新定位后乳头肌，使用带两块垫片的 CV4 Gore-Tex 缝线将后乳头肌的纤维顶部缝合至后内侧瓣叶交界和 P3 区域的瓣环区域（图 11.17a）。

随后，根据两侧瓣环交界处直径和前叶的高度确定瓣环的尺寸，考虑将整个瓣膜区域略缩小。选择 30mm Carpentier-McCarthy-Adams IMR ETlogix 成形环（Edwards Lifesciences, Irvine, CA），因为它是半刚性的完整成形环，并且具有非对称三维结构，缩小的 P2-P3 曲率以改善受到牵拉的 P2-P3 区域，并减少前后距离以改善环状扩张，从而增加瓣叶对合的深度。

然后将瓣环原位固定，使用球形注射器将冷盐水注入左心室，通过静态测试评估二尖瓣的功能。这样就可以确定乳头肌缝合线的正确长度，并将其系在瓣环的心房侧（图 11.17b）。

术后超声心动图表现

术后的经胸超声心动图（图 11.18）证实：

（1）二尖瓣的生理功能恢复，具有出色的双瓣运动，缩小的环形尺寸，没有瓣叶牵拉。

（2）良好的对合深度（8mm），没有残留的二尖瓣反流。

（3）瓣膜隆起高度（4mm）和隆起面积（1.1cm²）明显减少。

（4）没有发现二尖瓣狭窄、二尖瓣收缩前运动（SAM）及左心室流出道梗阻（LVOTO）。

手术小贴士

1. 采用专门设计的完整刚性或半刚性瓣环进行的瓣环缩窄成形术可以解决缺血性二尖瓣反流的瓣环扩张问题。

2. 过度缩小瓣环可能会使瓣叶牵拉恶化并导致二尖瓣反流复发。

3. 可能需要行次级腱索切开和乳头肌重定位的辅助措施来解决瓣叶牵拉。

4. 明确术前存在的二尖瓣关闭不全复发的危险因素，并使用针对瓣膜下

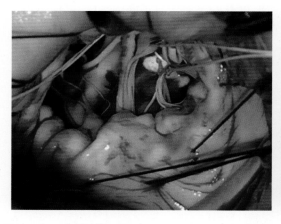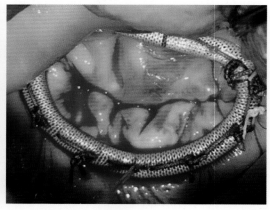

图 11.17　手术图像显示（a）针对后叶受牵拉的 P2-P3 节段，瓣环成形缝合线的位置及插入 CV4 Gore-Tex 缝合线以进行乳头肌重定位，以及（b）植入 Carpentier-McCarthy-Adams IMR ETlogix 成形环（Edwards Lifesciences, Irvine, CA），并将乳头肌缝合线固定在后内侧瓣叶交界和 P3 的水平。

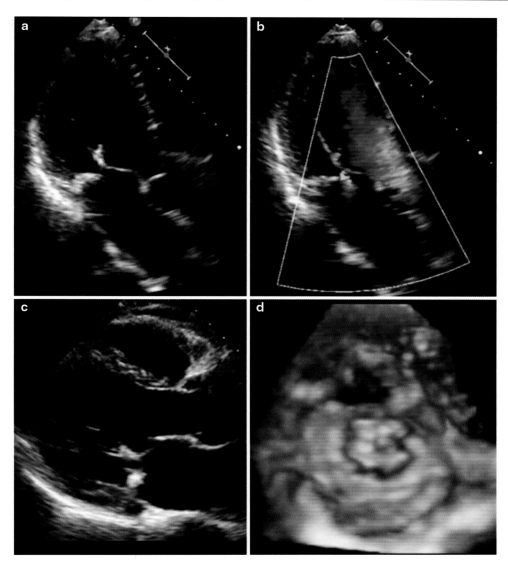

图 11.18　术后经胸超声心动图显示原位瓣环成形术,可见功能恢复的二尖瓣,无二尖瓣反流,瓣叶运动很好,没有受到牵拉。(a)心尖三腔视图与(b)相应的彩色多普勒血流图;(c)胸骨旁长轴视图和(d)三维手术短轴视图。

组织的手术技术将瓣膜恢复至生理形态非常重要。

总结

　　心胸外科手术临床试验小组 (CTSN)最近发表了两项前瞻性随机试验的结果,以帮助指导 IMR 患者的治疗。首次将保留腱索的二尖瓣置换与瓣环缩窄成形术修复二尖瓣在 251 例严重缺血性 MR 患者中进行了比较。两组在 24 个月时均显示出逆转心肌重构的证据,但两组之间左心室收缩体积指数(主要终点指标)或生存率无显著差异。修复组中至少中度反流的发生率为 58.8%,而置换组为 3.8%。术前超声心动图数据正在进一步研究,以确定在严重 IMR 的情况下可从修复中受益的患者亚组。

第二项试验比较了 301 例中度缺血性 MR 患者单独行 CABG 与 CABG 联合二尖瓣成形术的效果。与先前评估该队列患者的前瞻性随机对照试验不同,在 12 个月时左心室收缩末期容积指数(逆转心肌重构的替代指标)没有显著差异。正如预期的那样,仅接受 CABG 的患者中度或重度反流发生率为 31.1%,而修复组为 11.2%。两组之间的围术期死亡率 (CABG 组为 2.7%,CABG 加修复组为 1.3%)或主要不良心脏和脑血管事件发生率无显著差异。同样,正在进行有关心肌生存力的进一步研究,以确定哪些中度 IMR 患者将从单独 CABG 中受益。

我们尚需等待这些研究的远期结果,才能确定非常重要的反流复发的影响,以及目前的手术技术对生存和功能状态的影响。

(莫然 译)

推荐阅读

Acker MA, Parides MK, Perrault LP, Moskowitz AJ, Gelijns AC, Voisine P, Smith PK, Hung JW, Blackstone EH, Puskas JD, Argenziano M, Gammie JS, Mack M, Ascheim DD, Bagiella E, Moquete EG, Ferguson TB, Horvath KA, Geller NL, Miller MA, Woo YJ, D'Alessandro DA, Ailawadi G, Dagenais F, Gardner TJ, O'Gara PT, Michler RE, Kron IL, CTSN Investigators. Mitral-valve repair versus replacement for severe ischemic mitral regurgitation. N Engl J Med. 2014;370(1):23–32.

Chan KM, Punjabi PP, Flather M, Wage R, Symmonds K, Roussin I, Rahman-Haley S, Pennell DJ, Kilner PJ, Dreyfus GD, Pepper JR, for the RIME Investigators. Coronary artery bypass surgery with or without mitral valve annuloplasty in moderate functional ischemic mitral regurgitation: final results of the randomized ischemic mitral evaluation (RIME) trial. Circulation. 2011;116(21):2502–10.

Fattouch K, Guccione F, Sampognaro R, Panzarella G, Corrado E, Navarra E, Calvaruso D, Ruvolo G. Efficacy of adding mitral valve restrictive annuloplasty to coronary artery bypass grafting in patients with moderate ischemic mitral valve regurgitation: a randomized trial. J Thorac Cardiovasc Surg. 2009;138(2):278–85.

Goldstein D, Moskowitz AJ, Gelijns AC, Ailawadi G, Parides MK, Perrault LP, Hung JW, Voisine P, Dagenais F, Gillinov AM, Thourani V, Argenziano M, Gammie JS, Mack M, Demers P, Atluri P, Rose EA, O'Sullivan K, Williams DL, Bagiella E, Michler RE, Weisel RD, Miller MA, Geller NL, Taddei-Peters WC, Smith PK, Moquete E, Overbey JR, Kron IL, O'Gara PT, Acker MA, CTSN Investigators. Two-year outcomes of surgical treatment of severe ischemic mitral regurgitation. N Engl J Med. 2016;374(4):344–53.

Kron IL, Hung J, Overbey JR, Bouchard D, Gelijns AC, Moskowitz AJ, Voisine P, O'Gara PT, Argenziano M, Michler RE, Gillinov M, Puskas JD, Gammie JS, Mack MJ, Smith PK, Sai-Sudhakar C, Gardner TJ, Ailawadi G, Zeng X, O'Sullivan K, Parides MK, Swayze R, Thourani V, Rose EA, Perrault LP, Acker MA, CTSN Investigators. Predicting recurrent mitral regurgitation after mitral valve repair for severe ischemic mitral regurgitation. J Thorac Cardiovasc Surg. 2015;149(3):752–61.

Lorusso R, Gelsomino S, Vizzardi E, D'Aloia A, De Cicco G, Lucà F, Parise O, Gensini GF, Stefàno P, Livi U, Vendramin I, Pacini D, Di Bartolomeo R, Miceli A, Varone E, Glauber M, Parolari A, Giuseppe Arlati F, Alamanni F, Serraino F, Renzulli A, Messina A, Troise G, Mariscalco G, Cottini M, Beghi C, Nicolini F, Gherli T, Borghetti V, Pardini A, Caimmi PP, Micalizzi E, Fino C, Ferrazzi P, Di Mauro M, Calafiore AM, ISTIMIR Investigators. Mitral valve repair or replacement for ischemic mitral regurgitation? The Italian Study on the Treatment of Ischemic Mitral Regurgitation (ISTIMIR). J Thorac Cardiovasc Surg. 2013;145(1):118–39.

Smith PK, Puskas JD, Ascheim DD, Voisine P, Gelijns AC, Moskowitz AJ, Hung JW, Parides MK, Ailawadi G, Perrault LP, Acker MA, Argenziano M, Thourani V, Gammie JS, Miller MA, Pagé P, Overbey JR, Bagiella E, Dagenais F, Blackstone EH, Kron IL, Goldstein DJ, Rose EA, Moquete EG, Jeffries N, Gardner TJ, O'Gara PT, Alexander JH, Michler RE, Cardiothoracic Surgical Trials Network Investigators. Surgical treatment of moderate ischemic mitral regurgitation. N Engl J Med. 2014;371(23):2178–88.

Taramasso M, Maisano F. Valvular disease: functional mitral regurgitation: should all valves be replaced? Nat Rev Cardiol. 2016;13(2):65–6.

Vassileva CM, Boley T, Markwell S, Hazelrigg S. Meta-analysis of short-term and long-term survival following repair versus replacement for ischemic mitral regurgitation. Eur J Cardiothorac Surg. 2011;39(3):295–303.

第 **12** 章

二尖瓣感染性心内膜炎

关键词

感染性心内膜炎,瓣环脓肿,赘生物,瓣叶重建,自体心包,牛心包,二尖瓣反流,二尖瓣置换,菌血症,栓塞

病史

患者,男性,63 岁,发热 4 周,伴盗汗、运动时呼吸困难和嗜睡。否认既往风湿病史,但最近有拔牙史。临床查体发现,发热(38.2℃)和收缩期杂音。血培养提示血链球菌,以及显著升高的白细胞计数 (15 600/μL)和C 反应蛋白(238mg/dL)。

超声心动图表现

经胸超声心动图:心尖部 4 腔切面图像显示二尖瓣前叶一个 0.7cm 的赘生物,随二尖瓣前叶及后叶的正常开合而活动(图 12.1a)。在胸骨旁长轴切面中也观察到这个情况(图 12.1b),此处的赘生物呈一活动团块附着在二尖瓣前叶心房面上。彩色多普勒显示血流通过二尖瓣前叶上的一个穿孔形成二尖瓣反流束(图 12.1c)。

经食管超声心动图证实二尖瓣前叶心房表面上存在该赘生物,食管中部长轴和 4 腔心切面均可见该赘生物随二尖瓣前叶和后叶的正常开合而活动(图 12.2a,b),相应的彩色多普勒血流图像可见通过穿孔而形成的二尖瓣反流(MR)束(图 12.2c)。

使用 PISA 法对反流进行定量,确定属于重度 MR,反流容积为 67mL,反流分数为 53%,缩流颈 0.76cm。左心房未见增大(3.9cm),左心室的大小和功能正常,左室收缩末期直径为 3.7cm,左室舒张末期直径为 5.2cm,射血分数为 67%。三维短轴手术切面清楚显示二尖瓣前叶穿孔(图 12.2d)。

病理生理学

正常的心脏内皮细胞对感染甚至短暂的菌血症具有抵抗力,内源性免疫机制包括杀血栓素 (血小板释放的杀微生物蛋白)有助于预防心内膜炎。但若患者有内皮功能紊乱或非层流血流,例如,患有一定程度的瓣膜功能障碍(狭窄或关闭不全),则有形成无菌血小板纤维蛋白血栓的风险。文丘里(Venturi)效应通常导致血栓在血液湍流的低压侧形成,例如,伴随二尖瓣反流在二尖瓣关闭不全患者的瓣膜心房侧发生。

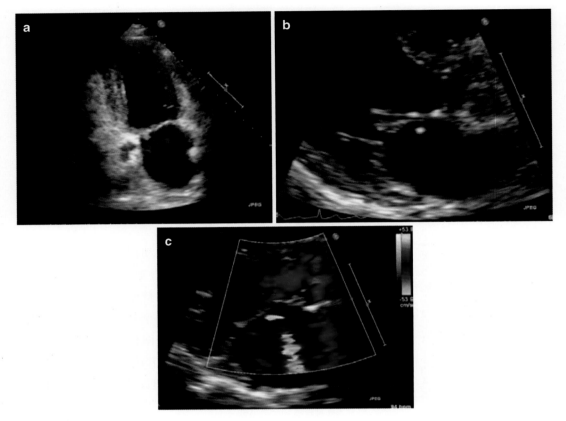

图 12.1　经胸超声心动图显示，在(a)经心尖 4 腔和(b)胸骨旁长轴切面上，二尖瓣前叶心房侧有一个 0.7cm 的赘生物；(c)胸骨旁长轴切面彩色血流多普勒图像可见一股严重的反流束通过二尖瓣前叶上的穿孔。

随后的菌血症使先前存在的血栓定植，导致赘生物形成。菌血症可通过侵入性操作（如拔牙、内镜检查或存在感染的手术）而诱发。这些生物能够在血小板纤维蛋白血栓内繁殖，从而"逃过"人体的免疫系统。与天然瓣膜性心内膜炎相关的常见微生物包括链球菌、金黄色葡萄球菌、表皮葡萄球菌和粪肠球菌。这些病原体能够诱导血小板凝集，与纤维蛋白-血小板血栓的表面结合，因为它们具有纤连蛋白受体，并能抵抗补体和某些血小板蛋白的杀菌作用。

感染性心内膜炎的病理效应是继发性的，可扩散至周围组织，引起局部组织破坏，如瓣叶穿孔或瓣周脓肿形成。此外，赘生物栓子可导致外周脓肿，如脑、肾或脾脏。感染性心内膜病程的外周效应也可能伴随免疫复合物沉积，如血管炎或肾小球肾炎。

手术策略

虽然有一部分二尖瓣感染性心内膜炎患者可以用抗生素进行治疗，但手术干预常常是必要的，且应及早进行，以降低持续瓣膜破坏或栓塞的风险。在对这些患者进行手术时，首先要确定瓣膜修复是否可行或是否有必要进行瓣膜置换。虽然在这种情况下二尖瓣修复可能会延长缺血时间，但有证据表明，瓣膜修复较置换具有短期和长期优势，包括复发性心内膜炎的发生率更低，免再次手术率更高，以及长期的生存优势。

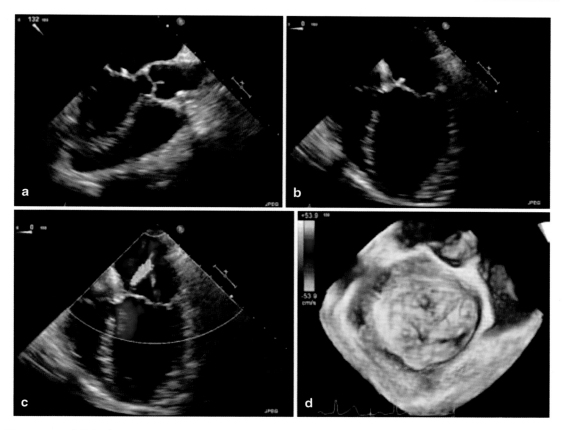

图 12.2　经食管超声心动图显示，在食管中部 (a) 长轴和 (b) 4 腔心切面，二尖瓣前叶心房面有一个 0.7cm 的赘生物，在对应的彩色血流多普勒图像 (c) 上，二尖瓣前叶穿孔伴有严重的二尖瓣反流；(d) 三维短轴切面也可见二尖瓣前叶内反流。

手术指征

(1) 使用恰当的抗菌药物治疗足够时间 (7 天) 后仍无法控制的脓毒症。

(2) 瓣周或瓣叶脓肿形成。

(3) 无法控制的心力衰竭 (不过目前已较少见)。

(4) 由瓣叶前缘大的赘生物引起的明显栓塞。

(5) 与金黄色葡萄球菌感染有关的以上任何一种情况。

需要仔细考虑手术时机，尤其在大量持续感染的情况下进行早期手术会带来感染复发的风险，特别是在有人工瓣膜的情况下。

在手术过程中，避免在主动脉钳夹之前对心脏的过度操作是重要的，以避免感染组织脱落造成的体循环栓塞。确定二尖瓣感染性心内膜炎患者瓣膜修复可行性的关键是确定由感染过程引起的病变和组织破坏的程度。这些患者有多种组织破坏形式，包括前叶穿孔、后叶破坏、交界处脱垂和瓣周脓肿。主动脉瓣心内膜炎合并二尖瓣前叶穿孔是相当常见的，其原因是主动脉-二尖瓣幕和二尖瓣前叶被主动脉瓣反流束损伤而致。

瓣膜重建

对于由瓣叶穿孔引起的反流患者，重要的是评估是否有可能以清晰的边缘切除受感染组织,同时保留足够的自体瓣膜组织以形成一个有效的瓣膜。如果认为瓣膜是可修复的,则切除所有肉眼可见的感染和发炎的组织,以确保残余的自体瓣叶组织无感染,并保留 2mm 的边缘。剩余的组织必须足够坚固,以支撑缝合材料。

只要前叶的前缘对合线是完整的,即使有多达 50% 的瓣体受累,前叶的缺损通常也是可以修复的。可以用新鲜的自体心包、经戊二醛处理的自体心包或牛心包修复瓣叶的缺损。如果不能使用自体心包,如在再次手术的患者中,可使用牛心包。牛心包与戊二醛处理的自体心包同样具有易于处理的优点,并且可用于更复杂的重建。尽管猪小肠黏膜下层细胞外基质(CorMatrixⒸ)也可被用作瓣叶补片,但也有使用该材料导致补片开裂或撕裂的报道。

用 5-0 prolene 连续锁边缝合的方法植入心包,以免造成心包补片"荷包样缩紧"(图 12.3)。重要的是补片的尺寸要足够大,以确保瓣叶无张力,不会限制瓣叶运动。在某些患者中,需要额外的 Gore-Tex 人工腱索来支撑前叶的游离边缘。

后叶的感染性病变通常可以切除,采用标准的三角形或四边形切除原则(视术中具体情况,选择性使用瓣环折叠和滑动成形技术)。另外,有些患者需要补片扩大技术或 Gore-Tex 人工腱索,以分别支撑瓣叶及其游离边缘(图 12.4)。

然而,前外侧或后内侧交界的感染性破坏可能更难以治疗。在切除感染的相邻节段后,通常需要滑动成形术来推进后叶组织以重建交界区域(图 12.5)。同样,可能还需要补片扩大、Gore-Tex 人工腱索或瓣环折叠术来支撑交界区域重建。

赘生物和任何被切除的组织都应进行微生物分析。在修复过程中,任何可能导致感染性心内膜炎进展的潜在二尖瓣病变,也应使用标准技术进行治疗。退行性二尖瓣脱垂是导致二尖瓣感染性心内膜炎最常见的潜在心脏病变。

一旦完成修复,重要的是用瓣环成形带或环来稳定二尖瓣环,从而通过优化对合区来减小瓣叶上的张力。尽管有人主张在这些患者中避免使用假体材料,然而目前并没有证据表明使用瓣环成形带或环会增加复发性心内膜炎

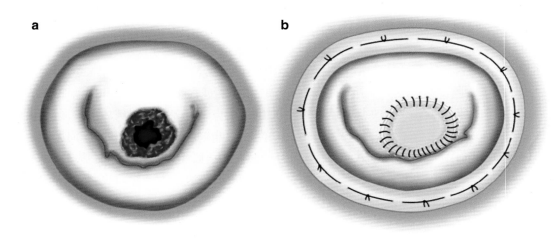

图 12.3　(a)由于存在赘生物和自体组织感染性破坏而导致的二尖瓣前叶穿孔,以及(b)用牛心包补片修复前叶及行瓣环成形术。

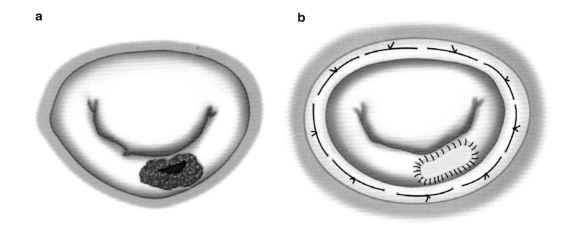

图 12.4　(a)由于存在赘生物和自体组织感染性破坏而导致的二尖瓣后叶穿孔,以及(b)用牛心包补片修复前叶和行瓣环成形术。

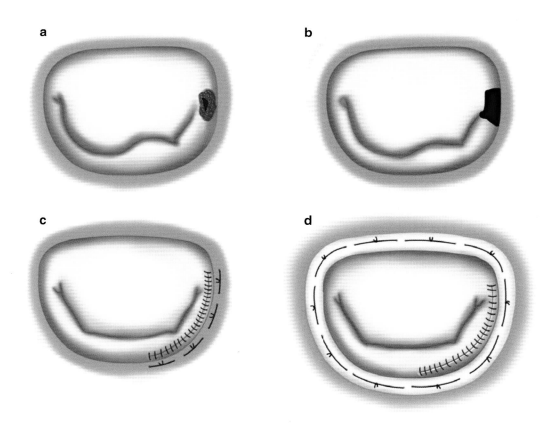

图 12.5　(a)由于存在赘生物和自体组织感染性破坏而引起的后内侧交界脱垂;(b)通过四边形切除去除感染的组织;(c)采用滑动成形术,用后叶的后内侧部分进行修复,随后进行(d)瓣环成形术。

的风险,但它确实延长了修复者的寿命。

瓣环重建

对于二尖瓣感染性心内膜炎患者,重要的是探查周围组织,以评估是否存在环周脓肿或是否扩散到主动脉–二尖瓣幕上。若感染延伸至后瓣环并导致环周脓肿形成,则需要对瓣环和脓肿腔进行广泛清创,然后再重建后瓣环和房室沟(图 12.6)。使用特大的新鲜自体或牛心包膜片覆盖房室沟的缺损,并

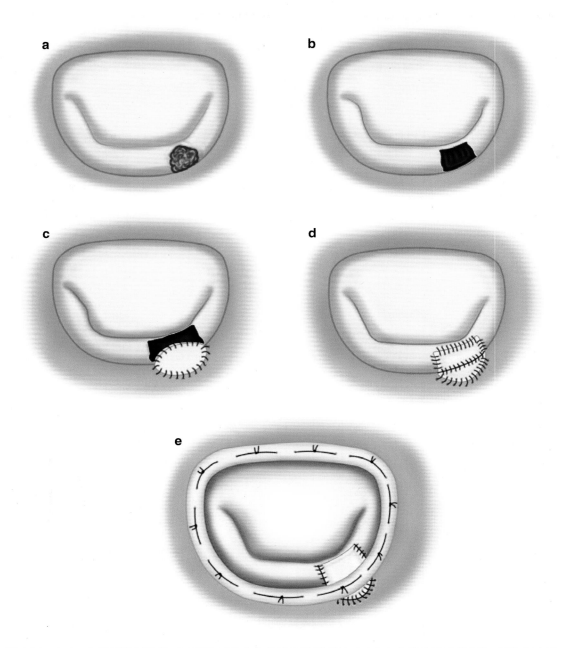

图 12.6　(a)二尖瓣后瓣环脓肿;(b)延伸至房室沟的感染组织清创;(c)牛心包补片重建房室沟,延伸至左室后壁和左心房;(d)牛心包补片重建后叶;(e)植入人工瓣环。

使用连续的 4-0 prolene 缝合线将其连接到左心室和左心房的相邻后壁上。重要的是在心室远离组织切除边缘处进行缝合，以确保牢固。左心房和心室的压力有助于维持补片在心脏后壁的位置。重建的后瓣环心包补片随后可用于进行间断瓣膜成形术或置换术缝合，这将有助于补片在原位的固定。

如果瓣膜无法修复且需要置换，应根据通常的考虑在机械瓣或生物瓣之间进行选择，因为这两种瓣膜的复发性心内膜炎发生率没有区别。

在所有二尖瓣感染性心内膜炎手术（修复或置换）后，应根据当前的国际推荐继续针对病原体进行静脉抗菌药物治疗，疗程通常为 4~6 周。如果从切除物中培养出病原微生物，作者建议抗感染治疗应持续 6 周，并在治疗结束后 2 周进行完整的心内膜炎筛查。

手术技巧

对瓣叶和瓣下结构进行分析以评估二尖瓣，并与经食管超声心动图检查结果相关联。在前叶心房表面发现 0.7cm 的赘生物，并伴有穿孔（图 12.7a）。感染已扩散到前叶附近区域，但未累及腱索和后叶。主动脉瓣也没有任何可见的感染。

固定缝线（5-0 prolene）放置在腱索周围，与前叶穿孔区域的两侧相连。轻柔地牵拉这些固定缝线以便有更好的视野和通道对前叶进行操作。切除赘生物和穿孔周围残留的感染瓣叶并进行微生物学分析（图 12.7b）。在这一阶段，重要的是评估周围组织的破坏程度，明确是否有足够的瓣膜和瓣膜下结构未受感染累及而保持完整，能否通过修复形成一个合格的瓣膜。

然后用牛心包补片，5-0 prolene 连续缝

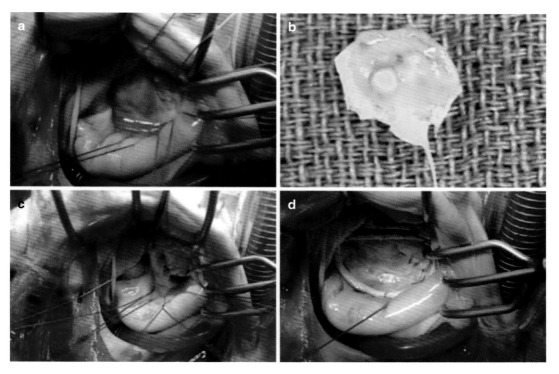

图 12.7　手术图像显示（a）0.7cm 赘生物位于前叶 A3 区域心房面；（b）切除的赘生物和周围感染组织；（c）用牛心包补片修补前叶 A3 处的缺损；（d）植入瓣膜成形环。

合,对前叶缺损进行无张力吻合(图12.7c)。通过静态测试评估二尖瓣的功能,使用冲洗球向左心室注入冰盐水。水平带垫片瓣环成形线(2-0 ethibond)围绕二尖瓣周围放置,宽度为5mm,相距约1mm。然后根据整个二尖瓣口的面积选择合适尺寸的成形环,并原位固定。

在植入成形环后,再次注入冰盐水以评估二尖瓣的功能、确认足够的对合深度(>8mm)以及对合线平行于后瓣环(图12.7d)。

术后超声心动图表现

修复术后经食管超声心动图(图12.8)证实:

(1)无残余赘生物。

(2)二尖瓣功能正常,无残余二尖瓣反流。

(3)瓣叶对合深度>8mm。

手术小贴士

1. 为了降低复发的风险,必须对赘生物及附近感染和发炎的组织进行彻底清创。

2. 评估切除后是否有足够的残余组织以供修复。

3. 用牛心包或新鲜的自体心包加固前叶组织或瓣环的任何缺陷。

4. 用瓣膜成形环支持前叶的修复。

总结

对于瓣膜破坏有限的心内膜炎患者,二尖瓣修复的结果证实优异的结局,院内死亡率为3%,围术期并发症发生率较低。然而,一般而言,急性二尖瓣心内膜炎患者的手术死亡率为10%~20%。对修复术后的患者进行10年的长期随访也显示出极好的无二尖瓣反流复发率(无或1+ MR,91%)、无须再次手术率(91%)和生存率(80%)。荟萃分析和大型系列比较研究发现,二尖瓣感染性心内膜炎患者进行瓣膜修复比瓣膜置换有更好的短期和长期预后,包括较低的手术死亡率、较长的生存期、较低的复发性心内膜炎风险以及再次手术率。接受瓣膜置换的二尖瓣心内膜炎患者再次手术的发生率增加与

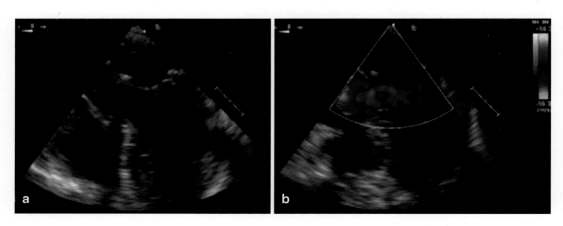

图12.8 围术期后经食管超声心动图显示二尖瓣功能良好,无残余二尖瓣反流,无残余赘生物,前叶与后叶对合深度有9mm。

瓣周漏、瓣膜结构恶化和人工瓣膜心内膜炎有关。

（黄珈雯　黄成锋　译）

推荐阅读

AATS Surgical Treatment of Infective Endocarditis Consensus Guidelines Writing Committee Chairs, Pettersson GB, Coselli JS, Writing Committee, Pettersson GB, Coselli JS, Hussain ST, Griffin B, Blackstone EH, Gordon SM, SA LM, Woc-Colburn LE. The American Association for Thoracic Surgery (AATS) consensus guidelines: surgical treatment of infective endocarditis. J Thorac Cardiovasc Surg 2017. 2016;153(6):1241–58.

de Kerchove L, Price J, Tamer S, Glineur D, Momeni M, Noirhomme P, ElKhoury G. Extending the scope of mitral valve repair in active endocarditis. J Thorac Cardiovasc Surg. 2012;123(4 Suppl):S91–5.

Evans CF, Gammie JS. Surgical management of mitral valve infective endocarditis. Semin Thorac Cardiovasc Surg. 2011;23(3):232–40.

Feringa HH, Shaw LJ, Poldermans D, Hoeks S, van der Wall EE, Dion RA, Bax JJ. Mitral valve repair and replacement in endocarditis: a systematic review of literature. Ann Thorac Surg. 2007;83(2):564–70.

Sareyyupoglu B, Schaff HV, Suri RM, Connolly HM, Daly RC, Orszulak TA. Safety and durability of mitral valve repair for anterior leaflet perforation. J Thorac Cardiovasc Surg. 2010;139(6):1288–93.

Shimokawa T, Kasegawa H, Matsuyama S, Seki H, Manabe S, Fukui T, Morita S, Takanashi S. Long-term outcome of mitral valve repair for infective endocarditis. Ann Thorac Surg. 2009;88(3):733–9.

Zegdi R, Debièche M, Latrémouille C, Lebied D, Chardigny C, Grinda JM, Chauvaud S, Deloche A, Carpentier A, Fabiani JN. Long-term results of mitral valve repair in active endocarditis. Circulation. 2005;111(19):2532–6.

Zhao D, Zhang B. Are valve repairs associated with better outcomes than replacements in patients with native active valve endocarditis? Interact Cardiovasc Thorac Surg. 2014;19(6):1036–9.

第 **13** 章

广泛二尖瓣瓣环钙化

关键词

二尖瓣瓣环钙化，二尖瓣退行性疾病，整体切除，瓣环重建，心包修补重建，清除钙化，二尖瓣重建，房-室破裂，冠状动脉回旋支

病史

患者，女性，78 岁，主诉进行性劳力性呼吸困难与乏力，无风湿热及感染性心内膜炎病史。超声心动图显示二尖瓣反流。胸片上可见"C"形二尖瓣环钙化影轮廓，钙化环的开口部分毗邻左心室流出道（图 13.1a）。冠状动脉造影证实没有明显的冠状动脉病变，但在 X 线透视时可以清晰地看到明显钙化的二尖瓣环影（图 13.1b）。

超声心动图表现

经胸胸骨旁长轴切面显示二尖瓣后叶脱垂（图 13.2a）。经心尖 4 腔和 3 腔心切面上也有同样的表现（图 13.2b,c），且可以看到后叶在收缩期突出于二尖瓣瓣环形平面。这两个超声切面均显示在左心室壁和二尖瓣后叶之间存在一个不规则的、强回声团块。胸骨旁短轴切面进一步显示，在房室沟和后叶交界处可见广泛的二尖瓣后环钙化（图 13.2d）。二尖瓣瓣环钙化程度严重，沿整个后环由左纤维三角区向右纤维三角区延伸，最大钙化宽度为 7mm。二尖瓣瓣环的室间隔部分未受钙化累及。

经食管超声获得的图像可以对二尖瓣后叶功能障碍进行节段分析，在食管中段长轴切面（图 13.3a）显示孤立的 P2 节段脱垂伴腱索断裂。彩色血流多普勒图像可见二尖瓣反流（MR）的前向喷射束，证实后瓣脱垂为主要病变（图 13.3b）。反流定量：采用 PISA 法显示重度 MR，有效反流口面积 51mm²，反流容积 65mL，反流分数 56%，缩流颈 0.81cm。左房扩大（5.17cm），左室内径正常。左室收缩期末内径 3.7cm，左室舒张末期内径 5.2cm，射血分数 67%。此外，在食管中段 2 腔心切面（图 13.3c）和长轴切面（图 13.3d）中可以清晰地看到二尖瓣后环钙化。三维（3D）短轴图像也显示后叶 P2 节段脱垂，舒张期（图 13.3e）和收缩期（图 13.3f）二尖瓣后环广泛钙化。

鉴于此，我们进行了多层螺旋 CT 扫描（图 13.4），以进一步明确二尖瓣瓣环钙化的确切位置和范围，CT 结果显示钙化向后下方延伸进入左心室心肌。

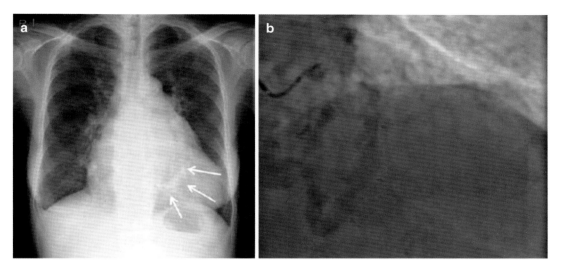

图 13.1　(a)胸部 X 线片(箭头所示)和(b)X 线透视下可见广泛二尖瓣瓣环钙化。

病理生理学

　　二尖瓣瓣环钙化(MAC)是一种慢性退行性变过程，钙化一般始于二尖瓣的房-室交界位置，并不同程度地影响二尖瓣后瓣环。钙化似乎容易发生在后瓣叶最大弯曲部位,该部位较大的运动幅度可能是钙化的诱因。有学者提出,MAC 的病理机制类似于动脉粥样硬化,因此 MAC 与高血压、糖尿病、吸烟、高脂血症及心血管粥样硬化性疾病相关，但是目前尚无充分证据证明这种推断。作用于二尖瓣瓣叶的应力增加是另一个更可能导致 MAC 的危险因素,因为 MAC 更多见于二尖瓣长期脱垂患者。高血压或者主动脉瓣狭窄会导致收缩期二尖瓣闭合时承受的应力增加,可能是产生二尖瓣瓣环张力增加和继发二尖瓣瓣环退行性改变的潜在危险因素,然而这个推断也仅局限于间接的证据。在退行性二尖瓣疾病患者中,MAC 患者在年龄上呈"双峰"分布,即发生在年轻的 Barlow 病患者或老年纤维弹力缺乏症患者中。MAC 的发病率为 8%~15%,更多见于老年人,也可见于非常年轻的患者。MAC 在慢性肾脏疾病患者,尤其是正在接受透析患者中有较高的发病率。在几例长期严重二尖瓣反流患者中,研究人员发现有白色乳状物质位于二尖瓣后瓣环的反折部位,并向左室心肌延伸,这种情况可能是二尖瓣瓣环钙化的前兆。

　　MAC 的严重程度可以采用经胸超声心动图胸骨旁切面进行定性分类:轻度(二尖瓣瓣环的局灶性、有限的高回声区)、中度(明显的高回声区范围累及二尖瓣瓣环周长的 1/3 至 1/2)、重度(明显的高回声区累及范围>1/2 二尖瓣瓣环周长,或者突入左心室流入道,图 13.5)。从前缘到后缘的钙化灶最大宽度>4mm,也可定义为重度 MAC。

　　广泛的 MAC 破坏了心动周期中二尖瓣瓣环的正常动态变化。在心脏收缩期,MAC 可导致左心室基底部二尖瓣瓣环的收缩功能 (对于二尖瓣的关闭和对合至关重要)丧失。钙化灶从二尖瓣瓣环向二尖瓣基底部延伸,造成二尖瓣基底部运动受限,进而导致二尖瓣功能障碍。此外,MAC 对二尖瓣瓣叶的牵拉导致腱索张力增加,进而增加了腱索

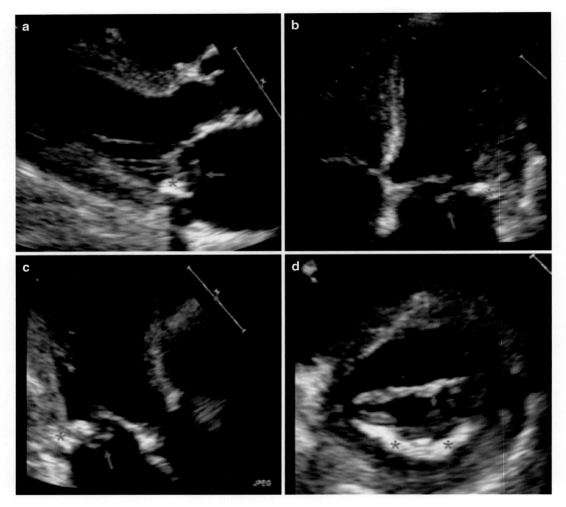

图 13.2　经胸超声心动图显示二尖瓣后瓣叶 P2 脱垂(红色箭头所示),继发于腱索断裂和广泛的后瓣环钙化(红星所示)。(a)胸骨旁长轴切面;(b)心尖 4 腔心切面;(c)心尖 3 腔心切面;(d)胸骨旁短轴切面。

伸长或断裂的风险。钙化过程也会导致二尖瓣后瓣叶的铰链点逐渐从瓣环位置向瓣叶体的方向移位。

　　MAC 与心脏传导延迟和传导阻滞有关,其原因可能是钙化组织直接延伸到传导组织中或传导组织弥漫性退行性改变所致。

手术策略

　　二尖瓣瓣环钙化,尤其是钙化延伸至左心室心肌时,外科手术在技术上存在很大难

度。严重的并发症包括心脏破裂(在房室连接处或左心室游离壁)、回旋支动脉损伤和血栓事件。一般而言,处理二尖瓣瓣环广泛钙化的外科技术分为两大类:保留钙化灶,去除钙化灶并重建二尖瓣瓣环。

保留钙化灶的二尖瓣修复手术

　　保留钙化灶的二尖瓣修复手术的主要优势是避免房–室连接处破裂及损伤回旋支动脉的风险。该技术包括缘对缘修复、单纯瓣叶修补或人工腱索重建,但无瓣环成形

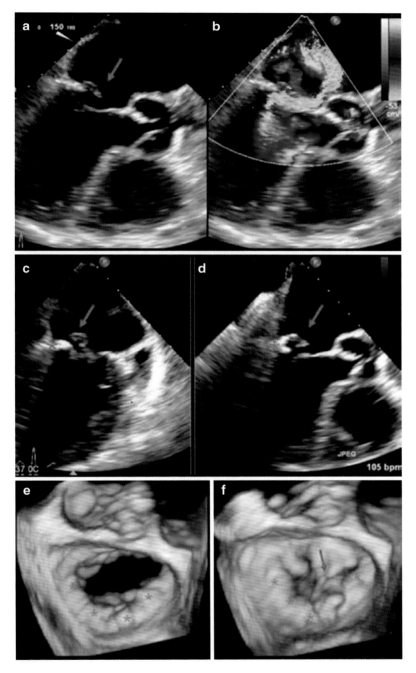

图 13.3　经食管超声心动图显示 P2 脱垂(红色箭头所示),继发于腱索断裂。(a)长轴切面,导致严重的沿二尖瓣前瓣的偏心性反流;(b)对应的偏心性多普勒血流图像。此外,可以看到广泛的二尖瓣后瓣环钙化(红星所示);(c)食管中段 2 腔心切面;(d)食管中段长轴切面;(e)舒张期三维图像;(f)收缩期三维图像。

术。尽管这些技术相对简单且死亡率低,但其成功率却依赖于二尖瓣瓣环钙化的程度和超出钙化灶边缘的柔顺瓣叶的长度。由于单纯行二尖瓣修补无法矫治瓣环扩大和钙化引起的瓣叶变形,因此术后出现二尖瓣残余反流或者反流复发的风险明显增加。因

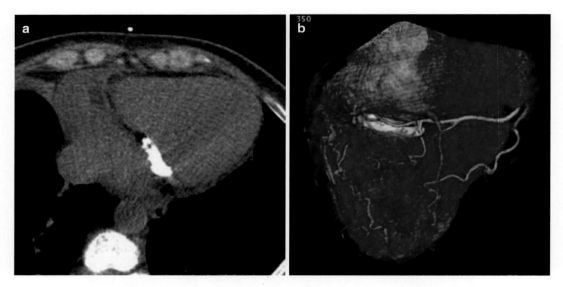

图 13.4　(a)轴位和(b)三维重建计算机断层图像显示广泛的二尖瓣后瓣环钙化。

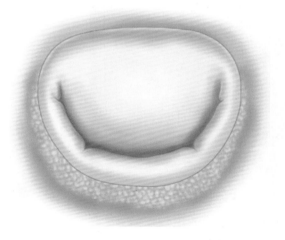

图 13.5　重度二尖瓣瓣环钙化，钙化范围超过50%的瓣环周长。

此，有学者建议进行瓣叶补片扩大术以弥补广泛钙化导致的瓣叶牵拉。这项技术的成功率依赖于钙化部分以外的可用瓣膜的面积。使用自体心包或牛心包补片，延伸瓣叶使得其恢复正常的瓣缘对合。由于远期失败率较高，因此这些没有瓣环成形的二尖瓣修复技术应限于高危、年迈的患者，对于低危、年轻患者而言，应去除钙化灶或者行二尖瓣置换

手术。

钙化灶去除和瓣环重建

首先，沿瓣环的钙化部分的边缘全程切开后瓣叶，这些切开区域可以用 5-0 prolene 缝线牵引线向室间隔方向牵拉。然后，沿钙化灶边缘切开左心房内膜。使用尖刀片进行锐性分离，保持刀片尖端位于钙化灶上，以尽量减少房-室交界的损伤(图 13.6)。

一般来说，去除钙化灶后的房-室交界处会遗留一块纤维组织"边缘"。这个纤维组织边缘对于后续缝合心包补片时的固定缝线至关重要。去除钙化灶采用"完整切除"方式，这种方法可以尽量保证在切除过程中没有钙化碎片。"完整切除"是可行的，这是因为钙化灶往往包裹在一个纤维囊鞘内。用咬骨钳去除任何残余的钙化组织。特别需要强调的是，去除二尖瓣瓣环的钙化灶是一个复杂的技术过程，且有较高的风险，包括房-室交界分离、回旋支动脉损伤及心室破裂等。

去除钙化灶后，会在左心房、左心室和二尖瓣瓣环之间的房-室沟部位造成解剖结

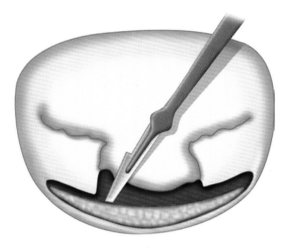

图 13.6　使用锋利的刀片将钙化条块从房–室组织中分离出来,完整切除二尖瓣瓣环钙化灶。

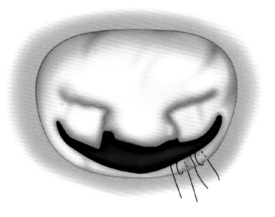

图 13.7　用"8"字形缝线重建房–室连接。

构上的分离,因此需要重建二尖瓣瓣环。此时,术者通常可以清晰地辨认心房和心室组织的纤维边缘,并将其用于瓣环重建。瓣环重建有各种不同的技术,包括直接缝合瓣环(但通常不推荐使用该技术)或补片修补。二尖瓣瓣环重建保留了房–室交界的完整性,从而降低了房–室分离的风险。

在少数情况下,仅进行部分钙化灶去除或仅有部分房室沟区域暴露,可以采用带垫片间断缝合或者"8"字形不带垫片的缝合方法将心房和心室的纤维直接缝合在一起(图 13.7)。需要再次强调的是,这种直接缝合技术仅限于有限的病灶,因为在这种部位的任何张力均会导致缝合失败。

鉴于此,去除钙化灶后房室沟部位如果存在较大的缺损,则最好使用大的心包补片进行瓣环重建。补片重建瓣环可以无张力地在脆弱的组织上重建一个新的瓣环,旷置去除钙化后的房–室交界区域,从而降低房–室分离的风险。同时,使用补片也避免了扭曲房–室沟部位血管(回旋支动脉和冠状窦)的风险。

完全去除钙化组织降低了补片哆开的

风险,这种现象可能发生在如果缝线穿过任何残留的、易碎的钙化斑块时。用于重建瓣环的补片组织包括自体心包(新鲜或者戊二醛固定)和牛心包。不建议在该部位使用僵硬的 Dacron 补片,因为它不能很好地贴合在心房和心室表面,从而极有可能在心脏复跳后产生漏血。在补片重建瓣环手术中,使用大块"超出缺损范围"的补片非常有必要,因为使用小补片会在心脏跳动时导致房–室交界区域产生张力和缝线撕裂的风险。如前文所述,使用 4–0 prolene 线连续缝合补片于切口心室侧的纤维边缘,或者超越清创区域缝合至结实的心室肌内,补片的上缘缝合至心房边缘,注意不要接触房–室沟的内容物。

根据钙化的范围,如果存留的二尖瓣瓣叶组织长度和强度足够,则二尖瓣修复是可行的。一般而言,瓣环去钙化和瓣环重建之后进行瓣膜修复更可取。如果二尖瓣瓣叶组织的长度和强度足够,二尖瓣后叶可以重新连接到心房/补片交界处或将心包补片延伸到原来的瓣环水平。如果预期要使用心包补片进行修补,那么建议使用较大的心包补片,并且心房侧的补片缝合线不是沿心包的边缘而是在补片内进行缝合。然后可以将多余的补片折叠并缝合到瓣叶边缘。瓣环重建完成后,可以再使用其他修复技术。最后,使用二尖瓣成形环稳定整个修复后的瓣环(图13.8)。

　　如果在钙化灶完整切除和补片修补之后无法实施二尖瓣修复,则需行二尖瓣置换,可以在重建的二尖瓣瓣环处植入人工瓣膜(图13.9)。不必担心,心包补片足够结实,可以承受瓣膜缝线。

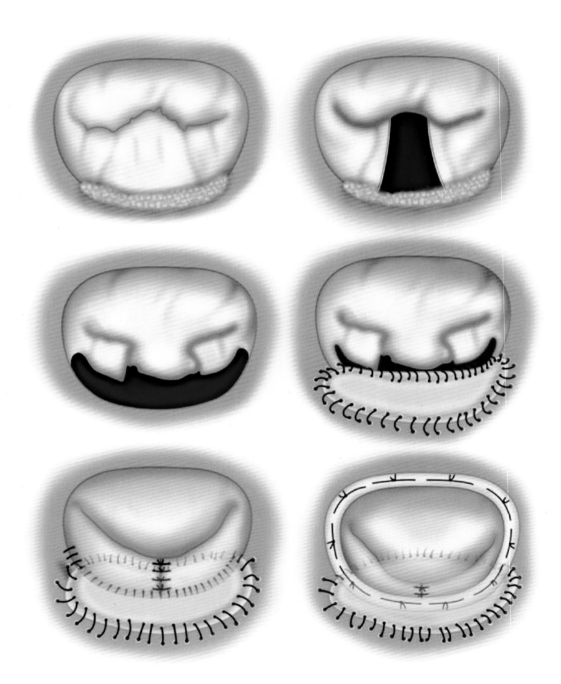

图 13.8　二尖瓣环钙化灶清除,心包补片修复重建瓣环,以及瓣叶修复和二尖瓣成形环植入。

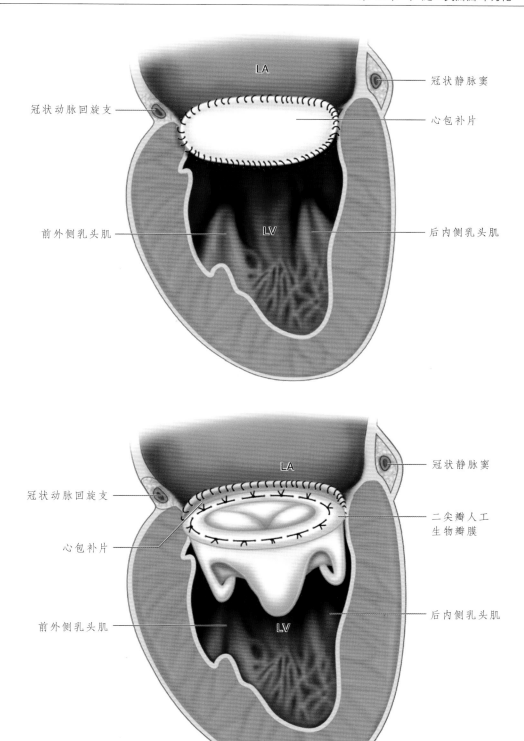

图 13.9 用牛心包补片重建二尖瓣瓣环,然后植入人工瓣膜。LA,左心房;LV,左心室。

保留钙化灶的二尖瓣术

如果认为钙化灶整体切除和瓣环重建的风险过高，则不去除钙化灶的二尖瓣置换术是一种替代方法，这种方法可降低房–室破裂或回旋支动脉损伤的风险。二尖瓣人工瓣膜可以采用"瓣环内"或"心房内"植入技术。"瓣环内"植入技术是将缝线穿过钙化灶或钙化灶周围组织，尽管可能有或没有压裂瓣环的钙化灶，但钙化灶是保留在原位的（图 13.10）。然而，这种技术的缺点包括瓣周漏、瓣膜哆开、破碎的钙化碎屑导致栓塞，以及缝线穿过钙化的瓣环困难。另一种可供选择的"瓣环内"植入技术是将缝线通过折叠的瓣叶组织。然而，使用这些"瓣环内"植入技术，不去除钙化灶，则必须植入一个较小的人工二尖瓣，这可能导致瓣膜–患者不匹

配。此外，还有一个风险，就是在张力大的弯折部位可能会出现缝合线撕裂。

"心房内"植入技术是将人工瓣膜以"环上瓣"的方式植入瓣环外侧 1cm 的左心房壁上。该技术可以使用不同的技术加强缝合环，如使用折叠的瓣叶组织，或者使用 Dacron 或心包"围领"。然而，这些"心房内"植入技术将心室的压力转移到心房上，因此显著提高了并发症的发生率，这些并发症包括严重的出血、瓣环哆开及晚期动脉瘤形成和破裂。

手术技巧

经过标准的左心房切口，仔细辨认钙化灶与左心室心肌之间的界限。一般而言，可以看到一个白色的纤维组织区域，通常从钙

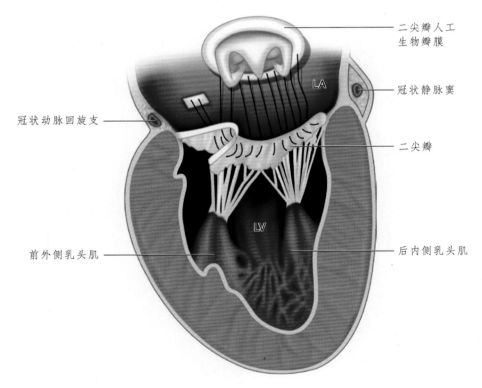

图 13.10　使用"瓣环内"植入技术，用于在广泛二尖瓣钙化时的二尖瓣置换手术，缝线穿过折叠的二尖瓣瓣叶。LA，左心房；LV，左心室。

化灶扩展到心室肌内。这种纤维性的"波浪"区域就是需要尽可能保留的部分，因为就要靠它们来撑住缝线。最初，剩余的柔软的二尖瓣后瓣叶在与钙化灶交界的部位切开，然后沿钙化灶进行全程剥离，钙化灶剥离后使用细的聚丙烯滑线对边缘进行缝合。

　　用 #15 刀片在左心房侧切开钙化灶边缘。在清除钙化过程中需要经常更换刀片以确保其能够进行锋利的解剖。当切开心内膜时，有可能通过挤压和轻柔切除的方式慢慢将钙化灶从心房组织中取出来（图13.11a）。在剥离过程中，切忌过度用力，而是轻柔、缓慢地将钙化灶与周围组织进行分离。剥离的切口和层面一定要沿着钙化区域的全长范围进行。在继续剥离过程中，正如所料，很可能看到房-室连接处的脂肪组织，

这是正常现象（图 13.11b）。而且，采用这种逐渐剥离钙化的方法可以将回旋支动脉从剥离面上分离。当钙化条与周围组织分离后，才可能用一对大镊子将其取出。在这个阶段，重要的是不要将钙化条从组织中取出，而是要持续、精细地剥离。当钙化灶游离约2/3 的深度时，可以考虑开始游离其心室缘，该缘通常是不规则的。在钙化灶边缘的纤维性"波浪"区域上做切口，使用切和剥结合的方法，将心室组织从钙化条块上剥离下来。这样精细的操作可以将钙化条块完整地从组织中剥离下来，任何残余的钙化可以用咬骨钳去除。

　　去除钙化灶后（图 13.11c），房-室沟的两侧仍有柔软的组织。虽然可以将心房组织与心室肌直接缝合，但在房室交界处的缝合

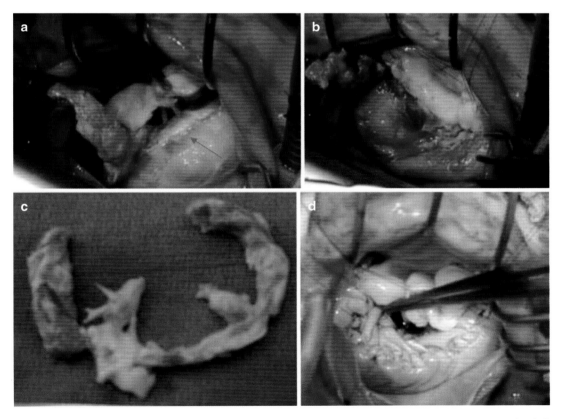

图 13.11　术中图片显示（a）和（b）采用锐性剥离的方式，完整切除二尖瓣后瓣环钙化灶，可见纤维缘"波浪"（箭头所示）和房-室沟的脂肪组织（c）切下来的钙化条，以及（d）用牛心包补片重建后瓣环和房-室沟。

线很有可能在心脏跳动时被撕开。理想的解决方案是宽大的心包补片封闭清除钙化灶后遗留的缺损，补片的大小要远大于缺损，而绝对不能小于缺损。这种修补理念是为心房和心室提供一个可以适应心动周期各个阶段的柔顺的止血平台。补片的形状不需要裁剪得特别精确，但需注意保证在心房和心室的拐角处的下凹点有合适的形状。要保留心室侧的纤维"潮汐"部分作为心室侧缝线的缝合根基。然后，缝线沿着心室边缘的头侧向上缘进行缝合。用另外一条 4-0 prolene 缝线沿着心房边缘缝合，这样就为后续的二尖瓣后瓣叶重建或人工瓣膜植入提供了一个安全的缝合基础(图 13.11d)。如果选择人工瓣膜植入，二尖瓣后瓣叶起源的腱索能够被重新固定在重建的心包"新瓣环"上以保留瓣膜-心室的连续性。

重要的是要意识到左室流出道恰在左纤维三角区的下方，因为这是一个非常脆弱的区域，这些组织位于主动脉瓣下方并向左心耳方向延伸。心室肌的壁内夹层能够表现为左心耳下方的组织结构改变和血肿，这种情况很难修复。如果钙化灶深入心室肌，那么用咬骨钳去除钙化物质可能是首选方法。如果这样做，最重要的是要去除所有钙化碎屑，并反复冲洗心室，以防止冠状动脉或脑动脉栓塞。

用 4-0 prolene 线将二尖瓣后瓣叶重新固定在瓣环和心包补片上。二尖瓣环水平褥式缝线(2-0 ethibond)缝合，进针宽度 5mm，距瓣离约 1mm。P2 脱垂的处理：CV-4 Gore-Tex 人工腱索缝线（W.L. Gore & Associates，Flagstaff，AZ，USA）单纯"U"字缝合穿过乳头肌纤维头端，Gore-Tex 缝线的一端穿过脱垂的 P2 节段(距离瓣叶边缘约 5mm，距离正常瓣叶边界 2~3mm，从心室面进针，心房面出针)，Gore-Tex 缝线另一端的缝合方法也遵循同样原则。

Gore-Tex 人工腱索的长度确定是以瓣环水平作为参照面，通过注水实验(用球囊注射器向左心室腔内注射冷的生理盐水)来验证瓣膜闭合情况。在左心室注水充盈后，瓣叶对合高度的评估采用消毒的标记笔对二尖瓣瓣叶的心房面进行染色。通过调整 Gore-Tex 人工腱索的长度保证瓣叶对合缘的高度至少为 8mm。然后，根据二尖瓣整个瓣叶的面积(即二尖瓣前叶与后叶表面积之和)选择适合尺寸的成形环。将之前缝好的二尖瓣瓣环成形线按顺序穿过成形环，落环打结。最后，再次用注水实验验证瓣膜闭合情况和对合缘的位置。

术后超声心动图表现

术后超声心动图(图 13.12)证实：

(1)二尖瓣恢复正常的生理功能，无后叶运动受限，而且没有残余二尖瓣反流。

(2)瓣环残留微小的钙化点。

(3)无二尖瓣前瓣收缩期前向运动征(SAM 征)及左心室流出道梗阻(LVOTO)。

(4)瓣叶对合缘高度>8mm。

手术小贴士

1. 将二尖瓣后瓣叶从瓣环上剥离下来可以为去除二尖瓣后瓣环钙化提供良好显露。

2. 钙化条块的清除应该用锐性解剖的方式完整切除，降低钙化碎屑脱落和栓塞的风险。

3. 去除钙化后在房-室沟留下的缺损应该使用心包补片闭合，以降低房-室分离的风险。

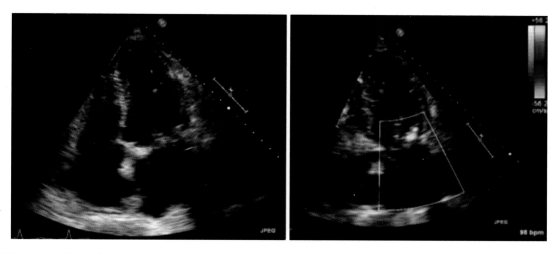

图 13.12　术后经胸超声心动图显示二尖瓣功能完好，无残留反流，几乎没有瓣环钙化，无 SAM 征，前、后瓣叶的对合缘高度为 9mm。

总结

　　由于手术的复杂性，二尖瓣瓣环钙化患者的二尖瓣手术并发症发生率和死亡率较高。根据手术的范围，二尖瓣修复或置换，钙化的程度不同，手术死亡率为 3%~9%。据报道，术后 7 年生存率为 93%，术后 9 年时，87% 的患者无须再次手术。

（于涛　译）

推荐阅读

Atoui R, Lash V, Mohammadi S, Cecere R. Intra-atrial implantation of a mitral valve prosthesis in a heavily calcified mitral annulus. Eur J Cardiothorac Surg. 2009;36:776–8.

Carpentier AF, Pellerin M, Fuzellier JF, Relland JY. Extensive calcification of the mitral valve: pathology and surgical management. J Thorac Cardiovasc Surg. 1996;111:718–30.

d'Alessandro C, Vistarini N, Aubert S, Jault F, Acar C, Pavie A, Gandjbakhch I. Mitral annulus calcification: determinants of repair feasibility, early and late surgical outcome. Eur J Cardio Thorac Surg. 2007;32:596–603.

David TE, Feindel CM, Armstrong S, Sun Z. Reconstruction of the mitral annulus: a ten years experience. J Thorac Cardiovasc Surg. 1995;110:1323–32.

Feindel CM, Tufail Z, David TE, Ivanov J, Armstrong S. Mitral valve surgery in patients with extensive calcification of the mitral annulus. J Thorac Cardiovasc Surg. 2003;126:777–81.

Stefano SD, Lopez J, Florez S, Rey J, Arevalo A, San Román A. Building a new annulus: a technique for mitral valve replacement in heavily calcified annulus. Ann Thorac Surg. 2009;87:1625–7.

第 **14** 章

风湿性二尖瓣疾病

关键词

风湿性二尖瓣疾病,风湿热,兰斯菲尔德A组
β-溶血性链球菌感染,瓣叶运动受限,瓣下
结构钙化增厚,连合部融合,连合部切开术,
瓣叶扩张术,二尖瓣置换,乳头肌切开术

病史

患者,女性,45 岁,有长期的活动时呼吸
困难病史,并逐渐加重,伴有疲乏和嗜睡。该
患者幼年时期曾有过风湿热病史,后一直行
超声心动图随访。临床检查提示全收缩期和
舒张中期杂音,于心尖部最为响亮。

超声心动图表现

经胸超声心动图显示二尖瓣明显增厚,
胸骨旁长轴位图(图 14.1a,b)和心尖 4 腔层
面图(图 14.1c-e)可见二尖瓣后瓣回缩和活
动受限,同时能观察到明显增厚、变短和成
纤维状的瓣膜下结构,伴有腱索缠结和融
合。二尖瓣的彩色血流多普勒图像也显示了
严重的二尖瓣反流情况(图 14.1a,b,f)。使用
PISA 方法对反流情况进行量化,显示反流量

为 65mL,反流分数为 56%,缩流长度 0.73cm。
瓣膜面积测量显示中度二尖瓣狭窄(MS),二
尖瓣面积 1.25cm²。经多普勒血流图像证实,
压差减半时间为 175ms, 二尖瓣平均压力梯
度为 8mmHg (编者注:1mmHg≈0.133kPa)。
与此相关, 肺动脉压力升高 55/35mmHg,左
心房扩张 5.36cm, 但左室大小和功能保留,
左室收缩期末内径 3.6cm,左室舒张末期内径
5.0cm,射血分数 62%。经食管和三维(3D)超
声心动图能清晰地显示二尖瓣反流严重,并
有中度狭窄(图 14.2)。

病理生理学

未经治疗的兰斯菲尔德 A 组 β-溶血性
链球菌感染患者中, 有 3%~4%的患者曾有
风湿热病史,其中多达 50%的人患有某种程
度的风湿性心脏病。这是由对链球菌抗原的
自身免疫反应引起的,并对心脏组织具有交
叉识别作用,从而导致了瓣膜和心内膜组织
的破坏。高达 50%的患者二尖瓣因风湿性心
脏病受累,并可能均发生在瓣叶和瓣膜下结
构水平。该疾病过程还会导致心肌炎,这会
导致心肌纤维化。心肌炎可能与疾病的急性
期和晚期出现左室(LV)功能受损有关。这种
风湿性自身免疫性炎症过程产生的病变与

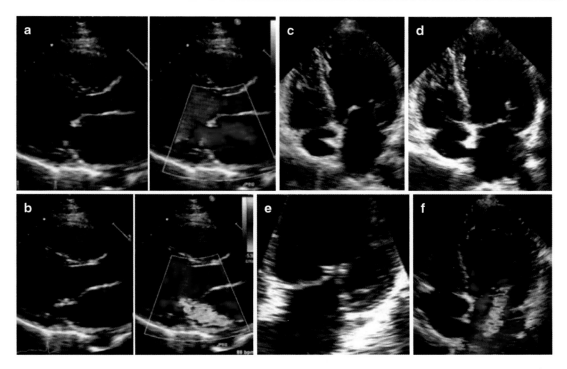

图 14.1 经胸超声心动图检查显示二尖瓣明显增厚和纤维化,后叶和瓣膜下结构广泛回缩,相应的胸骨旁长轴位彩色多普勒切面图可见舒张期(a)和收缩期(b)瓣叶活动受限(曲棍球状)。心尖 4 腔层面图显示后叶在(c)舒张期和(d)收缩期运动受限,并在放大的图像(e)上得到证实。该图像中能看到小叶解剖结构增厚、纤维化,后叶融合固定。心尖 4 腔层面图(f)及彩色血流多普勒显示二尖瓣反流明显。

二尖瓣退行性病变不同,并可能导致二尖瓣反流、狭窄或两者兼有。在急性期,二尖瓣反流更显著,而随着瓣膜和瓣膜下组织钙化逐渐严重,最终二尖瓣狭窄瘢痕形成。这种情况会随着年龄的增长而恶化。

在急性期,风湿性疾病过程中瓣叶和瓣膜下组织出现明显水肿,在瓣叶的游离缘处出现具有特征性的风湿性结节(Aschoff 体),腱索伸长(特别是前叶),瓣环扩张但钙化较少,连合部尚未融合。这通常与二尖瓣反流有关,但也可能涉及其他心脏瓣膜。之后,瓣叶和瓣膜下结构进行性纤维化会限制瓣叶运动并导致瓣膜功能障碍,病情严重程度取决于瓣叶游离缘的融合情况。部分组织柔韧且瓣膜下结构正常,而部分组织有广泛瘢痕形成。纤维化和瓣叶回缩导致不柔韧且活动受限的瓣叶增厚、融合和钙化,并伴有瓣环钙化、连合部融合和瓣膜下结构的钙化,包括腱索缩短和融合。

手术策略

虽然风湿性二尖瓣疾病的患病率已经逐渐减少,但它仍是全世界二尖瓣反流最常见的原因之一,尤其是在年轻人群中。然而,二尖瓣重建在这些患者中仍然存在争议,因为一般来说修补的瓣膜耐用性较差,而且由于风湿性疾病损伤的复杂性,在技术上更具挑战性。此外,年轻患者的疾病进展可能导致修复失败,需要再次手术。然而,最近一些在二尖瓣重建方面有丰富经验的外科医生已经取得了一定成果,能改善风湿性二尖瓣

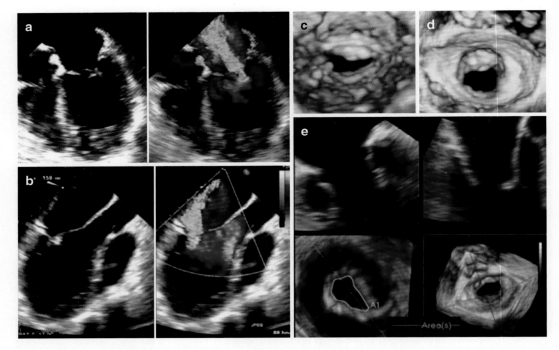

图 14.2　经食管超声心动图检查显示二尖瓣明显增厚,在食管中段心脏 4 腔视图(a)和长轴位视图(b)上后叶和瓣膜下结构广泛回缩,以及相应的彩色多普勒血流图。三维图像证实二尖瓣瓣口狭窄,两张小叶卷起的游离缘变厚,并在左心室视图(c)和左心房(外科)视图(d)上能看到连合部融合。使用平面测量法(e)对二尖瓣瓣口进行三维数据集分析,确认二尖瓣面积为 $1.2cm^2$。

疾病修复后的长期疗效。鉴于此,经验丰富的外科医生将尝试对年轻患者进行瓣膜重建, 因为他们的假体瓣膜损坏率可能很高, 而且终生使用抗凝药有很大风险,同时也在尝试对待孕或已经怀孕的年轻女性进行瓣膜重建。

风湿性二尖瓣疾病修复后瓣膜的耐用性,可以通过适当的病例选择、修复技术的改进以优化瓣叶接合的深度及精细的瓣膜分析来改善, 并能确保涉及风湿性二尖瓣疾病过程中的所有部位,包括瓣叶、腱索、乳头肌和瓣环均能被较好地处理。重要的是要区分后叶的回缩和前叶的假性脱垂。在病例选择方面,已有研究表明,大约 75% 的风湿性二尖瓣反流是可修复的。这在年轻患者中是可能实现的, 特别是疾病处于早期阶段,但如果患者的瓣叶严重纤维化

和钙化,或是瓣下结构融合和萎缩,则不太可能修复。

用经食管超声心动图和直接检查进行系统性瓣膜分析,可以决定瓣膜修复是否可行。连合部增厚和融合的程度、瓣叶的回缩和残余柔韧性、环状肌和乳头肌的钙化情况、瓣膜下结构的束缚和缩短情况将决定重建的可能性。

增加瓣叶活动度

在某些患者瓣叶柔韧性正常, 腱索正常,其疾病过程仅限于瓣叶的游离缘出现融合,可从距瓣环 2~3mm 处行连合部切开术,结合分离附着的扇形连合部和乳头肌,可能足以恢复满意的瓣膜流出道区域(图 14.3)。其他操作包括松解邻近融合的瓣膜下结构,包括切开乳头肌和切除增厚或缩短的腱索,

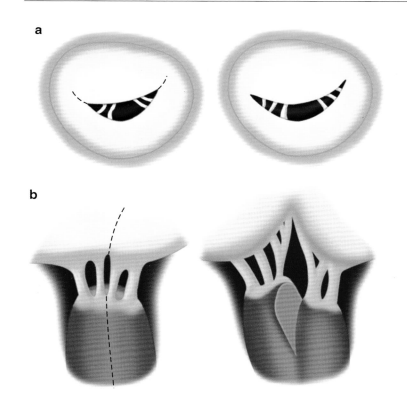

图 14.3　使用开放性二尖瓣连合部切开术 (a) 和劈开乳头肌前端 (b) 来处理融合的连接处和瓣下结构。

然后脱钙处理并剥离增厚的瓣叶炎性纤维层(使瓣叶变薄),以改善瓣叶的活动性和柔韧性。这些步骤可以更好地评估残余病变。基本原则是尽量恢复正常的瓣叶运动,并恢复瓣叶的接合深度。

加强瓣叶

在患有广泛性风湿性二尖瓣疾病的患者中,后叶纤维化和钙化导致瓣叶回缩和活动受限。在某些患者中,可以加强瓣叶,从而提供更好的活动度和足够的组织以达到良好的接合深度。如果瓣叶前缘的柔韧组织足够作为缝合的材料,或是瓣叶严重回缩出现垂直长径小于 10mm,则可能可以延长后叶。如果垂直高度或瓣叶的表面积明显减小或出现硬化,则可延长前叶。经戊二醛处理的自体心包或牛心包均可用于加强瓣叶。虽然两者晚期都可能发生钙化,但与未处理的自体心包相比,其发生时间更迟。当然使用新型材料也是可以的,但仍需对晚期疗效进行研究。

通常推荐卵形补片。虽然修补 P2 挛缩的某些局部区域可能有效,但更为常见的做法是使用补片修补需要延伸至连合部,形状更似梯形以延长后叶的外侧部分(图 14.4)。在某些情况下,如果不这样做,任一连合部仍可能出现残余反流。瓣叶的解剖学结构决定了补丁的准确形状和大小。补片使接合线向前叶方向推进。此阶段可以识别任何前叶或后叶的残留脱垂区域,并插入腱索来支撑。

瓣膜腱索置换术

对于年轻的和处于疾病早期阶段的患者,二尖瓣反流可能是主要的病变,以前叶脱垂更为常见。后叶脱垂的概率较低,因为后叶的自然高度较低,疾病会导致早期的瓣叶挛缩。脱垂通常在前小叶的内侧(A2、A3)更为突出,这是由起源于后内侧乳头肌的腱

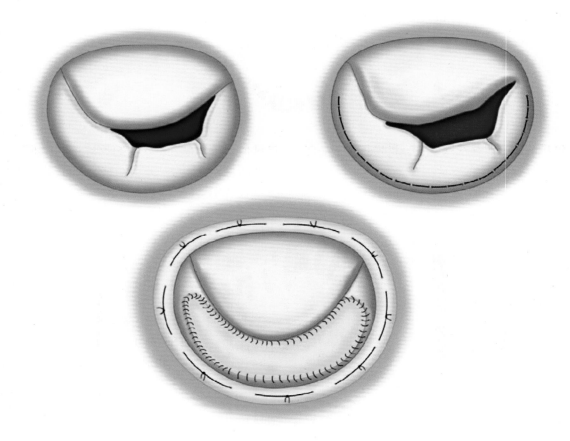

图 14.4   风湿性二尖瓣反流患者在瓣环成形后用心包补片加强二尖瓣后叶。

索伸长引起的，一些患者中也会出现而起源于前外侧乳头肌的腱索伸长。这可以用 Gore-Tex 新式腱索来处理。它可以与原乳头肌的细长腱索平行植入，也可以切除病变腱索后植入。在某些患者中，后叶未伸长的天然腱索可用于对比并确定 Gore-Tex 新式腱索的高度。虽然个别病例出现了植入腱索断裂，但 20 年的优异数据显示 Gore-Tex 新式腱索具有较好的柔韧性和持久性，包括较年轻的群体。虽然在这种情况下可以采用瓣叶三角形切除、腱索转移或腱索缩短等其他技术，但涉及风湿疾病的瓣膜中，瓣叶留下的可用组织很少。病理状态的腱索随着疾病的进展常常会导致反流复发。

在疾病的早期阶段，常可见瓣环扩张，并适合插入成形环。重要的是成形环的大小要合适，因为成形环太小可能会因为瓣叶和瓣下结构的相对厚度而阻碍左心室流入，并可能造成一定程度的二尖瓣狭窄。在这种情况下，二尖瓣收缩期前向运动（SAM）是罕见的，因为组织纤维化且变得僵硬，后叶高度降低。

手术技巧

检查二尖瓣瓣叶和瓣下结构，并结合经食管超声心动图结果进行分析。具体来说，系统地评估二尖瓣结构的所有组成部分，包括瓣叶（活动度、柔韧性、回缩度、钙化情况、脱垂和连合部融合情况），腱索和乳头肌（融合情况、增厚、钙化和缩短情况）和瓣环（扩张和钙化情况）。在这个阶段，重要的是判断是否可以进行修复。在这个病例中，双侧连合部融合，伴有增厚、纤维化和扇形腱索缩短。此外，后叶增厚并回缩，游离缘卷曲，这与瓣下结构增厚、缩短和融合有关，并会导致瓣叶活动明显受限。后叶和瓣环存在一定程度的钙化(图 14.5a)。

当认为可行修复时，行瓣膜成形术，在

二尖瓣周围用 2-0 ethibond 缝线行水平褥式缝合，线宽 5mm，间距约 1mm，以此改善术中视野，有利于二尖瓣瓣叶和瓣膜下结构的修复。第一步是通过在连合处切开瓣叶组织来松解融合的连合部。切口延伸至距瓣环 2~3mm 处，以确保连合部最佳的活动性。将切口延伸到瓣环最有可能引起反流。同时还需分开附生的扇形腱索和乳头肌来释放支持连合部的瓣下结构，以再次增加连合部的活

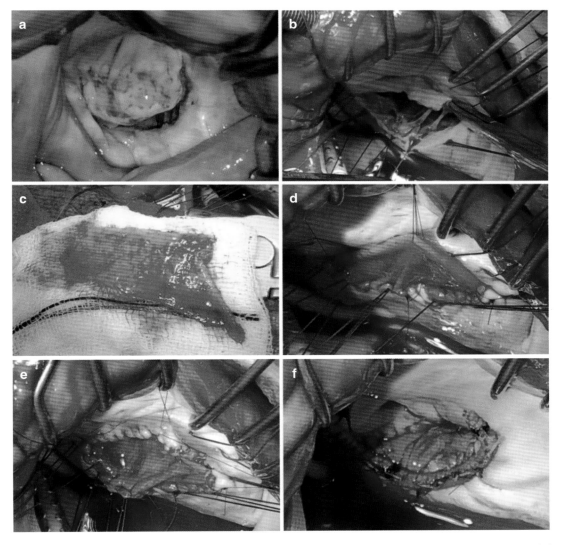

图 14.5 手术图像显示(a)风湿性二尖瓣连合部，瓣叶增厚，游离缘卷曲并伴有一定程度的钙化；(b)后叶与瓣环分离；(c)用自体心包膜制作的梯形补片；(d)心包膜片附着于后部瓣环；(e)心包膜片附着于后瓣；(f)植入瓣环成形带。

动性和柔韧性。下一步是增加瓣叶体的活动性和柔韧性，需要切除附生的加厚、缩短的次要腱索，以及一些导致瓣叶活动受限的主要腱索。从乳头肌处到切除的原腱索处植入CV-4 Gore-Tex 缝合线来代替原腱索。另外，瓣叶体行脱钙处理，并且剥离变厚的炎性纤维化层（使瓣叶变薄）。

随后需要重新评估瓣膜情况，以确定剩余的瓣叶受限情况和脱垂程度。由于后叶回缩明显，没有足够的瓣叶组织以达到合适的结合深度。因此，我们使用在手术初期获得的自体心包加强瓣叶。修剪补片，清除心包脂肪，室温下在 0.6% 戊二醛缓冲液中浸泡5~10 分钟，然后行生理盐水浴 5 分钟，反复冲洗 3 次。戊二醛处理会引起胶原纤维的交联，使其更易处理并减少随后钙化的可能性。长期戊二醛处理会增加心包纤维化的风险。然后，通过在距瓣环 2mm 的连合部做一个切口并延伸到与环面平行的连合部，从瓣膜环中分离出后瓣叶，保留瓣膜附有腱索的游离缘（图 14.5b）。这使得任何脉络膜或乳头肌松解操作均可通过左心室腔和瓣下结构进行，用这些方法进一步改善瓣叶的活动性，从而达到瓣膜合拢的深度。然后，将一个稍大一点的补片（25~30mm）制成类似梯形

的形状（图 14.5c）并调整大小，以使新后叶的高度为 15~20mm（由于缝合，两侧损失5mm），并与前小叶形成良好的接合深度。心包补片连接瓣环后部（图 14.5d）和后叶（图14.5e），采用 4-0 prolene 线连续缝合。每针都需锁好缝线，以减少补片荷包缝合时的风险。将补片的光滑面放置在心房侧，以减少血栓形成的风险。除了增加瓣膜接合深度外，增强瓣叶还利于插入更大的瓣膜成形环/带，从而降低二尖瓣狭窄的风险。随后，根据前叶合缝处的尺寸和前后径尺寸确定二尖瓣瓣口的大小。使用先前放置的缝线植入适当的瓣环成形带（图 14.5f）。通过减少瓣叶和腱索的张力，成形带能够恢复畸形瓣环的形状并支持瓣环的修复。使用球囊注射器向左心室注射冷盐水来测试二尖瓣的功能，并解决残余的瓣膜病理问题（如使用 Gore-Tex 新型腱索）。

术后超声心动图表现

撤离体外循环后，经食管超声心动图（图 14.6）证实：

（1）修复后正常的瓣叶运动，需确保瓣叶接合深度合适（>8mm）。

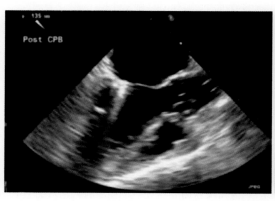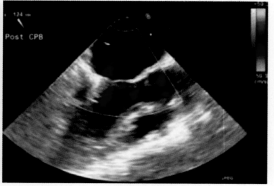

图 14.6 术中搭桥术后经食管超声心动图显示二尖瓣关闭良好，吻合深度良好，无残留的二尖瓣狭窄及反流。

（2）无二尖瓣反流。

（3）二尖瓣没有湍流和明显的跨瓣差。

手术小贴士

1. 通过适当的病例选择，使用现代修复技术优化瓣叶粘连的深度及详细的瓣膜分析，确保风湿性疾病的二尖瓣结构所有部位都能得到处理，以此完成风湿性二尖瓣的修复，并可取得较好的长期效果。

2. 开放性二尖瓣连合部切开术和分离乳头肌的尖端可增加融合的连合部的活动性，并支持瓣下结构，显著增加二尖瓣瓣口面积。

3. 切除具有纤维化和受限的次要腱索，将瓣叶变薄（从瓣叶上剥离增厚的纤维化炎性层）可以改善瓣叶的活动性和柔韧性。

4. 使用心包补片增强瓣叶可大大增加二尖瓣瓣口表面积和接合深度。

5. 在切除缩短的腱索或治疗先天性前叶脱垂的患者时，可能需要用 Gore-Tex 新型腱索替代原腱索。

总结

行风湿性二尖瓣疾病修复术的预后结果表明，住院死亡率比简单修复退行性疾病略高（2%~3%）。使用现代技术进行风湿性二尖瓣修复的研究显示与退行性二尖瓣修复有着相似的预后，中期结果报告显示 5 年瓣膜无衰竭率为 92%，5 年无须再次手术率为 97%，10 年生存率为 89%。除了更好的手术技术外，有效的抗心力衰竭治疗和风湿热预防措施有助于改善长期预后。

二尖瓣瓣叶和瓣下结构的病理状况是预测修复能否成功的最重要因素，存在广泛的钙化、瓣叶回缩和腱索融合时再手术率更高。虽然它扩大了潜在的可修复瓣膜的患者数量，但进行更复杂的修复手术（包括瓣叶变薄、使用补片和更换腱索）也是耐久性降低的预测因素，不过这可能也是疾病处于晚期的标志。风湿性二尖瓣疾病修复的结果因患者年龄的不同而不同，这也可能仅代表疾病处于不同阶段。

风湿病患者二尖瓣修复成功具有 3 个关键因素：选择合适的患者（合适的二尖瓣形态和手术时无急性风湿性心肌炎），现代手术技术的应用，以及预防瓣膜疾病继续进展（长期预防）。

（张波 译）

推荐阅读

Antunes MJ. Repair of rheumatic mitral valve regurgitation: how far can we go? Eur J Cardiothorac Surg. 2013;44(4):689–91.

Dillon J, Yakub MA, Nordin MN, Pau KK, Krishna Moorthy PS. Leaflet extension in rheumatic mitral valve reconstruction. Eur J Cardiothorac Surg. 2013;44(4):682–9.

Lee EM, Shapiro LM, Wells FC. Importance of subvalvular preservation and early operation in mitral valve surgery. Circulation. 1996;94(9):2117–23.

Mihos CG, Pineda AM, Capoulade R, Santana O. A systematic review of mitral valve repair with autologous pericardial leaflet augmentation for rheumatic mitral regurgitation. Ann Thorac Surg. 2016;102(4):1400–5.

第 15 章

二尖瓣收缩期前向运动

关键词

二尖瓣收缩期前向运动(SAM),降低瓣叶高度,Gore-Tex人工腱索,小瓣环,瓣叶切除,左室流出道梗阻,对合线前移位,间隔肥厚,瓣环成形带

病史

患者,女性,78 岁,因劳累而出现持续性呼吸困难。她没有风湿热或感染性心内膜炎的病史,但在一系列的超声心动图随访中发现杂音。

超声心动图表现

经胸心脏彩超心尖 4 腔心切面提示二尖瓣后叶组织冗余,瓣叶高度增加,导致二尖瓣对合线前移,并在收缩期前叶发生翻转(图 15.1a)。在后瓣环中也可以看到一些钙化。前叶向流出道的移位也会引起二尖瓣对合不良,而在相应的彩色血流图像上可以看到继发的左心室流出道梗阻和二尖瓣反流(图 15.1b)。左心室射血分数为 67%,伴有较小的左心室腔左心室舒张末期直径为 3.8cm。

经食管超声心动图检查证实在食管中段长轴和 5 腔心切面中均存在二尖瓣后叶脱垂,前叶翻转和收缩期前向运动(SAM)(图 15.2a,b)。左心室流出道梗阻和严重的二尖瓣反流可以在相应的彩色多普勒图像上看到。测量左心室流出道直径为 1.8cm,二尖瓣和主动脉瓣形成的夹角(主动脉夹角)为 102°。在收缩开始时从二尖瓣的对合点到最大间隔厚度(C 间隔)的距离为 2.2cm。在收缩期,从瓣环到对合点进行测量的二尖瓣前叶长度为 3.0cm,后叶长度为 2.5cm。在 5 腔心切面,连续多普勒血流证实左心室流出道峰值压差梯度为 62mmHg(1mmHg 约为 0.133kPa)。使用 PISA 方法定量测量反流面积发现严重 MR,有效的反流面积为 82mm²,反流量 97mL,反流分数为 66%,反流射流紧缩直径为 0.91cm。三维超声图像证实由冗余的后叶引起的对合线前移(图 15.2c)。

病理生理学

二尖瓣收缩期前向运动是指收缩期二尖瓣前叶向左心室流出道的位移。前后叶之间过早的收缩期对合,特别是如果后叶高度过高时,会使前叶向其自身翻转,此时血流加速进入左心室流出道,导致前叶撞击室间

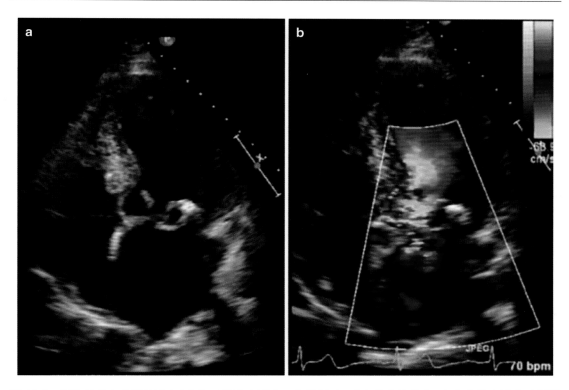

图 15.1　经胸超声心动图显示(a)心尖 4 腔心上冗余二尖瓣后叶,对合线向前移位,左心室流出道前叶翻转以及二尖瓣对合不良,在相应的彩色多普勒图像上可看到由此导致(b)左心室流出道处严重的二尖瓣反流和湍流。

隔,从而阻碍血液流出。同时,前叶腱索在心室的移位会阻止二尖瓣瓣口的正常关闭,从而导致二尖瓣反流进入左心房。因此,在这种情况下,这两个病变总是相互伴随的(图15.3)。任何导致早期瓣叶对合的病因都是引起 SAM 的解剖原因。

我们发现这是一种遗传性疾病,自然而然地发生在某些肥厚型心肌病(HCM)患者中,其特征为左心室明显肥大,而左心室小,心肌过度收缩,并且没有明显的病因(如高血压或主动脉瓣狭窄)。肥厚通常在基底隔膜水平比较严重,将导致左心室流出道(LVOT)明显狭窄。在收缩期,包括基底隔膜在内的左心室壁变厚,从而进一步使 LVOT 变窄。除基底隔膜外,二尖瓣前叶及其瓣下装置也形成了 LVOT 的另一个边界。在 HCM

中,二尖瓣瓣叶可能会被拉长,乳头肌肥大、靠拢并向前移位。如上文所述,这会产生二尖瓣对合线的前移。肥大的间隔肌肉侵占流出道空间会产生文丘里效应让血流加速,从而使前叶逆行进入流出道,并导致二尖瓣瓣叶的主体(而不是其边缘)过早对合。在 HCM 的早期阶段,这种现象通常短暂且与容量和压力有关,其中 SAM 的存在是间歇性的并且可以通过增加容量负荷和使用 β 受体阻滞剂来控制。但随着间隔肥大的进展,流出道会更加狭窄,保守治疗不再有效,这时应考虑手术治疗。

尽管罕见,但除 HCM 外,自然(术前)SAM 的病因包括二尖瓣后叶和后瓣环钙化的患者(图 15.4)。后叶的固定会导致与前叶的边缘过早对合,从而使前叶弯曲而导致流

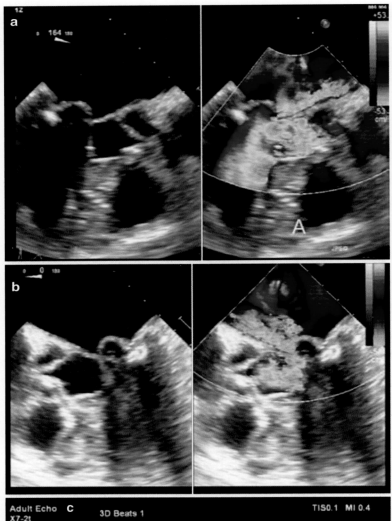

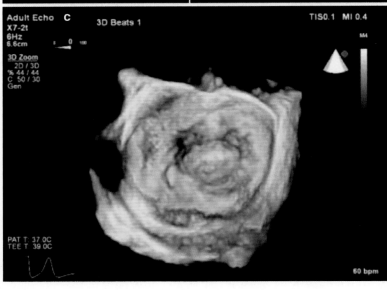

图 15.2　经食管超声心动图检查在食管中段(a)长轴示二尖瓣后叶连枷样改变,后瓣环钙化,二尖瓣瓣叶收缩期前向运动和(b)4腔心切面在相应的彩色多普勒视图可见左心室流出道内严重的二尖瓣反流和湍流;(c)三维视图显示后叶组织脱垂,瓣叶高度增加,使对合线向左心室流出道移动。

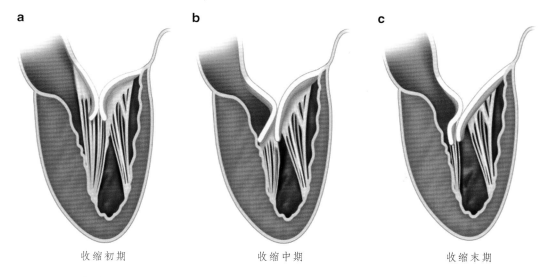

收缩初期　　　　　　　　　　收缩中期　　　　　　　　　　收缩末期

图 15.3　(a)二尖瓣的收缩期前向运动(SAM)导致(b)收缩中期左心室流出道梗阻和(c)收缩末期偏心性二尖瓣反流向后喷射。

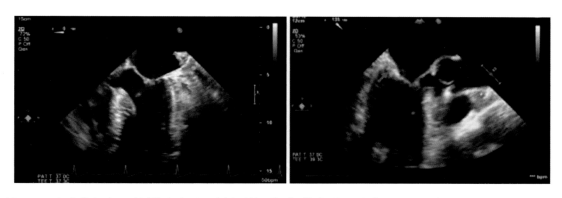

图 15.4　经食管超声心动图检查发现二尖瓣后瓣环钙化(箭头所示)迫使后叶进入前叶并过早对合,导致前叶逆行和随后的 SAM。

出道阻塞。

　　然而,SAM 的最常见原因是在二尖瓣重建手术过程中发生医源性 SAM,据报道在某些研究中其发病率高达 9%。当二尖瓣瓣口变窄并植入瓣环成形环,瓣膜的前后直径固定不动时,就会发生这种情况。如果后叶很长,等于或大于前小叶的高度,并且植入的瓣环成形环过小,这种病变将不可避免。瓣口面积的过度缩小会导致瓣叶组织拥挤,进而造成瓣叶过早对合。这导致前叶折叠并逆

行进入流出道,随后阻塞血流。这种情况很容易在 Barlow 病患者中产生,他们的后叶组织长且冗余。然而,非 Barlow 病患者中,可能更常见于 P2 脱垂的患者, 因为 Barlow 病的二尖瓣瓣口通常比后叶脱垂的二尖瓣瓣口大 20%~40%, 这使得对合点到流出道的距离更长。SAM 可以在使用刚性或柔性瓣环成形环时产生, 这表明环的类型不是原因,而是由于异常长的后叶或瓣口中的瓣叶组织过多而导致的瓣叶之间的早期对合。

如果使用不适合瓣口的太小的瓣环成形环，则会将后瓣环拉向流出道，这将导致后瓣和前瓣过早接触，从而将前瓣推入流出道中。流动的血液将使其弯曲并折叠到流出道中，导致阻塞（图 15.5）。

在二尖瓣修复术中，术前超声心动图有几个需警惕产生医源性 SAM 的指标（图 15.6）。第一个是前后叶的相对高度。如果它们的高度相等，或更令人担忧的是，后叶的高度比前叶的高，那么在恢复正常的瓣叶对合之后，如果瓣环成形环的直径小于瓣口直径，造成二尖瓣瓣口面积任何程度缩小，都

很可能产生 SAM。

另一个会增加重建后 SAM 风险的解剖学状况是前叶与舒张末期间隔的关系。如果前叶的心室侧在舒张期触碰到间隔，则会向流出道牵拉后瓣环，而如果此时未解决后叶的高度问题，将导致前后叶之间的早期对合，随后会发生 SAM。必须识别出这两种解剖情况中的一种或两种（表 15.1，图 15.7）。

SAM 几乎总是出现在 A1/A2 和 P1/P2处。LVOT 收缩期二尖瓣叶的存在会导致左心室流出道梗阻和二尖瓣叶闭合不良。随后的二尖瓣反流束是偏心向后的，这是因为当

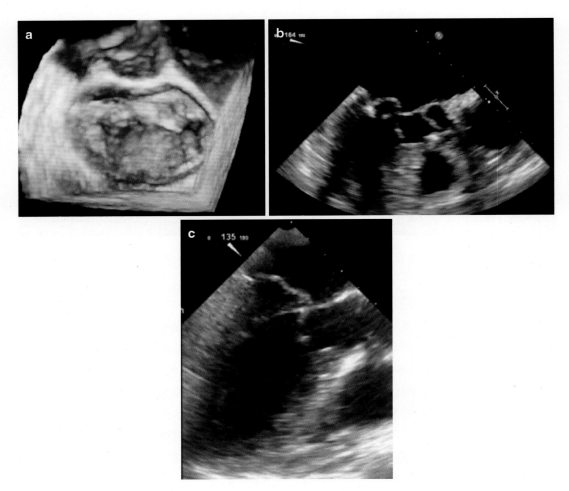

图 15.5　经食管超声心动图显示后叶高度明显高于前叶，在 (a) 三维外科手术视野、(b) 和 (c) 长轴视图可以看到后叶将前叶推入流出道。

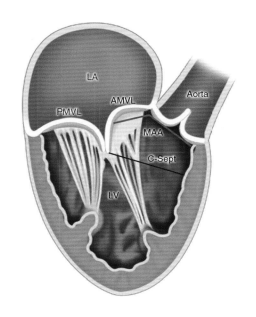

图 15.6　超声心动图测量有助于预测二尖瓣修复术后 SAM 的风险。LA,左心房;LV,左心室;PMVL,二尖瓣后叶;AMVL,二尖瓣前叶;C 间隔,对合点到间隔的距离;MAA,二尖瓣主动脉角。

表 15.1　诱发 SAM 进展的危险因素

结构因素	几何因素
小的、心肌过度收缩的左心室	对合线前向移位
乳头肌移位	主动脉-二尖瓣夹角减小
间隔肥厚	前后瓣叶长度比例缩小
冗余的瓣膜前叶或后叶组织	小一号二尖瓣成形环

SAM 和 LVOTO 发生后，在收缩中末期瓣叶尖被拖入 LVOT 中并形成了通道。SAM 的血流动力学效应取决于二尖瓣瓣叶与间隔接触的程度和持续时间，范围从最小的血流影响到明显的左心室流出道梗阻和心排血量

受损。SAM 是受前负荷、收缩力和后负荷影响的动态现象。左心室舒张末期容积减少，正性肌力增加，全身血管阻力降低或变时性增加可能会使病情加剧。

手术策略

继发于 HCM 的 SAM 的外科治疗需要了解间隔肥大和二尖瓣复合体异常对二尖瓣瓣叶收缩期移位的影响。HCM 的传统手术治疗是进行间隔肌肉切除术，以增加间隔与二尖瓣前叶之间的距离。手术通过主动脉瓣环进行，使用瓣叶牵开器牵开主动脉瓣叶。牵拉放置在心室间隔中的长柄三叶形拉钩，

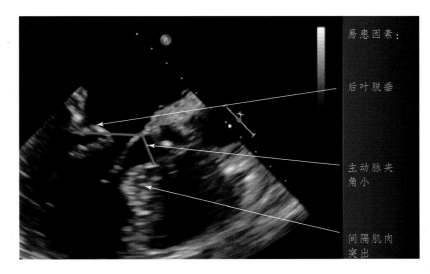

图 15.7　经食管超声心动图显示 SAM 的一些易患因素，包括后叶脱垂、主动脉夹角小和间隔肌肉突出。

可以更好地暴露间隔肌肉。拉钩还指明了切除的方向,并防止在切除过程中刀片将肌肉推开。使用 15 号刀片做两条平行的切割线:一条在右冠状动脉窦的中点以下,另一条在左、右冠瓣之间的交界下。切口开始于主动脉瓣环下方 3~5mm,以保持传导组织和主动脉瓣环的完整性,并延伸至乳头肌底部。然后通过连接两个切口将肌肉块切除。切除的深度取决于间隔的厚度,对于间隔厚度为2.0~2.5cm 的患者通常可以切除 1.0~1.5cm。术前超声心动图和在术中从心室腔触诊可以帮助指导切除的深度。第一个切口通常会提供最佳的切除效果,因为随后的尝试都是在切碎的肌肉上。经食管超声心动图检查可确定切除的充分性、LVOTO 的程度,以及是否有主动脉瓣反流或室间隔缺损的存在。

在存在 HCM 的情况下,由脱垂的二尖瓣后叶引起的 SAM 的另一种治疗方法是单纯降低后叶的高度(瓣叶移位),而不切除任何间隔肌肉。将后叶从瓣环上分离,并在重新附着后叶之前切除适量的基底组织(靠近瓣环)。后叶各个节段的高度不对称可能需要组织的不对称切除,以在切除后产生对称的残留后叶。单纯地分离并重新固定后叶即可将瓣叶的高度降低 3~6mm,具体取决于重新固定时距瓣叶边缘的缝合线的深度。这使对合线朝向后瓣环,从而降低了收缩期二尖瓣向左心室流出道移位的风险。瓣叶的移位也可以从自由边缘到瓣环切除后叶脱垂最严重的那个点进行。然后将两个边缘从瓣环分离,并从下叶边缘(从外科医生的角度看,瓣膜右侧的部分)切除一个三角形,以降低其高度,使其与切口另一面的高度相匹配(图 15.8a)。然后将瓣叶缝合回瓣环并彼此缝合(图 15.8b,c)。这两种瓣叶移位技术都使对合线向后移动,从而防止 SAM。

二尖瓣修复术后 SAM

理想情况下,应考虑风险因素以防止发生二尖瓣修复后 SAM。对于后叶高度较高、前叶小的患者,应考虑将后叶高度降低至1.5cm,并通过人工腱索、切除或滑动成形将对合线向后移位。同样的,对于前瓣叶较大而瓣环较小的患者,应考虑植入非刚性的瓣环成形术环或大小适合整个二尖瓣瓣口的成形带,而不是单独植入前瓣。

尽管有这些考虑,二尖瓣修复后仍可能有少数患者出现 SAM。在这些患者中,治疗方法取决于 SAM 的程度及其持续性。最初,可以尝试采取保守措施,包括通过输液增加心室前负荷,减少或去除任何正性肌力药(如肾上腺素或多巴胺)或给予血管收缩剂(如去甲肾上腺素),以增加心室后负荷。另外,为了增加左心室充盈时间,可通过减少任何外部起搏或使用负性变时药物(如 β 受体阻滞剂)来降低心率。心脏不同步也会加剧 SAM,因此应优化房室起搏。

如果保守治疗不能消除 SAM,则应采取进一步的手术干预措施。在这种情况下,重要的是要了解导致个别患者中 SAM 的解剖因素以选择适当的纠正技术。此外,在行再次修复之前,应根据第一次修复所花费的体外循环和阻断时间及目前双心室的功能情况,考虑再次修复的可能性、所需的时间、缺血和体外循环时间。再修复技术包括移除瓣环成形环,使用瓣叶切除术或人工腱索植入进一步降低后叶高度,以及植入更大的瓣膜成形环。或者可以选择植入柔性带以减少对前瓣环动态变化的约束。如果经内外科治疗,SAM 仍然不能消除,或认为再次修复不可行,则应考虑二尖瓣人工瓣膜置换。在这种情况下,重要的是切除任何引起 SAM 的二尖瓣前瓣叶和瓣下结构,并在必要时通过

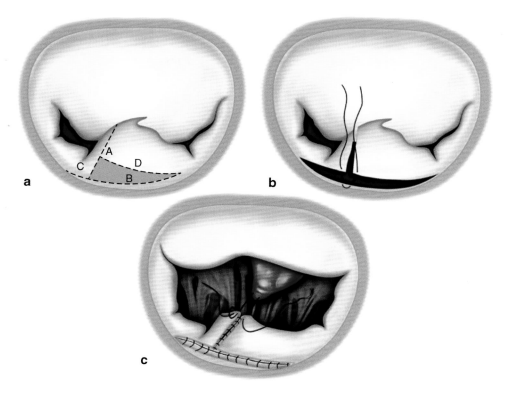

图 15.8　降低不对称的瓣叶高度,其中(a)瓣叶从自由边缘到瓣环状不对称地切开,然后在瓣叶的底部切除一个三角形,(b)边缘重新靠近并(c)缝合回瓣环,根据需要植入人工腱索。

在前瓣环植入 Gore-Tex 缝合线保持前瓣环和心室的连续性。而避免从修复到重新修复再到植入人工瓣膜的关键是从一开始真正了解瓣膜的解剖结构并进行相应处理。

手术技巧

　　带垫片水平褥式缝合 (2-0 ethibond)置于二尖瓣瓣环周围行瓣环成形术。5-0 pro-lene 缝线放置在前叶和后叶上以使其延伸并打开。轻柔地牵引后叶缝合线和后瓣环缝合线,测量后叶的高度(图 15.9a)。然后,使用 #11 刀片在后瓣环中点处水平切开后叶。切口继续平行于后瓣环,至前后交界处,将后叶从瓣环分离(图 15.9b)。然后从后叶的根部切除约占叶高 25% 的组织,以减小其高

度。重要的是不要去除太多,因为仅通过切开并重新缝合瓣叶即可降低 3~6mm。保留第二和第三级腱索,并在需要时将其重新缝合回瓣环上。这使对合线向后移动,从而降低了 SAM 及随后发生的左室流出道阻塞的风险。切除的程度取决于后叶冗余组织的程度,确保后叶的高度在整个瓣环上均小于 15mm。用 4-0 prolene 缝线将后叶重新固定在后瓣环上(图 15.9c)。

　　然后以降低的后叶高度重新评估二尖瓣前叶和后叶的脱垂程度。在该患者,显然仅后叶需要 Gore-Tex 人工腱索。在前瓣叶和后瓣叶缝合线上轻轻牵引,即可见到前外和后内侧乳头肌。CV-4 Gore-Tex 人工腱索水平褥式缝合穿过乳头肌的纤维部分(图 15.9d)。位于后瓣叶中线右侧的 Gore-Tex 人工腱索

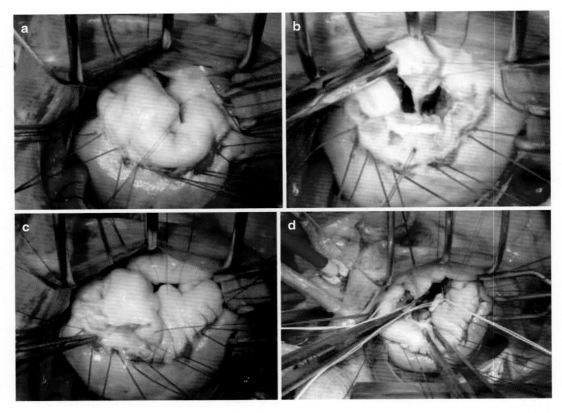

图 15.9   手术图像显示了 SAM 的外科治疗，包括(a)放置水平褥式瓣环成形缝合线，可以看到后叶非常高；(b)将后叶从瓣环分离，同时保留第三级腱索；(c)切除瓣叶底部后重新固定；(d)人工腱索植入。

固定在后内侧乳头肌上，而放置在中线左侧的则固定在前外侧乳头肌上。原有腱索也能用来指引人工腱索植入哪个乳头肌上。然后使用单个 Loop 技术距离瓣叶边缘约 5mm 将人工腱索穿过瓣叶。用镊子将瓣叶及人工腱索拉至适当的对合高度，通常在瓣环水平的正下方。然后通过静态测试评估二尖瓣的功能，方法是使用球形注射器将冷盐水注入左心室。然后，当二尖瓣闭合良好时，将Gore-Tex 人工腱索与瓣叶打结固定在瓣环水平。每个人工腱索要打 12 个结(每个方向6 个)来保证 Gore-Tex 上的结不会松。左心室充满盐水后，用无菌记号笔对二尖瓣瓣叶的心房表面着色来评估接合深度。必要时，可以通过植入更多的 Gore-Tex 人工腱索来增加对合高度，以达到至少 8mm 的最佳高度。

用盐水使整个心室扩张，此时根据整个二尖瓣瓣口的表面积（即前、后二尖瓣瓣叶的表面积）来选择合适大小的瓣环成形环或带。这是至关重要的一步，因为仅根据前叶的高度来选择环或带将使瓣叶组织拥挤，并使前叶在收缩期容易移位到左心室流出道。在该患者中，使用的是完全柔性的瓣环成形带，从左纤维三角到右纤维三角。这样可以最大限度地减少过度缩小二尖瓣瓣口前后距离的风险，否则会增加 SAM 的风险。然后用之前放置的水平褥式 2-0 ethibond 缝合线将瓣环成形带原位固定。再次注入冷盐水以评估二尖瓣的功能是否良好，是否有足够的对合高度(> 8mm)，对合线是否平行于后瓣环，并且后叶的高度是否<15mm。

术后超声心动图表现

术后经食管超声心动图(图 15.10)证实:

(1)正常的二尖瓣复合体生理功能,无残留的二尖瓣关闭不全。

(2)收缩期没有间隔-瓣叶接触及左心室流出道梗阻。

(3)瓣叶对合高度>8mm。

(4)后叶的高度<15mm。

手术小贴士

1. 在室间隔肥大的情况下,后叶偏高引起的二尖瓣收缩期前移可以通过对

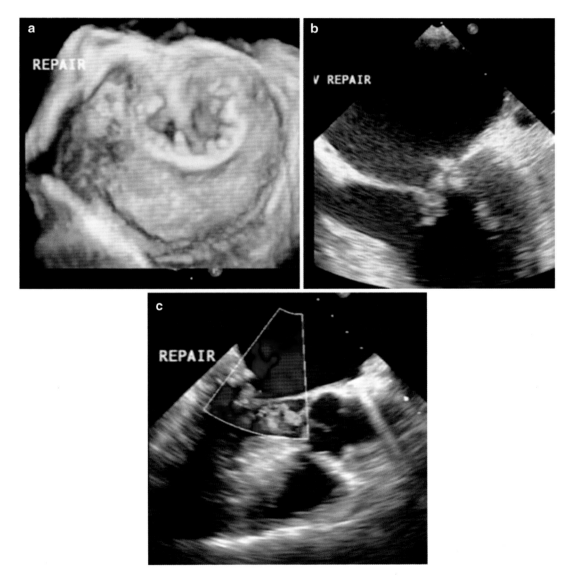

图 15.10 术中经食管超声心动图检查表明:(a)在三维手术视图上可见瓣环成形带;(b)在食管中段 5 腔心切面中,没有 SAM 且前叶和后叶之间对合高度为 10mm;(c)食管中段长轴彩色多普勒超声上没有残余二尖瓣反流。

合线后移来降低后叶高度，而无须进行切除术。

2. 确保后叶高度小于 1.5cm，不超过前叶高度的 50%。

3. 瓣环成形术使用的成形环或固定带的大小应适合整个二尖瓣瓣口，以避免瓣叶组织挤兑和二尖瓣前移。

4. 避免使用完整的刚性瓣环成形环，因为它会增加过度减少二尖瓣瓣口前后距离的风险，并损害心动周期中发生的前瓣环的正常动态变化。

总结

针对继发于二尖瓣后叶扩大和肥厚型心肌病的收缩期前向运动的后瓣叶移位手术结果与预后良好，住院死亡率<1%，围术期并发症发生率低。

（廖胜杰　张晓慎　译）

推荐阅读

Bothe W, Kvitting JP, Swanson JC, Goktepe S, Vo KN, Ingels NB, Miller DC. How do annuloplasty rings affect mitral leaflet dynamic motion? Eur J Cardiothorac Surg. 2010;38:340–9.

Crescenzi G, Landoni G, Zangrillo A, Guarracino F, Rosica C, La Canna G, Alfieri O. Management and decision-making strategy for systolic anterior motion after mitral valve repair. J Thorac Cardiovasc Surg. 2009;137:320–5.

Gersh BJ, Maron BJ, Bonow RO, Dearani JA, Fifer MA, Link MS, Naidu SS, Nishimura RA, Ommen SR, Rakowski H, Seidman CE, Towbin JA, Udelson JE, Yancy CW, American College of Cardiology Foundation/American Heart Association Task Force on Practice Guidelines. ACCF/AHA guideline for the diagnosis and treatment of hypertrophic cardiomyopathy: a report of the American College of Cardiology Foundation/American Heart Association Task Force on Practice Guidelines. Developed in collaboration with the American Association for Thoracic Surgery, American Society of Echocardiography, American Society of Nuclear Cardiology, Heart Failure Society of America, Heart Rhythm Society, Society for Cardiovascular Angiography and Interventions, and Society of Thoracic Surgeons. J Am Coll Cardiol. 2011;58:e212–60.

Hwang HJ, Choi EY, Kwan J, Kim SA, Shim CY, Ha JW, Rim SJ, Chung N, Kim SS. Dynamic change of mitral apparatus as potential cause of left ventricular outflow tract obstruction in hypertrophic cardiomyopathy. Eur J Echocardiogr. 2011;12:19–25.

Iacovoni A, Spirito P, Simon C, Iascone M, Di Dedda G, De Filippo P, Pentiricci S, Boni L, Senni M, Gavazzi A, Ferrazzi P. A contemporary European experience with surgical septal myectomy in hypertrophic cardiomyopathy. Eur Heart J. 2012;33:2080–7.

Maslow AD, Regan MM, Haering JM, Johnson RG, Levine RA. Echocardiographic predictors of left ventricular outflow tract obstruction and systolic anterior motion of the mitral valve after mitral valve reconstruction for myxomatous valve disease. J Am Coll Cardiol. 1999;34:2096–104.

Messmer BJ. Extended myectomy for hypertrophic obstructive cardiomyopathy. Ann Thorac Surg. 1994;58:575–7.

Quigley RL. Prevention of systolic anterior motion after repair of the severely myxomatous mitral valve with an anterior leaflet valvuloplasty. Ann Thorac Surg. 2005;80:179–82.

Seeburger J, Passage J, Borger MA, Mohr FW. A new concept for correction of systolic anterior motion and mitral valve regurgitation in patients with hypertrophic obstructive cardiomyopathy. J Thorac Cardiovasc Surg. 2010;140:481–3.

Varghese R, Itagaki S, Anyanwu AC, Trigo P, Fischer G, Adams DH. Predicting systolic anterior motion after mitral valve reconstruction: using intraoperative transesophageal echocardiography to identify those at greatest risk. Eur J Cardiothorac Surg. 2014;45:132–47.

Vriesendorp PA, Schinkel AF, Soliman OI, Kofflard MJ, de Jong PL, van Herwerden LA, Ten Cate FJ, Michels M. Long-term benefit of myectomy and anterior mitral leaflet extension in obstructive hypertrophic cardiomyopathy. Am J Cardiol. 2015;115:670–5.

第 16 章

三尖瓣反流

关键词

三尖瓣反流,功能性反流,人工环成形术,De Vega成形术,缘对缘修复,瓣叶扩大,腱索替换,房室结

病史

患者,男性,74 岁,进展性劳力性呼吸困难伴外周水肿。既往无风湿热及感染性心内膜炎病史。临床检查提示胸骨左缘和心尖区广泛的全收缩期杂音。冠状动脉造影显示无阻塞性冠状动脉疾病。

超声心动图表现

经胸超声心动图显示明显的三尖瓣瓣环扩张(收缩终末期直径 4.8cm),心尖 4 腔切面显示,三尖瓣瓣叶运动正常,无脱垂及活动受限(图 16.1a)。此外,还显示严重的二尖瓣反流,继发于二尖瓣后叶的 P2 区扇形脱垂。彩色多普勒在心尖 4 腔切面显示三尖瓣中心性喷射性反流,瓣环扩大导致瓣叶对合差是引起反流的主要原因(图 16.1b)。利用 PISA 法对反流进行量化,显示为严重的

三尖瓣反流,有效的反流面积为 $52mm^2$,反流容积为 74mL,腔静脉收缩径为 0.82cm(图 16.1b)。右心房明显增大(直径 5.8cm),右心室收缩功能良好无扩张。右心室三尖瓣三维(3D)图像显示瓣叶中心对合缘消失(图 16.1c)

经食管超声心动图显示三尖瓣瓣环扩张,收缩期瓣叶达到瓣环平面,但在 45°和 135°视图(图 16.2a,b)上没有足够的对合深度,导致相应的彩色多普勒图像上显示严重的三尖瓣反流(图 16.2c,d),瓣叶及瓣下结构无病变。

病理生理学

三尖瓣反流的病因类似于二尖瓣反流,均根据瓣叶运动功能进行分类。Ⅰ 型三尖瓣反流指瓣叶的运动正常,可由瓣环扩张、起搏器电极的存在、瓣叶裂或瓣叶穿孔(伴心内膜炎)引起。Ⅱ 型三尖瓣反流表现为瓣叶过度运动,可由三尖瓣退行性病变的腱索延长(瓣叶脱垂),或心内膜炎、外伤及退行性疾病的腱索断裂(连枷瓣叶)引起。Ⅲ 型三尖瓣反流是指瓣叶运动受限(瓣叶卷曲),可由乳头肌移位(右心室重塑)、风湿性瓣膜病、类癌性瓣膜病、辐射或起搏器电极的存在引起。

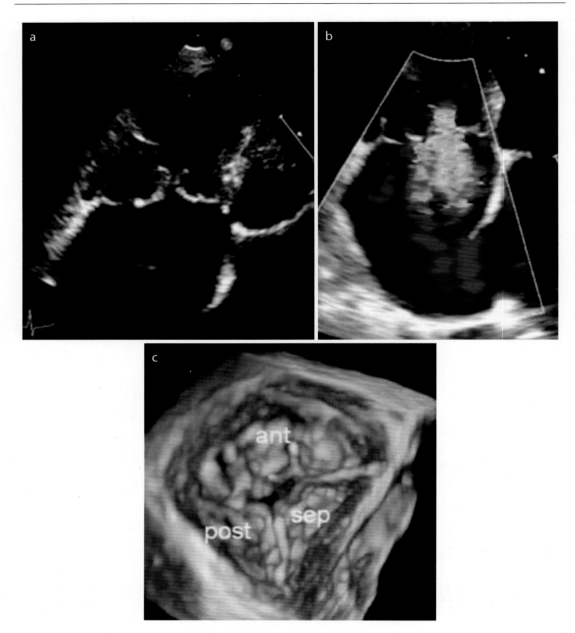

图 16.1   经胸超声心动图显示(a)三尖瓣环扩张瓣叶对合消失,在心尖 4 腔切面;(b)彩色多普勒显示严重的三尖瓣反流;(c)右心室侧三维图像清楚地显示三尖瓣瓣叶对合缺失。ant,前瓣叶;post,后瓣叶;sep,隔瓣叶。

功能性或继发性三尖瓣反流在临床上最常见的病因是由瓣环扩张和瓣叶卷曲引起的(占 80%以上)。功能性三尖瓣反流是右心室重塑的结果。最初,心室扩大导致三尖瓣瓣环向隔瓣外侧方向扩张(图 16.3)。这与从主动脉根部到室间隔的瓣膜右室缘相对应。由于心脏纤维骨架的固定,隔瓣环一般不扩张。

进一步的右心室扩大和随后的三尖瓣瓣环扩张导致原本多平面的三尖瓣瓣环变平,进而导致瓣叶对合受损出现三尖瓣反流。

随着病程的进展,扩张的右心室引起乳

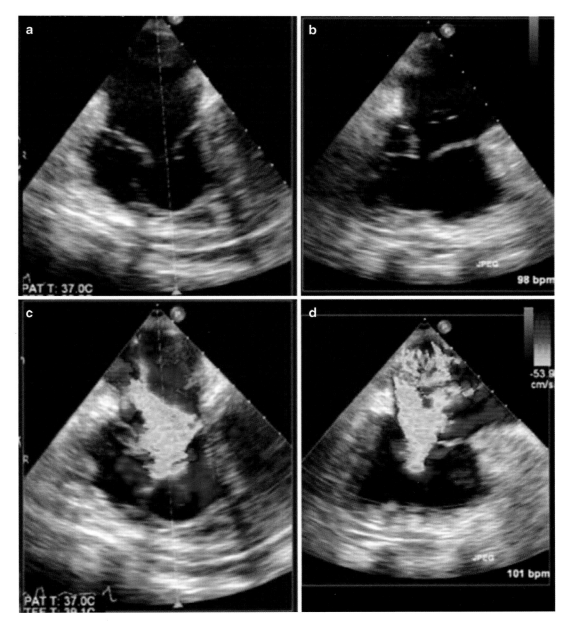

图 16.2　经食管超声心动图显示,在 (a) 45° 和 (b) 135° 的切面,瓣环扩张导致瓣叶对合缘消失,在 (c,d) 相应的彩色多普勒图像上提示严重的三尖瓣反流。

头肌移位,瓣叶牵拉卷曲和进一步的瓣环扩张,导致三尖瓣反流加重。右心室重塑最常见的原因是左心疾病。任何病因的二尖瓣反流都会在肺循环中产生反向压力,并引起不同程度的肺动脉高压。此外,功能性三尖瓣反流可由心房颤动诱发的心房和心室扩大引起,随后出现瓣环扩张。在临床表现的不同阶段将确定是单纯还是合并多个瓣叶病变的瓣环扩张是导致反流的主要原因,其决定了瓣膜修复手术的复杂程度,即单纯瓣环成形术还是附加其他修复技术。

既往人们认为,对严重功能性三尖瓣反

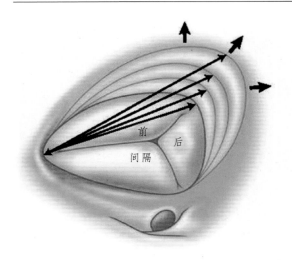

图 16.3　由于三尖瓣隔瓣叶相对固定地附着在心脏的纤维骨架上，因此三尖瓣瓣环向室间隔对侧方向上扩张明显。

流患者的左心瓣膜病变进行手术矫正后，可以通过降低肺动脉压和随后逆转的右心室重塑来解决三尖瓣反流。然而，由于三尖瓣瓣环扩张是一个持续的过程，长期的随访发现，在没有对三尖瓣进行手术干预的情况下，高达 40% 的孤立左心瓣膜手术患者会出现明显的三尖瓣反流，且继发于左心瓣膜病的严重功能性三尖瓣反流与功能预后和长期生存率降低有关。此外，如果之前接受过左心瓣膜手术，因三尖瓣问题而再次手术的患者死亡率较高，这表明在进行左心瓣膜手术时，对三尖瓣进行积极的干预是有益的。

手术策略

　　根据美国心脏协会/美国心脏病学会和欧洲心脏病学会的数据，对于有症状的严重三尖瓣反流或无症状的严重三尖瓣反流患者，如果有右心室功能障碍或扩张的表现，建议进行三尖瓣手术。左心瓣膜手术患者中同期对三尖瓣的干预是指存在中度（或更

大）的三尖瓣反流或瓣环扩张，定义为术前超声心动图 4 腔切面下直径大于 40mm 或 21mm/m²，收缩期终末直径是指从隔瓣环中点到前瓣环中点的直径，或术中直接测量的前-隔交界到后-隔交界大于 70mm。在以前接受过左心瓣膜手术的患者中，有症状的严重三尖瓣患者在没有严重肺动脉高压或右心功能不全的情况下，可以考虑对三尖瓣进行干预。除指南外，有人建议，三尖瓣瓣环>35mm 的患者，在合并心房颤动、肺动脉高压、右心室功能不全或扩大以及风湿性瓣膜病的情况下，在进行左心瓣膜手术时也应同时进行三尖瓣手术。右心房扩张、严重外围性水肿、腹水或肝充血也可作为三尖瓣病变严重程度的标志。

　　三尖瓣手术的原则包括治疗潜在的瓣膜病变和纠正瓣环扩张。对于瓣环扩张引起的 Ⅰ 型反流患者，缝合成形术或人工环成形术通常足以恢复瓣膜功能。心内膜炎导致的瓣叶穿孔破坏通常需要心包补片修补缺损，再行人工环成形术（见第 17 章）。由于起搏导线穿过瓣口而引起的严重三尖瓣反流，干扰了瓣叶的对合并产生瓣叶牵拉，可以将导线放置在成形环外侧或用永久性心外膜起搏导线代替。瓣叶脱垂致 Ⅱ 型三尖瓣反流或继发于退行性瓣膜病的连枷瓣叶，可采用 Gore-Tex 腱索植入治疗。最后，瓣叶牵拉引起的 Ⅲ 型反流可以通过瓣叶扩大或缩小瓣环成形术来修复，但病变严重的情况下（如类癌综合征、放射性或风湿性瓣膜病等），经常需要瓣膜置换术。

　　对于功能性三尖瓣反流患者，主要的治疗原则包括重建恢复瓣环状结构和瓣环大小，以改善瓣叶对合。如果存在严重的瓣叶牵拉，除了瓣环成形术外，可能还需要辅助其他外科技术，包括瓣叶扩大术或"三叶草"的缘对缘技术，在某些患者中，如果瓣膜不

能修复,则需要瓣膜置换术。此外,右心室功能的优化很重要,这可以通过纠正所有左心瓣膜疾病来减少右心室后负荷。

三尖瓣修复最稳定的结果最近被证明是使用人工环成形术,最常见的是 Carpentier 三尖瓣成形环,它是双平面硬质环。人们可能会凭直觉认为,软质成形环表面与右心室侧部分贴合将降低撕裂的风险,但目前还没有数据支持这一推论。最近的研究表明,所有类型的三尖瓣直接缝合成形术的效果是不稳定的。由于这些技术仍在临床上使用,下文对它们进行详细描述。

缝合瓣环成形术

缝合瓣环成形术常用的方法主要有两种。第一种也是最常用的是 De Vega 技术(图16.4)。手术中,两根 4-0 prolene 线从前隔交界缝合到后隔交界,以收紧三尖瓣前、后瓣环,有效地减少了瓣口面积,增加了瓣叶的对合。

第二种方法有时被称为交界消除的 Kay 技术,通常是通过瓣环折叠来消除后叶(图16.5)。这种局部瓣环成形术无法解决右心室进行性扩张导致的瓣环扩大。尽管这两种技术相对简单且易于掌握,但它们可能不如外科医生偶尔使用三尖瓣成形环那么易于重复。

人工环成形术

针对缝合瓣环成形术存在的问题,建议采用人工环成形术作为瓣环扩张的首选治疗方法,因为人工环成形术的优点是减小瓣环并有可重复性,增加瓣叶对合面积并实现瓣膜正常功能。三尖瓣成形环是非闭合环,以避免损伤邻近隔瓣环内侧,位于"Koch 三角"顶部的传导组织(图 16.6)。由于三尖瓣瓣环扩张发生在右心室游离壁,因此使用非完整环可以达到理想的环径缩小。三尖瓣成形环分为硬环、半硬环和软环。软环保留了心动周期三尖瓣瓣环的动态变化。一些人认为,软环不能够保护并防止将来瓣环的进一步扩张,易出现复发性反流。然而,与使用硬环相反的论点是,硬环在右心室界面处的持续运动时有可能导致缝合环撕裂。在慢性反流中三尖瓣瓣环出现变形,硬环的多平面特性可以更好地实现自然对合。然而,如果右心室不可逆地扩张,那么软环将允许更自然地逆向重塑。到目前为止,这些重要的问题

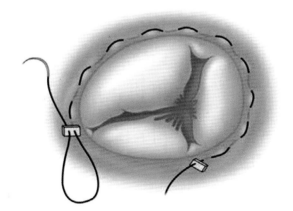
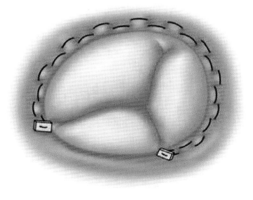

图 16.4　De Vega 缝合瓣环成形术。(a)两根 4-0 prolene 线从前隔交界处缝合到后隔交界处;(b)原位打结收紧三尖瓣前、后瓣环。

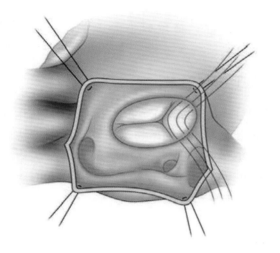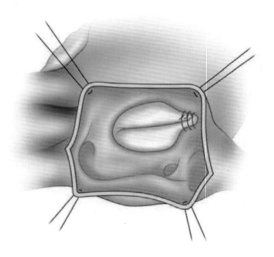

图 16.5　Kay 成形术。(a)折叠压缩三尖瓣后叶瓣环；(b)消除三尖瓣后瓣叶。

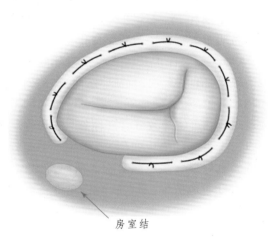

房室结

图 16.6　具有非完整环的三尖瓣环成形术，以避免对靠近隔瓣环内侧的传导系统，尤其是房室结(AVN)的损伤。

还没有令人信服的答案，因此，与许多手术一样，成形环的选择将仍然是依据外科医生的偏好。

　　尽管三尖瓣成形术在大多数患者中足以恢复瓣膜功能，但有几个导致复发性反流的危险因素，包括折叠高度>1cm 的瓣叶、心房颤动、大瓣环、肺动脉高压和起搏器导线穿过瓣口。因此，有时行人工环成形术时还

需要附加其他技术，尤其是在右心室扩张后瓣叶牵拉严重的患者，要修复为一个功能良好的瓣膜，需要使用缘对缘和瓣叶扩大修复技术。

缘对缘修复

　　缘对缘修复("三叶草"技术)使用近似二尖瓣修复技术相同的原理，利用 3 个瓣叶游离边缘，产生一个"三叶草"形三孔瓣口(图 16.7)。但这项技术的耐久性和长期效果尚未确定。

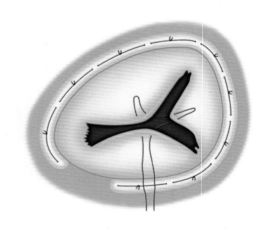

图 16.7　缘对缘修复("三叶草"技术)，其中 3 个瓣叶的游离缘用 5-0 缝线缝合，形成三叶形三孔瓣口。

瓣叶扩大修复术

根据瓣叶牵拉的表现和位置（对合距离>8mm，对合面积>1.6cm²），扩大受累瓣叶面积被认为是增加对合深度的一种辅助手段。重要的是，需要所有的瓣叶都是柔韧的，没有瓣叶及瓣环钙化。将病变的瓣叶沿着三尖瓣瓣环的一个交界到另一个交界从其附着的环上切下，然后放置成形环的缝合线以加强暴露，使用长椭圆形，自体或牛心包补片，用 5-0 prolene 线连续缝合（图 16.8）。一定要保证使用偏大的补片，来确保瓣叶没有张力以免限制瓣叶运动。这种术式需要长期随访以确定心包补片的柔韧性是否可保持足够的瓣叶运动。

腱索置换术

腱索置换术分别用于因腱索延长或断裂而导致三尖瓣瓣叶脱垂或连枷状改变的患者。用聚四氟乙烯(PTFE)缝线代替病变腱索(W.L. Gore & Associates, Flagstaff, AZ, USA)。这个技术不需要瓣膜组织的切除，保持了瓣叶解剖和活动性，以及维持三尖瓣的最大口面积。腱索置换是通过一个带垫片的 CV-4 Gore Tex 腱索缝合乳头肌头的纤维部分来完成的，乳头肌头为脱垂的瓣叶提供了腱索支持。然后，Gore-Tex 缝合线的两端从半叶游离缘 5mm 处穿过脱垂段。Gore-Tex 新型腱索的高度是通过功能评估来确定的，通过向右心室注入生理盐水来调整腱索的高度。

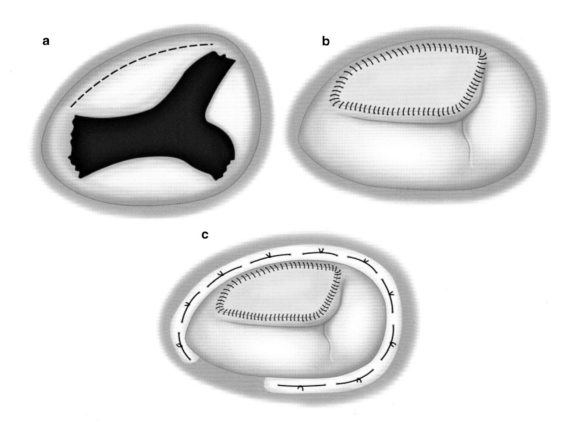

图 16.8　三尖瓣前叶补片扩大。(a)将前叶从一个交界游离到另一个交界；(b)用 5-0 prolene 线连续缝合植入的牛心包补片；(c)植入成形环。

三尖瓣置换术

在瓣膜广泛病变的患者,如果出现明显的瓣叶卷曲、广泛钙化、伴类癌或风湿性瓣膜病,应该行三尖瓣替换术。机械瓣或支架生物瓣膜的选择仍然存在争议。尽管两者的存活率相似,但人们一直认为机械瓣膜在低压右心循环中容易并发血栓栓塞。尽管机械瓣膜在理论上比生物瓣膜具有更大的耐久性,但最近的研究结果表明,机械瓣膜和生物瓣膜在三尖瓣位置的寿命差别并不大。

据报道,由于三尖瓣置换时的缝合线靠近 Koch 三角顶部的传导系统,因此它会增加心脏传导阻滞的发生率。鉴于此,位于隔瓣环内侧的缝合线应非常小心地靠近瓣环和瓣叶组织根部,以避免损伤传导组织(图16.9)。此外,放置经静脉心内膜起搏系统可以损伤瓣膜的瓣叶,并且由于牵拉引起的瓣叶纤维化和变形而导致早期瓣膜结构毁损。如果植入机械瓣,则不能使用经静脉起搏系统。因此,行三尖瓣置换术时应放置永久性心外膜起搏导线。如果已经有一个经静脉系统的起搏器,起搏导线一定要放置在人工瓣环外侧,然后常规放置瓣膜缝线,避免导线从瓣膜口中穿出。与二尖瓣一样,三尖瓣置换术应保留所有瓣下装置,从而保持瓣环心室的连续性和心室功能。

外科技术

评估三尖瓣的瓣叶和瓣下装置,并与经食管超声心动图检查结果相对照。在正常的瓣叶运动中观察到明显的瓣环扩张,没有瓣叶脱垂及活动受限的表现(图16.10a)。水平带垫片成形线(2-0 ethibond)放置在三尖瓣的周围,缝合宽度为 5mm,间距约为 1mm。这些缝线从隔瓣环的中点开始,位于隔瓣环的外侧及整个前环和后环。在隔瓣环的内侧没有缝合线以避免损伤位于 Koch 三角的顶部希氏束和房室结,然后根据前叶的表面积或前隔和后隔交界之间的距离选择一个 32mm 的 MC3 三尖瓣成形环 (Edwards Lifesciences,Irvine,CA)。缝线穿过人工环 (图16.10b)并原位打结。然后通过静态测试评估三尖瓣的功能,方法是在阻断主动脉的状态下,使用球囊注射器向右心室注射冷生理盐水(图 16.10c)。

术后超声心动图表现

术后经食管超声心动图(图16.11)证实:

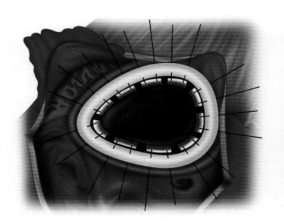
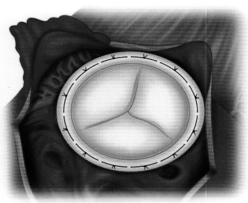

图 16.9　三尖瓣置换术使用间断的水平带垫片缝线。

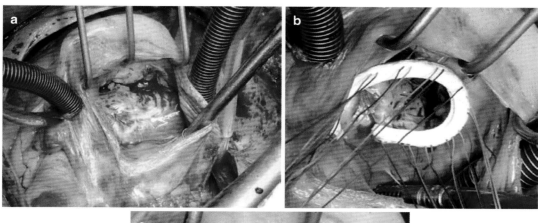

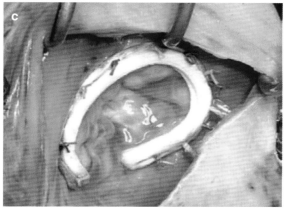

图 16.10　手术图像 (a) 显示孤立的三尖瓣瓣环扩张，没有瓣叶脱垂及活动受限的表现；(b) 植入 32mm MC3 三尖瓣成形环 (Edwards Lifesciences, Irvine, CA) 和 (c) 静态注水试验显示三尖瓣关闭良好。

(1) 三尖瓣的功能正常，无瓣口反流。

(2) 三尖瓣瓣环的直径减小到 32mm。

(3) 无三尖瓣狭窄。

(4) 瓣叶对合深度为 8mm。

手术小贴士

1. 确定潜在的病理生理机制，以决定单纯环成形术是否足够。

2. 利用前叶表面积或前隔交界和后隔交界的距离精确测量三尖瓣大小。

3. 保证足够的对合深度 (>8mm) 对成形术的长期耐久性很重要。

总结

尽管同期行二尖瓣和三尖瓣手术比单纯二尖瓣手术有更高的死亡率，但它也同时反映了更为严重的疾病状态，包括心室功能恶化、肺动脉高压和肝肾充血。然而，在左心瓣膜手术时，三尖瓣的修复可以在移除主动脉阻断钳恢复灌注后进行，降低这种手术带来的死亡率和相关并发症。尽管三尖瓣手术有一些特殊的风险，包括可能对右冠状动脉、主动脉瓣和传导系统的损伤，但这些风险相对较少见。左心瓣膜手术时合并三尖瓣

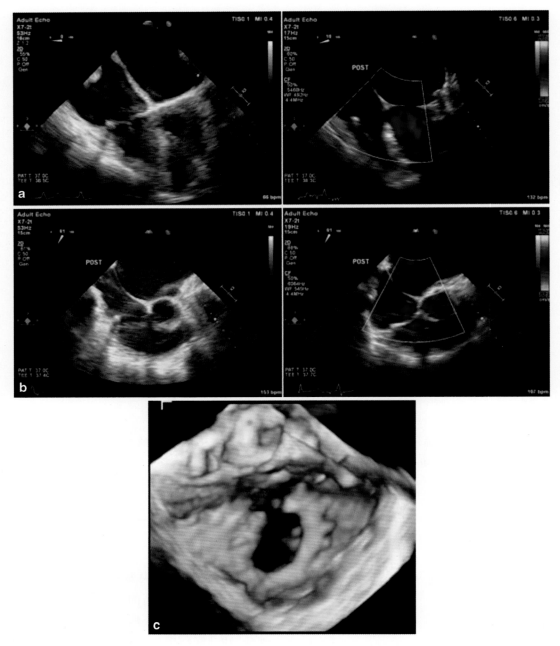

图 16.11　术后经食管超声心动图显示(a)4 腔和(b)右心室流入/流出道切面观瓣叶的良好对合深度且对应的彩色血流多普勒显示三尖瓣无残余反流。(c)右心房三维视图显示成形环。

手术后 85% 的患者 10 年内无中重度三尖瓣反流,而未行三尖瓣手术的患者发生反流的比例为 50%。复发的危险因素包括严重的三尖瓣牵拉卷曲(对合距离 >0.76cm,卷曲面积 >1.63cm²)、严重的术前三尖瓣反流、肺动脉高压、起搏器电极、左心室功能不全、单纯使用环缝合术而不是成形环成形术。

与单纯缝合成形术(如 De-Vega 或 Kay 成形术)相比,使用成形环成形能更有效地避免复发性三尖瓣反流(8 年为 17% 对

33%),特别是在严重三尖瓣瓣环扩张或肺动脉高压患者。人工环成形术不仅效果优异,而且在 15 年内有更好的长期生存率。对于人工环的类型,硬环和半硬环与软环相比,术后远期三尖瓣反流的发生率更低。

单独的三尖瓣传统外科手术的死亡率为 5%~10%,在再次手术、有右心室功能不全或严重肺动脉高压的患者中可能更高。随访发现,这些患者的术后死亡原因主要包括低心排血量综合征、右心室功能不全、继发性肾和肝功能损害,同时,这些患者的延迟就诊也增加了手术死亡的风险。

(马瑞彦 陈保富 译)

推荐阅读

Hwang HY, Kim KH, Kim K, Ahn H. Propensity score matching analysis of mechanical versus bioprosthetic tricuspid valve replacements. Ann Thorac Surg. 2014;97(4):294–1299.

Parolari A, Barili F, Pilozzi A, Pacini D. Ring or suture annuloplasty for tricuspid regurgitation? A meta-analysis review. Ann Thorac Surg. 2014;98(6):2255–63.

Rodés-Cabau J, Taramasso M, O'Gara PT. Diagnosis and treatment of tricuspid valve disease: current and future perspectives. Lancet. 2016;388(10058):2431–42.

Rogers JH, Bolling SF. Valve repair for functional tricuspid valve regurgitation: anatomical and surgical considerations. Semin Thorac Cardiovasc Surg. 2010;22(1):84–9.

Shinn SH, Schaff HV. Evidence-based surgical management of acquired tricuspid valve disease. Nat Rev Cardiol. 2013;10(4):190–203.

Taylor JT, Chidsey G, Disalvo TG, Byrne JG, Maltais S. Contemporary management of tricuspid regurgitation: an updated clinical review. Cardiol Rev. 2013;21(4):174–83.

Zhu TY, Wang JG, Meng X. Is a rigid tricuspid annuloplasty ring superior to a flexible band when correcting secondary tricuspid regurgitation? Interact Cardiovasc Thorac Surg. 2013;17(6):1009–14.

第 **17** 章

三尖瓣感染性心内膜炎

关键词

感染性心内膜炎,赘生物,瓣叶重建,自体心包,牛心包,三尖瓣反流,三尖瓣置换,菌血症,栓塞,瓣叶切除术,静脉吸毒者

病史

患者,男性,28 岁,主诉发热、盗汗和劳累性呼吸困难 6 周。既往无风湿热病史,但有静脉吸毒史。临床检查示发热(38.7℃),心前区全收缩期杂音。血液培养分离出金黄色葡萄球菌,白细胞计数(19 200/μL)和 C 反应蛋白(245mg/dL)升高。

超声心动图表现

经胸超声心动图右心室流入道切面显示三尖瓣前叶上有一个大的赘生物,与正常运动的三尖瓣瓣叶相连(图 17.1a)。多普勒显示血流通过穿孔的三尖瓣前叶导致显著的三尖瓣反流(图 17.1b)。胸骨旁短轴上也观察到这一现象(图 17.1c),赘生物附着在右心房面三尖瓣前叶表面,随瓣叶活动,长度为 2.5cm(图 17.1d)。

用 PISA 法对反流进行定量分析,显示严重三尖瓣反流,反流量为 74mL,反流分数为 59%,腔静脉收缩径为 0.82cm。右心房不扩大,但右心室扩大伴功能受损。

经食管超声心动图证实三尖瓣前叶右房面赘生物伴三尖瓣重度反流(图 17.2)

病理生理学

孤立性三尖瓣感染性心内膜炎 (IE)并不常见,占感染性心内膜炎的 5%~10%。静脉吸毒(IVDA)是三尖瓣感染性心内膜炎发生的主要危险因素,其他危险因素包括右心腔有假体材料(如中心静脉导管)、人工三尖瓣或成形环、起搏器或者除颤器,以及右侧有三尖瓣反流等病变。这些患者易形成血小板纤维蛋白血栓,随后出现的菌血症使预先已存在的血栓定植,导致赘生物形成。这些微生物能够在血小板-纤维蛋白血栓内繁殖,因为它们会受到身体免疫系统的"保护"。

最常见的致病菌是金黄色葡萄球菌,占三尖瓣心内膜炎病例的 70%~80%,其发病率和死亡率均高于其他病原体。导致三尖瓣感染性心内膜炎的其他微生物包括凝固酶阴性葡萄球菌、链球菌、HACEK 有机物(嗜酸性嗜血杆菌、放线杆菌、人型心杆菌属、腐

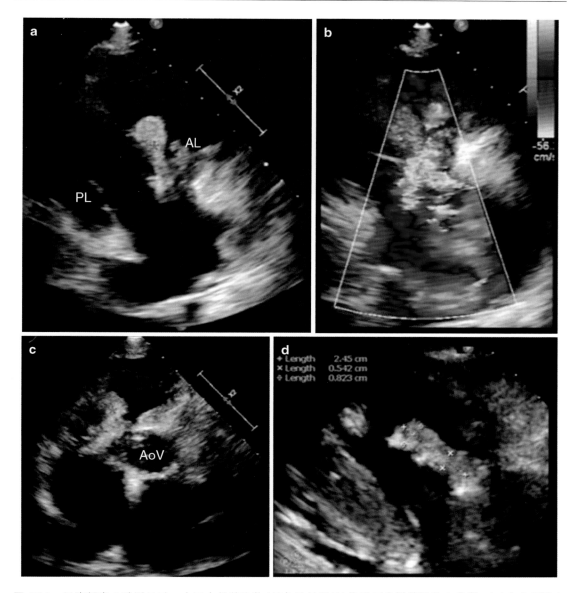

图 17.1　经胸超声心动图显示一个巨大的赘生物(红色星号所示)位于三尖瓣前叶的心房侧。(a)右心室流入视图;(b)相应的彩色血流多普勒在主动脉瓣水平上也可见严重的三尖瓣反流;(c)胸骨旁短轴视图在主动脉瓣水平可见赘生物;(d)长度为 2.45cm。AL,三尖瓣叶;PL,后三尖瓣叶;AoV,主动脉瓣。

蚀性艾肯菌属和金黄色杆菌属)、肠球菌属和真菌。三尖瓣感染性心内膜炎的病理作用是继发于感染的扩散,引起局部瓣膜破坏(如瓣叶穿孔),环周脓肿形成在三尖瓣不常见。赘生物栓塞可导致败血症肺栓塞,随后出现呼吸功能障碍,严重的可导致右心室功能损害。与左心心内膜炎相比,右心的低压

循环能更好地耐受急性瓣膜反流,尤其是在年轻患者。

鉴于此,由于三尖瓣感染性心内膜炎被认为是比较惰性的,大多数患者可以采取保守治疗。药物治疗包括根据需要进行为期 6 周的敏感抗生素治疗、利尿剂和支持性通气治疗。这些措施通常非常有效,住院死亡率

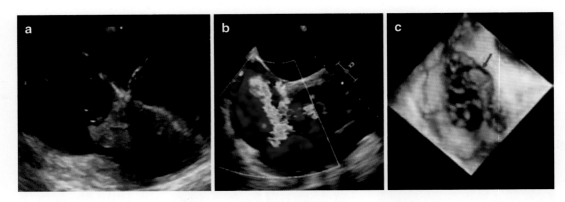

图 17.2 经食管超声心动图显示(a)4 腔切面上三尖瓣前叶心房侧有一大片赘生物;(b)彩色多普勒显示右心室流入流出道切面上有严重的三尖瓣反流;(c)赘生物(红色箭头所示)也可以在右心房三维视图上看到(图像左侧为室间隔)。

低于 5%。然而,有下列情况的患者中,高达 20%需要手术治疗:

* 持续超过 3 周的抗生素治疗后仍有无法控制的败血症或发热。
* 规范的药物治疗后出现右心力衰竭。
* 复发性肺栓塞。
* 环周脓肿形成。
* 真菌感染性三尖瓣心内膜炎。
* 合并左心感染性心内膜炎。
* 赘生物直径>20mm。

是否行急诊手术取决于许多因素,包括疾病的原因(人工瓣膜术后、经皮穿刺失败或移除经静脉起搏电极失败)、细菌类型(金黄色葡萄球菌或真菌)、对抗生素治疗的反应和感染进程(赘生物或瓣周脓肿的大小)。虽然稳定的心内膜炎患者比活动性心内膜炎患者有更好的预后,并发症发生率、住院时间和手术死亡率较低,但这需要评估/平衡为完成抗生素治疗而延后手术的风险。特别是心室功能恶化,病变累及瓣环的风险,以及考虑栓塞的风险。

手术策略

与所有因感染性心内膜炎而需要手术干预的患者一样,手术的主要原则包括通过切除赘生物和彻底清创受累组织来去除感染,防止感染进一步进入血液循环;移除可能导致感染发生的任何人工材料,如起搏导线;闭合和纠正所有缺损,如脓肿或瘘管;尽量减少人工材料的植入,这些在静脉吸毒者尤其重要;通过恢复瓣膜功能进行血流动力学矫正。此外,术后给予大剂量静脉输注敏感抗生素治疗,通常持续 6 周。

治疗三尖瓣心内膜炎的手术方式包括单纯瓣膜切除、瓣膜修复(使用自体心包或牛心包)或人工瓣膜置换(机械瓣或生物瓣)。虽然单纯切除瓣叶组织的优点是可以在没有心肌缺血的情况下快速完成,但它会使患者留下明显的残余三尖瓣反流。虽然它过去被用于无人工瓣膜患者的解决方案,以减少反复静脉吸毒者再次感染的风险,但很少用于右心室容量超载和衰竭导致的显著血流动力学异常者,特别是那些肺动脉高压的患者。

因此,切除和清创所有受感染组织,然后尽量少使用人工材料进行三尖瓣重建,是首选的手术方法,尤其是少于 50%的瓣膜组织被感染的情况下。用于恢复瓣膜功能的瓣膜修复技术类似于心内膜炎破坏二尖瓣后使用的方法,包括瓣叶重建、人工腱索植入和成形环成形术,或综合使用这些技术。

瓣叶重建

在瓣叶破坏引起反流的患者,重要的是评估是否有可能切除边缘清晰的受感染组织,同时留下足够的正常组织以保留有效的瓣膜功能(图 17.3a)。如果瓣膜可以修复,所有肉眼看到的受感染和受累的组织都要多切除一个 2mm 的边缘(图 17.3b),以确保剩余的自体组织未受感染,并且足够坚固,能够容纳缝合材料。所有切除的组织应送去进行微生物分析。

瓣叶缺损的修复通常是可行的,即使有高达 50% 的瓣叶受累,只要瓣叶前缘及对合缘完整就可以修复。瓣叶缺损可用自体或牛心包修复。心包使用连续的 5-0 prolene 缝合线,以避免补片皱缩(图 17.3c)。重要的是要保证补片足够大,以确保没有张力限制瓣叶运动。在一些患者中,Gore-Tex 新型腱索需要用来支撑瓣叶的游离缘。一旦修复手术完成,可使用人工成形术来稳定自体瓣环(图 17.3d)。这类似于使用 De Vega 技术的情形,可以在心脏中留下尽可能少的人工材料。

如果病变累及到瓣叶的游离缘 (图 17.4a),一种选择是通过四边形切除术清除感染组织(图 17.4b)。将瓣环折叠成形后,用 5-0 prolene 缝合线 (图 17.4c) 进行瓣叶重建,并用人工环成形进行加固(图 17.4d)

"两瓣化"成形术(后瓣除外)

这项技术也称为 Kay 成形术,是针对感染性心内膜炎破坏后瓣叶而采取的一种三尖瓣成形技术(图 17.5a)。在后瓣叶完全切

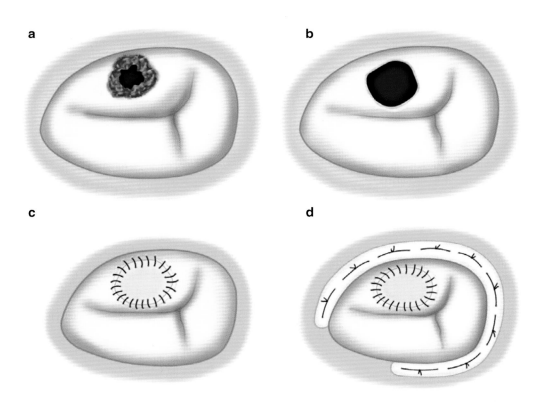

图 17.3　心包补片重建瓣叶。(a)感染性心内膜炎破坏三尖瓣前叶;(b)彻底清除赘生物和周围感染组织;(c)用牛心包补片重建瓣叶;(d)环成形术。

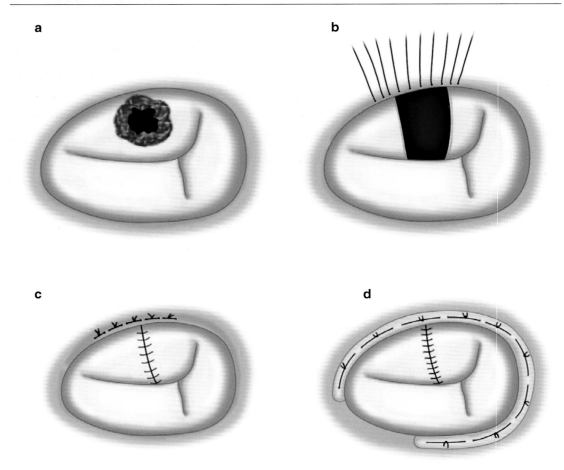

图 17.4   四边形切除重建瓣叶。(a)感染性心内膜炎破坏三尖瓣前叶；(b)通过四边形彻底清除感染组织和环缩缝合术；(c)用 5-0 prolene 线重建前叶。(d)人工环成形术。

除（图 17.5b）后，用水平带垫片成形缝线将后瓣环（图 17.5c）折叠，从而有效地将其从功能性瓣膜口中消除，形成"两叶"三尖瓣（图 17.5d）。然而，这种技术不能用于前瓣叶及隔瓣切除后的修复。

环缩成形术

这可以通过单独缝合（De Vega 技术）来实现，从而避免人工材料的植入，或通过人工环成形术来实现。在 De Vega 成形术中，前瓣环和后瓣环用两条 4-0 prolene 缝合线，从前隔交界到后隔交界，通过缩小三尖瓣瓣口来增加瓣叶的对合面积。然而，这项技术已

被证明与三尖瓣瓣环的进行性扩张和大量病例的复发性反流有关。但仍有人强烈主张使用这项技术，毫无疑问，有经验的人实施这项技术可以取得令人满意的效果。在心内膜炎的情况下，它最吸引人的地方是在手术结束时心房面中暴露的修复组织最小化。

大多数外科医生可能都主张使用人工环来实现最可靠和持久地使三尖瓣环减小的目的。选择适当的人工环将恢复三尖瓣环的正常形态，从而保持瓣叶正常运动，增加对合面积并恢复瓣膜功能。虽然在这些患者中避免使用人工材料被认为是有益的，但没有证据表明使用人工环会增加心内膜炎复

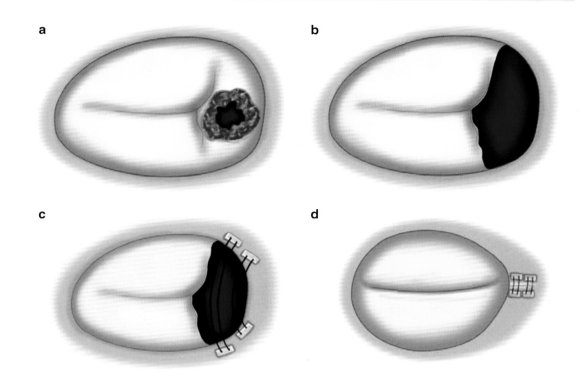

图 17.5 (a)感染性心内膜炎破坏的三尖瓣后瓣叶;(b)赘生物和周围感染组织的根治性清创术;(c)在后瓣环处放置带垫片折叠缝合线;(d)消除后瓣环形成一个"两叶"三尖瓣。

发的风险,而它能够延长瓣膜修复的寿命。人工环的大小可以通过测量前隔交界和后隔交界之间的距离来确定,也可以通过测量前叶的表面积来确定。

三尖瓣置换术

　　如果超过面积 50%的瓣膜在心内膜炎病程中被广泛破坏而无法修复,选择机械瓣还是有支架的生物瓣进行置换仍有争议。尽管两者在存活率和瓣膜相关并发症方面有相似的结果,但机械瓣膜被认为具有更好的耐久性。然而,有证据表明,在低压力的右心循环中,三尖瓣生物瓣具有良好的长期耐久性,这类患者,特别是在静脉吸毒比例高的人群中,三尖瓣置换使用机械瓣的缺点是必须终身抗凝及抗凝并发症的存在,同时患者的依从性也是一个问题。此外,低压右心循

环的患者存在异物和血栓形成的风险。其他三尖瓣置换的选择包括使用冷冻保存的同种异体二尖瓣或倒置无支架主动脉瓣。

　　值得注意的是,与三尖瓣修复术相比,接受三尖瓣置换术的患者发生心脏传导阻滞的概率显著升高。放置经静脉心内膜起搏器后,不仅有可能导致感染生物瓣膜复发,而且由于电极引起瓣叶纤维化和变形,其可能成为植入起搏器时瓣叶受损和早期瓣膜结构变化而导致瓣膜功能障碍的危险因素。如果置换的是机械瓣膜,则无法使用经静脉起搏系统。因此,感染性心内膜炎三尖瓣置换术后,通常在手术时放置永久性心外膜起搏导线。

静脉吸毒

　　治疗静脉吸毒者的三尖瓣感染性心内膜炎可能有一定的挑战性,因为其受许多因

素影响,包括延迟出现导致更广泛的瓣膜破坏和多瓣膜受累,涉及耐药菌的多重感染,对药物治疗的依从性差,以及心内膜炎复发的风险。尽管如此,手术的管理策略和适应证仍然相同。尽管瓣膜修复会带来许多好处,但延迟出现的广泛破坏可能会使瓣膜的修复重建变得困难。如果需要置换,由于抗凝治疗依从性差,建议使用生物瓣。然而,由于这些患者较年轻,存在瓣膜结构性退行性改变,通常需要再次手术。虽然瓣膜切除术(不置换瓣膜的切除术)可用于这些患者,但它会导致远期严重的三尖瓣反流和与右心力衰竭相关的不良预后。多学科团队应对这一特殊患者群体进行讨论,并请社会服务部门参与,以讨论可用的支持机制、恢复静脉吸毒的风险及可能的抗生素依从性或者抗凝治疗等问题。

手术技巧

胸骨正中切开后,取大块自体心包,用0.5%戊二醛溶液浸泡5~10分钟备用,行

上、下腔静脉插管建立体外循环,腔静脉套带,升主动脉吸引,减少心脏操作以避免赘生物脱落。

行标准的右心房切口,探查三尖瓣并确定赘生物,评估瓣叶和瓣下结构的破坏,以及是否存在任何瓣周脓肿。经食管超声心动图发现,在前叶心房表面有 2.5cm×2cm 的赘生物,并伴有瓣叶穿孔(图 17.6a)。感染已扩散到三尖瓣前叶的邻近区域,但未累及腱索及其他瓣叶。

在三尖瓣瓣环上水平褥式缝合成形缝线(2-0 ethibond),针距宽为 5mm,间距为1mm。这些缝线从隔瓣环的中点沿三尖瓣瓣环逆时针缝合到前隔交界处。前隔交界的内侧瓣环未缝合缝线以避开位于 Koch 三角顶点的希氏束和房室结。

在前叶穿孔区两侧的腱索周围放置 5-0缝合线。轻轻地牵引可以更好地暴露前瓣叶。对穿孔周围的赘生物和所有残留感染瓣叶进行清创并行微生物送检分析(图 17.6b)。保留正常的未受感染的瓣叶组织。此时重要的是评估周围组织的破坏程度,以及是否有足够

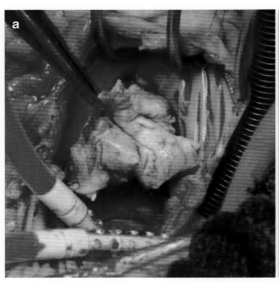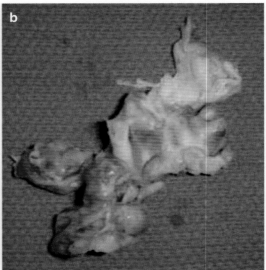

图 17.6   手术图像显示(a)三尖瓣前叶心房表面大的赘生物;(b)切除的赘生物和周围感染组织。

的正常瓣膜和瓣下结构通过修复恢复瓣膜的正常功能。

　　然后利用戊二醛处理的自体心包做一个稍大的补片,并使用 5-0 prolene 线无张力连续缝合修补前叶缺损。然后通过静态测试评估三尖瓣的功能,方法是用球囊注射器将冷生理盐水注入右心室。然后根据前叶的表面积或前隔与后隔交界的距离,选择合适大小的成形环,原位缝合固定。

　　成形环植入术后,再次注射生理盐水评估三尖瓣的功能。然后用两层 4-0 prolene 线连续缝合右心房切口,放置临时心外膜右心房和右心室起搏导线

术后超声心动图

　　修复后超声心动图(图 17.7)证实:
　　(1)无赘生物残留。
　　(2)三尖瓣微量反流。

手术小贴士

　　1. 彻底切除感染组织在评估瓣膜是否可以修复中很关键。

　　2. 为了避免出现远期严重的三尖瓣反流和继发的右心室功能不全,应避免施行未经修复或替换的单纯瓣膜切除术。

　　3. 理想情况下,瓣膜修复利用自体组织(如自体心包),尽量减少植入人工材料。

　　4. 瓣膜修复可能需要一个成形环来支撑,单纯地缝合瓣环成形(De Vega 环成形术)会导致瓣环进行性扩张和三尖瓣反流。

总结

　　三尖瓣感染性心内膜炎的手术治疗可取得良好的近期和远期效果,手术死亡率为 5%~10%。据报道,接受三尖瓣心内膜炎手术

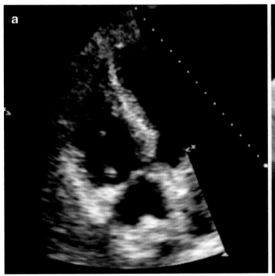
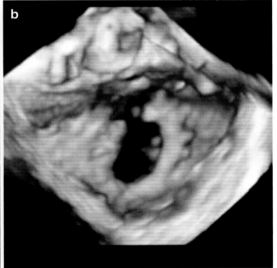

图 17.7　修复术后超声心动图显示(a)经心尖 4 腔切面显示的瓣叶良好对合,无残留赘生物;(b)右心房三维切面上的人工成形环。

的患者 20 年内的长期生存率为 58%，其预后不良的危险因素包括静脉吸毒、金黄色葡萄球菌或真菌感染、赘生物大于 20mm 及伴发左侧心内膜炎。三尖瓣修复的远期效果要优于三尖瓣置换的效果（尤其是静脉吸毒患者），主要原因是生物瓣术后的结构破坏和机械瓣膜术后的抗凝并发症。尽管减少植入修复材料值得推荐，但并非所有的患者都能行修复手术，这取决于感染导致的破坏程度，同时，如果修复后留下明显残余反流，则应进行瓣膜置换手术。

（马瑞彦　译）

推荐阅读

Akinosoglou K, Apostolakis E, Koutsogiannis N, Leivaditis V, Gogos CA. Right-sided infective endocarditis: surgical management. Eur J Cardiothorac Surg. 2012;42(3):470–9.

Arbulu A, Holmes RJ, Asfaw I. Tricuspid valvulectomy without replacement. Twenty years' experience. J Thorac Cardiovasc Surg. 1991;102(6):917–22.

Athan E, Chu VH, Tattevin P, Selton-Suty C, Jones P, Naber C, Miró JM, Ninot S, Fernández-Hidalgo N, Durante-Mangoni E, Spelman D, Hoen B, Lejko-Zupanc T, Cecchi E, Thuny F, Hannan MM, Pappas P, Henry M, Fowler VG Jr, Crowley AL, Wang A, ICE-PCS Investigators. Clinical characteristics and outcome of infective endocarditis involving implantable cardiac devices. JAMA. 2012;307(16):1727–35.

Gaca JG, Sheng S, Daneshmand M, Rankin JS, Williams ML, O'Brien SM, Gammie JS. Current outcomes for tricuspid valve infective endocarditis surgery in North America. Ann Thorac Surg. 2013;96(4):1374–81.

Gottardi R, Bialy J, Devyatko E, Tschernich H, Czerny M, Wolner E, Seitelberger R. Midterm follow-up of tricuspid valve reconstruction due to active infective endocarditis. Ann Thorac Surg. 2007;84:1943–8.

Habib G, Hoen B, Tornos P, Thuny F, Prendergast B, Vilacosta I, Moreillon P, de Jesus Antunes M, Thilen U, Lekakis J, Lengyel M, Müller L, Naber CK, Nihoyannopoulos P, Moritz A, Zamorano JL, ESC Committee for Practice Guidelines. Guidelines on the prevention, diagnosis, and treatment of infective endocarditis (new version 2009): the Task Force on the Prevention, Diagnosis, and Treatment of Infective Endocarditis of the European Society of Cardiology (ESC). Endorsed by the European Society of Clinical Microbiology and Infectious Diseases (ESCMID) and the International Society of Chemotherapy (ISC) for Infection and Cancer. Eur Heart J. 2009;30(19):2369–413.

Heydari AA, Safari H, Sarvghad MR. Isolated tricuspid valve endocarditis. Int J Infect Dis. 2009;13(3):e109–11.

Kang DH, Kim YJ, Kim SH, Sun BJ, Kim DH, Yun SC, Song JM, Choo SJ, Chung CH, Song JK, Lee JW, Sohn DW. Early surgery versus conventional treatment for infective endocarditis. N Engl J Med. 2012;366(26):2466–73.

Nishimura RA, Otto CM, Bonow RO, Carabello BA, Erwin JP 3rd, Guyton RA, O'Gara PT, Ruiz CE, Skubas NJ, Sorajja P, Sundt TM 3rd, Thomas JD, Anderson JL, Halperin JL, Albert NM, Bozkurt B, Brindis RG, Creager MA, Curtis LH, DeMets D, Guyton RA, Hochman JS, Kovacs RJ, Ohman EM, Pressler SJ, Sellke FW, Shen WK, Stevenson WG, Yancy CW, American College of Cardiology; American College of Cardiology/American Heart Association; American Heart Association. 2014 AHA/ACC guideline for the management of patients with valvular heart disease: a report of the American College of Cardiology/American Heart Association Task Force on Practice Guidelines. J Thorac Cardiovasc Surg. 2014;148(1):e1–e132.

Wang TK, Oh T, Voss J, Pemberton J. Characteristics and outcomes for right heart endocarditis: six-year cohort study. Heart Lung Circ. 2014;23(7):625–7.

Weymann A, Borst T, Popov AF, Sabashnikov A, Bowles C, Schmack B, Veres G, Chaimow N, Simon AR, Karck M, Szabo G. Surgical treatment of infective endocarditis in active intravenous drug users: a justified procedure? J Cardiothorac Surg. 2014;9:58.

第 **18** 章

心房颤动外科手术

关键词

心房颤动,消融,肺静脉隔离,左心房后壁
Box消融,Cox迷宫Ⅳ手术,自主节律性局灶
性区域,血栓栓塞,大折返环,双极射频消
融,冷冻消融,左心耳切除

病史

患者,男性,65岁,有进行性加重的劳累
性呼吸困难伴频繁的心悸。既往没有风湿热
及感染性心内膜炎的病史,但在 6 个月前被
确诊为房颤,给予胺碘酮治疗和心脏电复律
未能治愈房性心律失常,并接受了华法林抗
凝治疗。心电图显示 P 波消失伴不规则的心
室律,符合房颤表现(图 18.1)。心脏冠脉造影
未见阻塞性冠状动脉疾病。经胸和经食管超
声心动图均显示二尖瓣后叶脱垂导致前向喷
射性重度反流,左心房扩大(直径为 5.64cm),
左心室扩大(左心室舒张末期直径为 6.1cm)
和左心室功能受损(射血分数为 48%)。

病理生理学

心房颤动(简称房颤)是一种由于心房

的非同步激活导致心房机械功能受损的房
性心律失常,可以分为初诊性、阵发性、持续
性、长期持续性和永久性房颤。无论持续时
间或严重程度如何,初诊房颤代表房颤的第
一次发作。阵发性房颤通常在 48 小时内自
行终止,而持续性房颤被定义为房颤发作持
续超过 7 天, 或在发作 48 小时后需要药物
或电复律。长期持续性房颤代表持续 1 年以
上的房颤,但仍须考虑心律控制策略,而永
久性房颤是指心律控制策略(包括药物和电
复律)已失败且不再进行的房颤。房颤也可
分为原发性房颤和继发性房颤,原发性房颤
发生在无潜在心脏病的患者,而继发性房颤
与先前存在的心脏病有关。

虽然房颤发生的确切机制还不完全清
楚,但房颤被认为是由心房去极化的异位节
律性病灶引起的, 大多数病灶位于肺静脉,
其他病灶位于左、右心房。房颤是由两个心
房内的多个大的折返环通路维持的,这些通
路负责房颤的传播(图 18.2)。要实现维持和
传播,房颤需要触发条件,如心房异位病灶
和继发于心房容积或压力超负荷的心房壁
张力变化;异常基质,如心房壁炎症或纤维
化;调节因子,如自主神经系统,包括神经节
丛受累和迷走神经活动增强等因素。

房颤的病理生理后果包括不规则的心

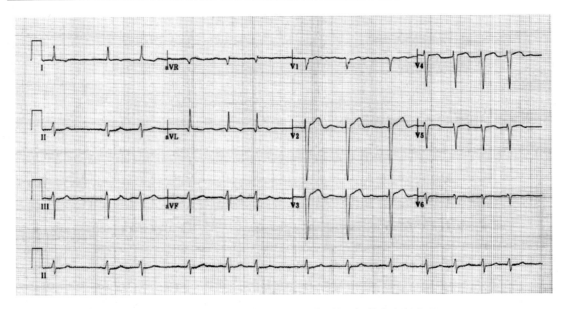

图 18.1　心电图显示 P 波消失,心室律不规则,符合房颤表现。

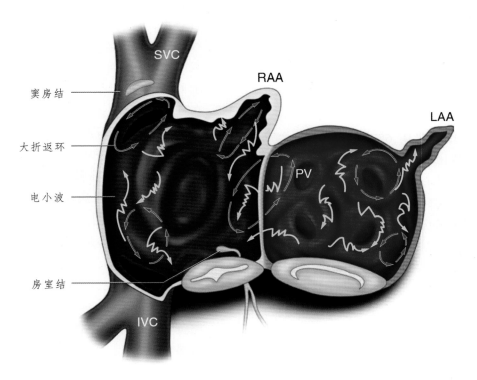

图 18.2　心房颤动的病理生理学,其中大折返环(红色)保持局灶兴奋的非同步电活动(黄色)。RAA,右心耳;
LAA,左心耳;PV,肺静脉;SVC,上腔静脉;IVC,下腔静脉。

跳,导致心悸和患者焦虑;失去同步的房室收缩,导致血流动力学的损害;以及左心房的血流淤滞,使患者容易发生血栓栓塞。随后,房颤与显著的发病率和死亡率相关,包括作为死亡(相对风险为 1.5~1.9)和中风(相对风险为 5.0)的独立危险因素。

手术策略

　　心房颤动的外科治疗原则是机械性破坏心脏组织,造成透壁性心肌损伤,导致纤维化而形成瘢痕组织。由于瘢痕组织不传导电脉冲,它会中断心肌的连续性和传导性。如果将瘢痕组织线路放在特定位置,就可以阻断传导通路,使用肺静脉隔离和心房隔离均可以防止房颤形成、大折返环形成。肺静脉隔离可停止诱导途径(自动节律性局灶性区域),并且还可以防止导致心房纤颤的大折返环形成。

　　房颤的外科治疗包括多种技术,有左房隔离术和 Guiraudon 回廊手术(图 18.3)。然而,这些手术后大多数心房组织仍处于纤颤状态,存在全身性血栓栓塞的风险,同时由于缺乏房室同步性和心房有效收缩而导致心排血量降低。

　　早期的几种 Cox-Maze 手术会隔离窦房结(SA),并中断其血液供应,从而导致窦房结功能不全,并需要永久性起搏器,因为影

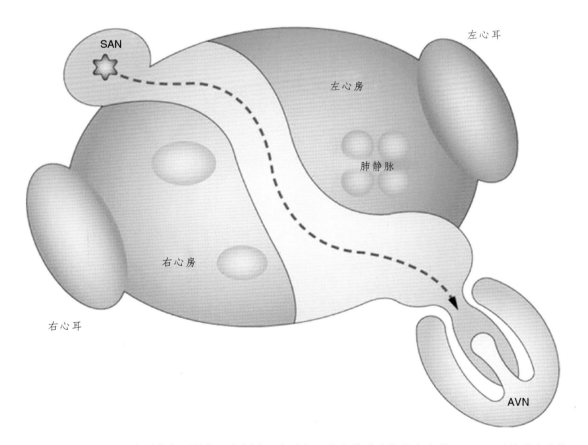

图 18.3　Guiraudon 回廊手术主要是在心房创建一条路径,将电脉冲直接从窦房结(SAN)引导到房室结(AVN)。然而,其余的左、右心房组织继续保持纤颤状态,因此仍有血栓栓塞和中风的风险。(Reproduced with permission from Lee R. Surgery for atrial fibrillation. *Nat Rev Cardiol.* 2009;6(8):505–13.)

响 Bachmann 束，导致左右心房之间的传导延迟及非同步收缩。

Cox 迷宫 III 手术

Cox 迷宫 III 手术也使用了创建瘢痕组织的概念，将电脉冲从窦房结(SAN)引导到房室结（AVN），并成为房颤外科治疗的金标准。这项"切和缝"技术包括在左心房和右心房壁上做几个切口(图 18.4)，以形成瘢痕组织的透壁线，破坏导致异常心房颤动节律传播的折返回路。与先前两种式相比，由于将电脉冲从窦房结通过两个心房中的瘢痕间迷宫组织传向房室结，保留了心房传输功能。限定瘢痕区域之间心房组织的不应期，可以防止形成大的折返环。通过恢复窦性心律，房性去极化和房室同步性，Cox 迷宫 III 手术可显著降低血栓栓塞、中风和血流动力学损害的风险。但是，该手术显著增加了主动脉阻断和体外循环的时间，并且在技术水平上要求高，从而限制了其使用。

替代能源

Cox 迷宫 III 手术的创伤性促进了许多消融设备的研发，这些消融设备使用各种基于冷或热的能源，用消融线代替切口来重建通过"切和缝"产生的透壁瘢痕组织，这种简化且可重复的操作，减少了主动脉阻断和体外循环时间，被称为 Cox 迷宫 IV 手术。它具有与 Cox 迷宫 III 手术相似但不完全相同的消融线，但仍保持了手术成功的必要条件，包括双

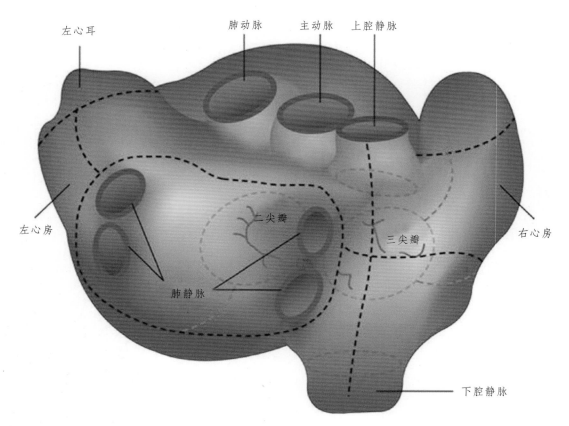

图 18.4 Cox 迷宫 III 消融线。(Reproduced with permission from Lee R. Surgery for atrial fibrillation. *Nat Rev Cardiol*. 2009;6(8):505-13.)

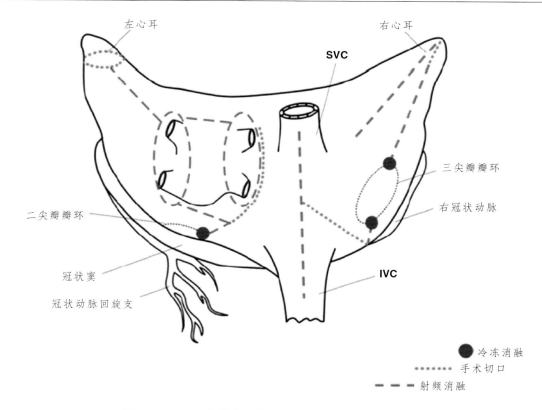

图 18.5　Cox 迷宫Ⅳ消融线。SVC,上腔静脉;IVC,下腔静脉。

侧连续的透壁消融(图18.5)。尽管既往使用激光、超声波和微波,但它们产生透壁的能力受到质疑,这一点尤为重要,因为部分厚组织的消融会遗留具有传导特性的组织,并且小至 1mm 的间隙已被证明能够传导和维持大的折返环。因此,冷冻和射频仍然是产生一致性透壁的唯一可靠能源,在术后12个月时,大约90%的患者免除心房颤动,与经导管的消融技术相比,其具有明显的优势。

射频消融

　　射频消融在心肌组织中传导交流电,使能量以热量的形式消散,导致组织凝固性坏死和不可逆的蛋白质变形,并形成无传导特性的瘢痕组织。这些消融线在组织学上类似于传统 Cox 迷宫Ⅲ手术的切口。射频消融可能会损伤周围组织,例如肺静脉、食管或冠

状动脉,使用双极射频消融钳位装置通过确保能量局限于两个钳子之间,最大限度地减少附加损害。双极射频钳的消融时间取决于组织传导性和电阻抗,反映病变的透壁性。每个部位消融 2~3 次,以确保完全阻滞。但是,对于完整的 Cox 迷宫Ⅳ消融线,由于邻近冠状动脉(三尖瓣瓣环毗邻右冠状动脉和二尖瓣瓣环毗邻回旋支冠状动脉),不可能用双极射频进行二尖瓣瓣环和三尖瓣瓣环的完整消融,这些部位的消融可使用冷冻。

　　传统的单极射频消融有一定的局限性,主要是无法确保透壁性,并且由于热量的扩散可能会损伤包括食管和冠状动脉在内的周围组织。生理盐水冲洗单极射频消融笔已被用来实现热能均匀分布并最大限度地减少血痂的产生,从而有助于提高射频消融的透壁深度。另外,新型带抽吸辅助的单极笔

可能有助于将心房组织附着于该消融笔上，从而增加消融深度并有助于实现透壁。

冷冻消融

冷冻消融使用的低温来自加压的液化一氧化二氮，它可使细胞内形成冰晶、微血管破裂，导致细胞死亡和瘢痕组织形成。尽管没有具体的计算方法来证明冷冻消融的透壁性，但将探头放于心内膜表面时，心外膜组织表面上可视的冰球可作为可靠透壁性的指标。通常将冷冻探针在-60℃下放置2分钟，每处消融2次。但是，使用冷冻消融术需要心脏停搏下进行，因为心脏跳动产生的温血会影响散热效果并吸收冷冻热量，从而难以实现心肌组织完全冷冻而达到透壁

消融。冷冻消融的并发症主要是对附近结构如膈神经、食管或冠状动脉的可能损伤。氩气也可以用作低温能源。

尽管冷冻是唯一可以在 Cox 迷宫 Ⅳ 消融中实现所有消融线的能量疗法，但它经常用于结合双极射频消融术，其中二尖瓣瓣环和三尖瓣瓣环处的消融由冷冻完成，其余消融线用双极射频钳完成。冷冻是完成瓣环周围消融的理想能源，因为它保留了心脏的纤维骨架，从而维持了瓣膜功能。

消融线

当前的外科实践中使用了几种不同的消融线，包括：

（1）单独隔离肺静脉–消融。

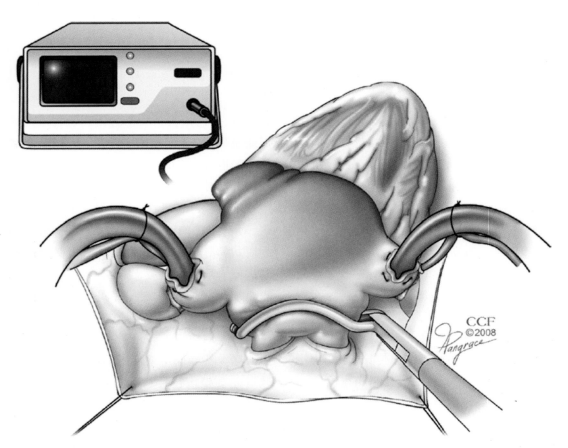

图 18.6 使用双极射频钳行右肺静脉隔离术。（Reproduced with permission from Gillinov M, Soltesz E. Surgical treatment of atrial fibrillation：today's questions and answers. *Semin Thorac Cardiovasc Surg.* 2013；25（3）：197–205.）

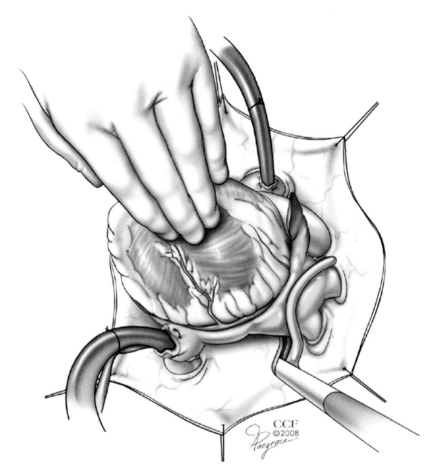

图 18.7　将心脏向右侧移动，使用双极射频钳行左肺静脉隔离。(Reproduced with permission from Gillinov M，Soltesz E. Surgical treatment of atrial fibrillation；today's questions and answers. *Semin Thorac Cardiovasc Surg.* 2013；25(3)：197–205.)

(i)环绕右上、右下肺静脉(图 18.6)。

(ii)环绕左上和左下肺静脉(图 18.7)。

(2)左心房后壁 Box 消融。

(i)环绕右上和右下肺静脉。

(ii)环绕左上、左下肺静脉。

(iii)从右下肺静脉到左下肺静脉(图 18.8)。

(iv)从右上肺静脉到左上肺静脉(图 18.9)。

(3)完整的左心房消融。

(i)环绕右上和右下肺静脉。

(ii)环绕左上、左下肺静脉。

(iii)从右下肺静脉到左下肺静脉。

(iv)从右上肺静脉到左上肺静脉。

(v)从左心房切口到二尖瓣后瓣环的 P2/P3 区(图 18.10)，它代表了二尖瓣峡部线，增加了恢复窦性心律的机会并降低了发生房扑的风险。

(vi)从左心耳到左肺静脉(图 18.11)。

(4)完整的左、右心房消融(Cox 迷宫Ⅳ)。

(i)环绕右上和右下肺静脉。

(ii)环绕左上和左下肺静脉。

(iii)从右下肺静脉到左下肺静脉。

(iv)从右上肺静脉到左上肺静脉。

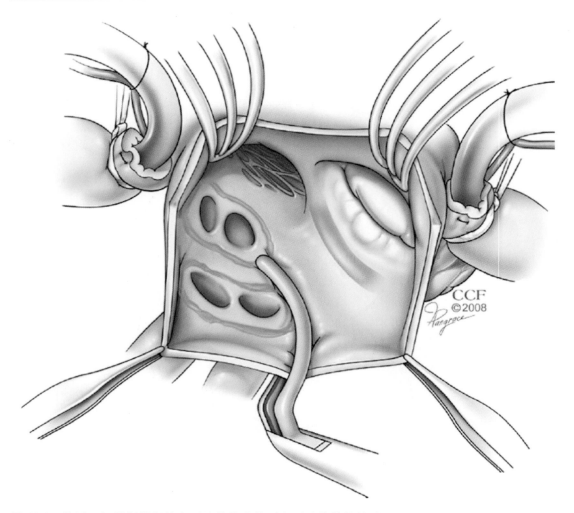

图 18.8 使用双极射频钳行从右下肺静脉连接到左下肺静脉的消融。（Reproduced with permission from Gillinov M, Soltesz E. Surgical treatment of atrial fibrillation: today's questions and answers. *Semin Thorac Cardiovasc Surg.* 2013; 25(3): 197–205.）

　　(v)从左心房切口到二尖瓣后环的 P2/P3 区域。

　　(vi)从左心耳到左肺静脉。

　　(vii)从右心房切口到上腔静脉(图 18.12)。

　　(viii)从右心房切口到下腔静脉(图 18.13)。

　　(ix)从右房切口到三尖瓣环上的 2 点钟位置(图 18.14)。

　　(x)从右心耳到三尖瓣环上的 10 点钟位置(图 18.15)。

　　(5)杂交技术是指通过非体外循环微创方法进行心外膜肺静脉隔离和左心耳切除,然后通过心导管心内膜消融术完成剩余消融线。任何非透壁的消融均可通过电生理标测证实并补充完成。

　　一些外科医生在进行二尖瓣和三尖瓣手术时仅施行左心房或右心房线路消融,在冠状动脉搭桥术或主动脉瓣置换的情况下仅施行肺静脉隔离。最终,长期免除房颤与

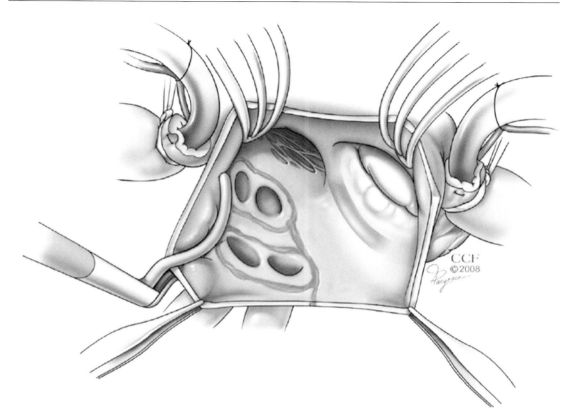

图 18.9　使用双极射频钳从右上肺静脉到左上肺静脉的消融。(Reproduced with permission from Gillinov M, Soltesz E.Surgical treatment of atrial fibrillation：today's questions and answers. *Semin Thorac Cardiovasc Surg*. 2013；25(3)：197–205)

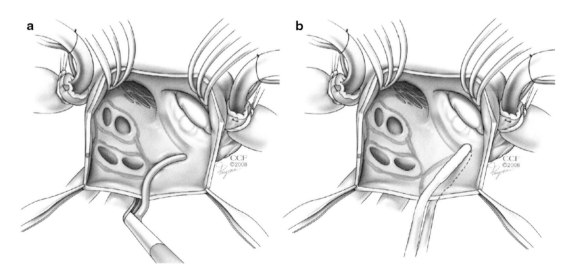

图 18.10　二尖瓣峡部线。(a)首先使用双极射频钳从左房切口到二尖瓣后瓣环的 P2/P3 区域消融；(b)使用冷冻探头在二尖瓣后瓣环完成消融。(Reproduced with permission Soltesz E.Gillinov M. Surgical treatment of atrial fibrillation：today's questions and answers. *Semin Thorac Cardiovasc Surg*. 2013；25(3)：197–205.)

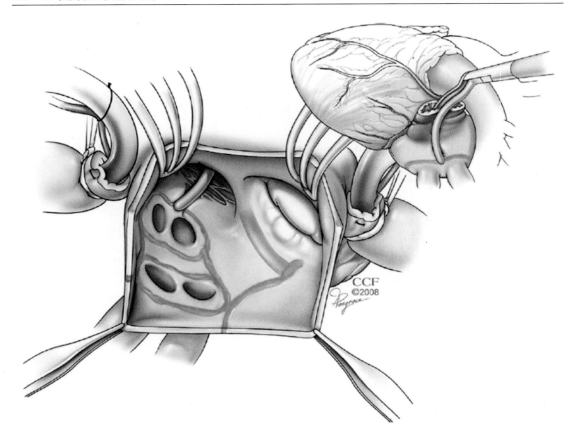

图 18.11　使用双极射频钳完成左心房消融，以及从左心耳到围绕左肺静脉的环形消融线的连接。（Reproduced with permission Soltesz E.Gillinov M. Surgical treatment of atrial fibrillation：today's questions and answers. *Semin Thorac Cardiovasc Surg.* 2013；25（3）：197–205.）

否将取决于所使用的消融线和房颤本身的类型（阵发性、持续性或长程持续性），使用完整的 Cox 迷宫 Ⅳ 消融可获得最佳效果。重要的是，如果不能完整隔离肺静脉和整个左心房后壁，则会大大增加房颤的复发率。

肺静脉隔离术

　　肺静脉隔离术是在发现引起房颤的异位灶 94% 位于肺静脉之后才开展的，因此，人们预计，单独隔离肺静脉会导致相应比例的房颤逆转。但是，长期研究表明，肺静脉隔离术后 5 年免除房颤的可能性约为 50%。尽管在肺静脉隔离时通过起搏肺静脉证实在肺静脉水平造成了急性传导阻滞，但这并不

能导致长期免除房颤。进行性心房重构被认为可以使心房肌触发和维持独立于肺静脉之外的房颤折返环。因此，尽管单纯肺静脉隔离术可以成功地治疗阵发性房颤，但对于持续性或长期性房颤的患者，单纯行肺静脉隔离术是不够的，需要实施完整的 Cox 迷宫 Ⅳ 消融对心房的房颤基质进行彻底消除。外科手术导致的肺静脉狭窄很少见，因为一般是在左心房的窦腔进行消融。

左心耳

　　房颤伴脑卒中患者中高达 90% 的左心耳可探查到血栓。尽管这表明去除左心耳可降低房颤患者卒中的发生率，但目前证据有

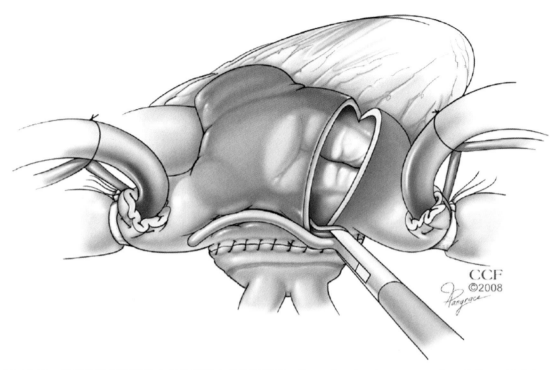

图 18.12　使用双极射频钳从右房外侧到上腔静脉消融。(Reproduced with permission from Gillinov M, Soltesz E. Surgical treatment of atrial fibrillation: today's questions and answers. *Semin Thorac Cardiovasc Surg.* 2013; 25 (3): 197–205.)

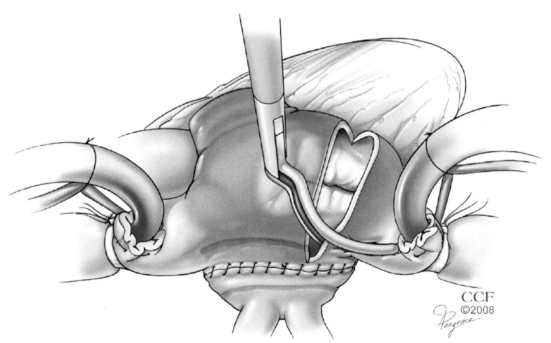

图 18.13　使用双极射频钳从右房外侧到下腔静脉消融。(Reproduced with permission from Gillinov M, Soltesz E. Surgical treatment of atrial fibrillation: today's questions and answers. *Semin Thorac Cardiovasc Surg.* 2013; 25 (3): 197–205.)

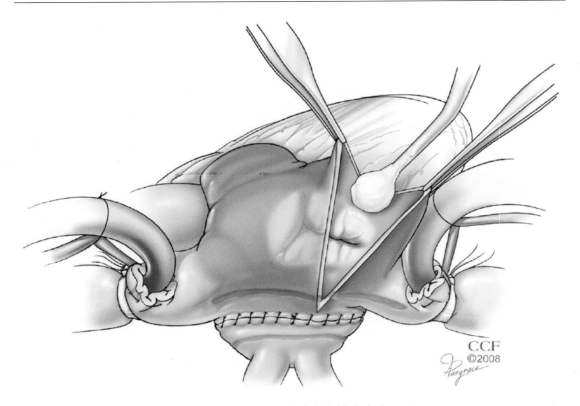

图 18.14　使用冷冻探头从右房内侧向三尖瓣环 2 点钟方向转移消融。（Reproduced with permission from Gillinov M，Soltesz E. Surgical treatment of atrial fibrillation：today's questions and answers. *Semin Thorac Cardiovasc Surg.* 2013；25（3）：197–205.））

限。其中一些原因与处理心耳的技术方法有关，左心耳可以通过缝合结扎或使用特殊器械来实现完全消除，例如，切割装置（图18.16）或专门设计的心耳夹。与切除左心耳的技术相反，特别是在心腔进行左心耳内口缝合时，将左心耳彻底消除已证明是不彻底的（失败比例高达 50%）。实际上，残留的再通甚至会增加血栓形成和今后卒中的风险。如果采用缝闭但未切除左心耳，则应在术中使用经食管超声检查是否有残留血流。对于要切除左心耳的患者，不要留下大于 1cm 的残端非常重要。尽管没有足够的证据表明处理左心耳有助于减少卒中或降低死亡率有，但当前指南建议，对于进行合并房颤的心脏手术患者，可以考虑将其左心耳切除，推荐

为 Ⅱb 类适应证。

影响窦性心律恢复的主要危险因素包括左房增大、长时间持续性房颤和高龄。但是不应将这些因素视为禁忌证，因为这些患者仍有可能恢复窦性心律。尽管一些患者仅需要进行肺静脉隔离，而其他患者则需要完整的 Cox 迷宫Ⅳ手术来恢复窦性心律，但尚无研究能够做到为每个患者量身定制个性化房颤消融策略。因此，为了获得最佳效果，建议对所有接受心脏外科手术并伴有症状的心房颤动患者进行完整的 Cox 迷宫 Ⅳ手术，无论房颤是阵发性、持续性还是长程持续性。对于无症状心房颤动患者，如果预计不会增加手术风险，也应增加消融手术。

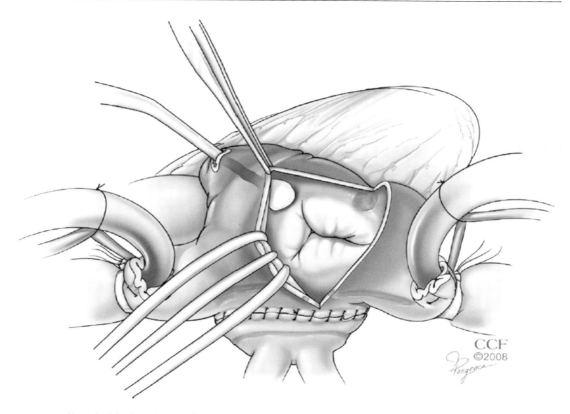

图 18.15 使用冷冻探头从右心耳消融到三尖瓣环 10 点钟位置。(Reproduced with permission from Gillinov M,Soltesz E. Surgical treatment of atrial fibrillation:today's questions and answers. *Semin Thorac Cardiovasc Surg.* 2013;25(3):197−205.)

术后管理

接受外科消融手术的患者约有 50% 在术后出现房颤。在这些患者中,首先使用抗心律失常药物(最常见的是胺碘酮),如果无法进行药物复律,则应在出院前在医院进行电复律。抗心律失常药物需要持续使用 2 个月,如果在此阶段监测中没有房颤,则可以停止抗心律失常药物治疗。消融手术后应连续抗凝治疗 3 个月,如果患者是持续的窦性心律,超声心动图检查表明没有左心房血流淤滞和左心耳残留,则他们发生卒中的风险就很低。对于在术后 3 个月仍处于房颤状态的患者,可尝试进行电复律。普通的心电图不足以证明没有房颤,因为所有房颤发作中约有 50% 无症状,因此,需要进行更长时间的监控,以确定停止抗心律失常药物和抗凝药物的时机。最近的指南建议,术后随访时间最短 1 年,至少进行一次 24~72 小时的动态心电图监测、电子监测、30 天事件自动触发监测或门诊遥测。消融成功的定义是在术后 3 个月以上通过心电图或者相关记录系统,无任何持续超过 30 秒的房性心律失常(房颤、房扑或房性心动过速)出现。

手术技巧

术中经食管超声心动图可明确左心房特别是左心耳有无血栓形成。正中胸骨切口建立体外循环,分别游离上腔静脉和下腔静脉。

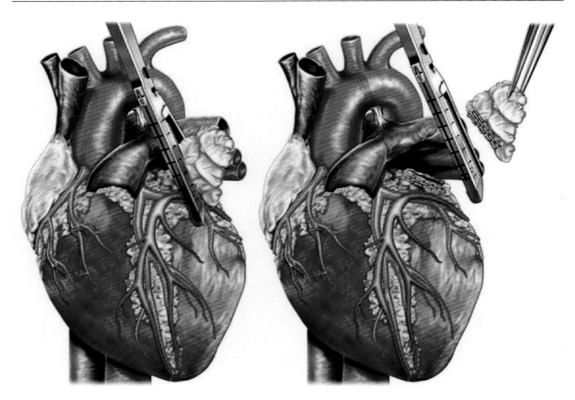

图 18.16　使用切割器切除左心耳。(Reproduced with permission from Chatterjee S. Left atrial appendage occlusion: lessons learned from surgical and transcatheter experiences. *Ann Thorac Surg.* 2011; 92(6): 2283−92)

　　肺静脉隔离是在体外循环下心脏空跳状态下进行的,以通过肺静脉起搏确定传导阻滞。然后将右肺动脉和右上肺静脉之间的区域分离到斜窦。右上和右下肺静脉进行钝性分离,以使中空套带能同时绕过两根静脉。然后使用双极起搏电极测量每个肺静脉起搏阈值。将双极射频钳 (Atricure Inc., West Chester, OH)钳夹于右肺静脉交界的左心房组织上(图 18.17a)。通过将钳子钳夹在心房上,肺静脉狭窄的风险会降低。消融的时间通过监测阻抗计算。通过稍微移动钳子以产生平行的消融线,再次重复消融,从而确保左心房与肺静脉完全电隔离。通过证实出口传导阻滞来说明消融彻底,这需要起搏后测试每一条肺静脉来验证。如果未证明出口传导阻滞,则将根据需要进行进一步消融。

　　心脏向右侧移位,可以显露左肺静脉。钝性分离左上和左下肺静脉,包括切断 Marshall 韧带,用套带绕过两根静脉。测定每个肺静脉的起搏阈值后,将双极射频钳钳夹到紧邻左肺静脉连接处的左心房组织上 (图 18.17b)。通过第二条平行消融线重复消融,并再次通过起搏证实分离的肺静脉口传导阻滞。

　　然后在左心耳上做一个小切口。心脏抬高后,将双极射频钳放入左心耳残端中,创建一条消融线,并与环绕左肺静脉的消融线交叉连接(图 18.17c)。

　　用吻合器切除左心耳(图 18.18)。

　　游离 Sondergaard 房间沟前壁到右肺静脉,行标准的左心房切口。为了消融完整的左房后壁,首先将双极射频钳放置在左心房

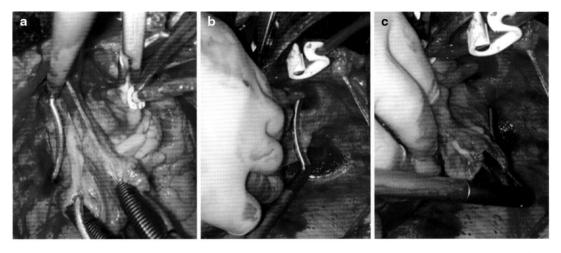

图 18.17 (a)使用双极射频钳消融右肺静脉和(b)左肺静脉,(c)将左心耳与环绕左肺静脉的消融线相连消融。

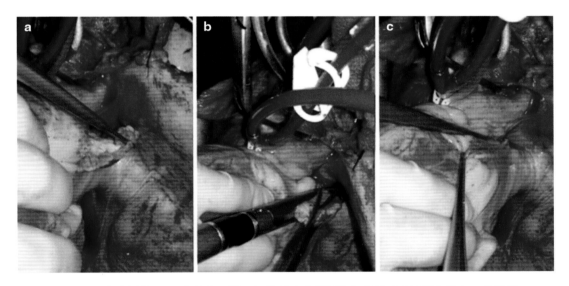

图 18.18 术中图像。(a)牵拉左心耳;(b)使用吻合器切除左心耳;(c)长度小于 1cm 的残端。

底的下部,紧靠右下肺静脉口,穿过左心房底部朝向左下肺静脉口(图 18.19a),然后放置在左心房切口的上侧紧靠右上肺静脉口穿过左心房的顶部朝向左上肺静脉口(图 18.19b),以完成 Box 消融。

左心房消融的下一个步骤是二尖瓣峡部线,该线路需要双极射频和低温冷冻的结合,因为此处心肌组织较厚,使用双极射频钳无法形成直至二尖瓣瓣环的透壁消融。双

极射频钳用于从左房切口的下侧穿过左心房底部向二尖瓣瓣环形成一条消融线(图 18.19c)。重要的是,在创建此消融线时,应避免伤及二尖瓣后环平行走行的冠状动脉回旋支。然后使用冷冻探头完成至二尖瓣瓣环的最后 1~2cm 处消融(图 18.19d),在冠状静脉窦的心外膜表面单独使用冷冻消融。将冷冻探头在 -60°C 的温度下放置 2 分钟,并在融化之前移开,以避免撕裂附着的组织。当

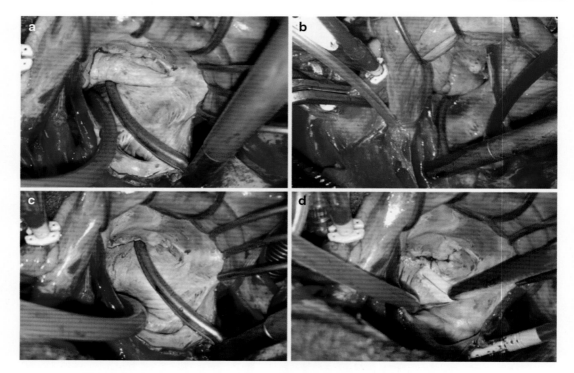

图 18.19　左心房消融，包括 (a) 使用双极射频钳横穿左心房底部完成从右下肺静脉到左下肺静脉消融；(b) 使用双极射频钳夹跨过左心房顶部完成从右上肺静脉到左上肺静脉消融；(c) 使用双极射频钳夹从左心房切口到二尖瓣后瓣环（二尖瓣峡部线）的 P2/P3 区消融，(d) 使用冷冻探头补充完成到二尖瓣瓣环最后 1~2cm 的消融。

患者的冠状动脉为右冠优势型时，峡部消融线指向二尖瓣后瓣环的 P2 和 P3 交界区。当患者的冠状动脉为左冠优势型时，峡部消融线指向二尖瓣后瓣环内侧交界，以避免伤害冠状动脉回旋支。然后用 3/0 不可吸收的聚丙烯线单层缝闭左房切口。

收紧上下腔静脉套带后，从房间隔向右房室沟方向做右房垂直切口，上端位于三尖瓣的 2 点钟位置。使用双极射频钳沿切口向上腔静脉（图 18.20a）和下腔静脉（图 18.20b）方向进行消融。然后，使用冷冻探头从心房切口内侧向三尖瓣瓣环 2 点钟位置消融（图 18.20c）。在右心耳做一个小切口，并放置冷冻探头，从右心耳向三尖瓣瓣环 10 点钟位置进行消融（图 18.20d）。用双层 4-0 不可吸收 prolene 线缝合右心房

和右心耳切口。

手术小贴士

1. 对于合并阵发性或持续性房颤的心脏手术患者，应实施完整的左右心房消融（Cox 迷宫 Ⅳ）。

2. 因其操作简单和通过阻抗检测来保证透壁，大多数病变应使用双极射频钳进行消融。

3. 冷冻是完成二尖瓣和三尖瓣瓣环消融的理想能源，它保留了心脏的纤维骨架，从而维持了瓣膜功能。

4. 肺静脉隔离应通过证实出口传导阻滞来证实隔离效果，这可通过起搏肺静脉任何部位均不能使心房起搏来验证。

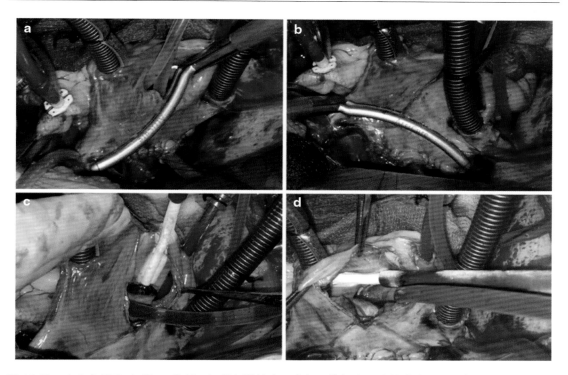

图 18.20　右心房消融，包括 (a) 使用双极射频钳从右心房切口外侧向上腔静脉消融；(b) 使用双极射频钳从右心房切口外面向下腔静脉的消融；(c) 使用冷冻探头从心房内侧向三尖瓣瓣环 2 点钟位置的消融，以及 (d) 使用冷冻探头从右心耳向三尖瓣瓣环 10 点钟位置的消融。

总结

对于心脏手术合并阵发性、持续性或长期持续性房颤的患者，建议在不增加发病率和死亡率风险的情况下同时进行房颤消融。研究表明，在短期和长期随访中，消融后窦性心律的转复率显著增加，射血分数和运动耐受性提高，血栓栓塞和卒中事件的风险降低，长期存活率升高。消融术后血栓栓塞事件的减少被认为得益于心房收缩功能恢复及左心耳切除。1 年后，行完整的 Cox 迷宫 IV 双房消融后，90% 的阵发性房颤患者和 80% 的持续性房颤患者可逆转房颤，且这种效果可以持续 5 年。

房颤复发的术前危险因素包括高龄、较长的房颤持续时间 (>5 年)、较大的左心房直径 (> 8cm) 和持续性心房颤动。没有右房消融可将消融手术的有效性降低 10%~15%。无肺静脉隔离会进一步降低消融手术的效果，特别是对于持续性房颤患者尤其明显。在免除房颤的患者中，有 90% 无须抗凝及 70%~80% 的患者不需要使用抗心律失常药物。在接受房颤消融手术的患者中，似乎并未增加术后永久起搏器的使用率 (4%~5%)。

（马瑞彦　译）

推荐阅读

Cox JL. The surgical treatment of atrial fibrillation. IV. Surgical technique. J Thorac Cardiovasc Surg. 1991;101:584–92.

Damiano RJ Jr, Schwartz FH, Bailey MS, Maniar HS, Munfakh NA, Moon MR, Schuessler RB. The Cox maze IV procedure: predictors of late recurrence. J

Thorac Cardiovasc Surg. 2011;141:113–21.

Dunning J, Nagendran M, Alfieri OR, Elia S, Kappetein AP, Lockowandt U, Sarris GE, Kolh PH. Guideline for the surgical treatment of atrial fibrillation. Eur J Cardiothorac Surg. 2013;44:777–91.

Gillinov AM, Gelijns AC, Parides MK, DeRose JJ, Moskowitz AJ, Voisine P, Ailawadi G, Bouchard D, Smith PK, Mack MJ, Acker MA, Mullen JC, Rose EA, Chang HL, Puskas JD, Couderc JP, Gardner TJ, Varghese R, Horvath KA, Bolling SF, Michler RE, Geller NL, Ascheim DD, Miller MA, Bagiella E, Moquete EG, Williams P, Taddei-Peters WC, O'Gara PT, Blackstone EH, Argenziano M, CTSN Investigators. Surgical ablation of atrial fibrillation during mitral-valve surgery. N Engl J Med. 2015;372:1399–409.

January CT, Wann LS, Alpert JS, Calkins H, Cigarroa JE, Cleveland JC Jr, Conti JB, Ellinor PT, Ezekowitz MD, Field ME, Murray KT, Sacco RL, Stevenson WG, Tchou PJ, Tracy CM, Yancy CW, ACC/AHA Task Force Members. 2014 AHA/ACC/HRS guideline for the management of patients with atrial fibrillation: a report of the American College of Cardiology/ American Heart Association Task Force on practice guidelines and the Heart Rhythm Society. Circulation. 2014;130(23):e199–267.

Kanderian AS, Gillinov AM, Pettersson GB, Blackstone E, Klein AL. Success of surgical left atrial appendage closure: assessment by transesophageal echocardiography. J Am Coll Cardiol. 2008;52:924–9.

Kirchhof P, Benussi S, Kotecha D, Ahlsson A, Atar D, Casadei B, Castella M, Diener HC, Heidbuchel H, Hendriks J, Hindricks G, Manolis AS, Oldgren J, Popescu BA, Schotten U, Van Putte B, Vardas P, Agewall S, Camm J, Baron Esquivias G, Budts W, Carerj S, Casselman F, Coca A, De Caterina R, Deftereos S, Dobrev D, Ferro JM, Filippatos G, Fitzsimons D, Gorenek B, Guenoun M, Hohnloser SH, Kolh P, Lip GY, Manolis A, McMurray J, Ponikowski P, Rosenhek R, Ruschitzka F, Savelieva I, Sharma S, Suwalski P, Tamargo JL, Taylor CJ, Van Gelder IC, Voors AA, Windecker S, Zamorano JL, Zeppenfeld K. 2016 ESC guidelines for the management of atrial fibrillation developed in collaboration with EACTS. Eur J Cardiothorac Surg. 2016;50(5):e1–e88.

Shemin RJ, Cox JL, Gillinov AM, Blackstone EH, Bridges CR. Guidelines for reporting data and outcomes for the surgical treatment of atrial fibrillation. Ann Thorac Surg. 2007;83:1225–30.

Soltesz E, Gillinov M. Ablation of atrial fibrillation with concomitant surgery. Op Tech Thorac Cardiovasc Surg. 2009;14(3):193–207.

索 引

共同交流探讨
提升专业能力

扫描本书二维码，获取以下正版专属资源

交流社群 加入本书专属读者社群，交流探讨专业话题。

推荐书单 获取心脏病学参考书单，精进你的专业能力。

操作步骤指南

① 微信扫描右方二维码，选取所需资源。

② 如需重复使用，可再次扫码或将其添加到微信"收藏"。

扫码添加智能阅读向导
助你实现高效阅读